Springer-Lehrbuch

Claus-Dieter Herzfeldt

Propädeutikum der Arzneiformenlehre

Galenik 1

Mit 138 Abbildungen

Springer-Verlag
Berlin Heidelberg New York London Paris
Tokyo Hong Kong Barcelona Budapest

Dr. phil. nat. Claus-Dieter Herzfeldt

Institut für Pharmazeutische Technologie
der Johann Wolfgang Goethe-Universität Frankfurt
Georg-Voigt-Straße 16
W-6000 Frankfurt/Main

ISBN 3-540-50963-1 Springer-Verlag Berlin Heidelberg New York

Die Deutsche Bibliothek – CIP-Einheitsaufnahme
Herzfeldt, Claus-Dieter:
Galenik / Claus-Dieter Herzfeldt. – Berlin ; Heidelberg ; New York ; London ; Paris ; Tokyo ; Hong Kong ; Barcelona ; Budapest : Springer
(Springer-Lehrbuch)

1. Propädeutikum der Arzneiformenlehre. – 1992
ISBN 3-540-50963-1

Dieses Werk ist urheberrechtlich geschützt. Die dadurch begründeten Rechte, insbesondere die der Übersetzung, des Nachdrucks, des Vortrags, der Entnahme von Abbildungen und Tabellen, der Funksendung, der Mikroverfilmung oder der Vervielfältigung auf anderen Wegen und der Speicherung in Datenverarbeitungsanlagen, bleiben, auch bei nur auszugsweiser Verwertung, vorbehalten. Eine Vervielfältigung dieses Werkes oder von Teilen dieses Werkes ist auch im Einzelfall nur in den Grenzen der gesetzlichen Bestimmungen des Urheberrechtsgesetzes der Bundesrepublik Deutschland vom 9. September 1965 in der jeweils geltenden Fassung zulässig. Sie ist grundsätzlich vergütungspflichtig. Zuwiderhandlungen unterliegen den Strafbestimmungen des Urheberrechtsgesetzes.

© Springer-Verlag Berlin Heidelberg 1992
Printed in Germany

Die Wiedergabe von Gebrauchsnamen, Handelsnamen, Warenbezeichnungen usw. in diesem Werk berechtigt auch ohne besondere Kennzeichnung nicht zu der Annahme, daß solche Namen im Sinne der Warenzeichen- und Markenschutz-Gesetzgebung als frei zu betrachten wären und daher von jedermann benutzt werden dürften.

Produkthaftung: Für Angaben über Dosierungsanweisungen und Applikationsformen kann vom Verlag keine Gewähr übernommen werden. Derartige Angaben müssen vom jeweiligen Anwender im Einzelfall anhand anderer Literaturstellen auf ihre Richtigkeit überprüft werden.

Einbandgestaltung: W. Eisenschink, Heddesheim
Satz: Mitterweger Werksatz GmbH, Plankstadt

13/3145-5 4 3 2 1 0 – Gedruckt auf säurefreiem Papier.

Vorwort

Das vorliegende Lehrbuch „Propädeutikum der Arzneiformenlehre" richtet sich an Anfänger im Studium der Pharmazie. Es soll diese in der Vorlesung „Grundlagen der Arzneiformenlehre", im Praktikum „Arzneiformenlehre I" und in der dreimonatigen Famulatur in einer Apotheke im ersten Prüfungsabschnitt gemäß Approbationsordnung für Apotheker begleiten.

Das Lehrbuch berücksichtigt die Belange und Vorbildung der Studienanfänger und das Interesse der wissenschaftlichen pharmazeutischen Technologie in Theorie und Praxis der Arzneiformung. Auf das geltende Deutsche Arzneibuch wird grundsätzlich Bezug genommen. Ebenso sind die Grundgedanken des Arzneimittelgesetzes und der Apothekenbetriebsordnung eingearbeitet und mit der Konzeption des Praktikums im Studium und der Famulatur in der Apotheke verknüpft.

Diese Vorgaben und Rahmenbedingungen sind in das „Propädeutikum der Arzneiformenlehre" umgesetzt und führen zur Gliederung in die fünf Abschnitte: naturwissenschaftliche, pharmazeutisch-technologische, biopharmazeutische und rechtliche Grundlagen, pharmazeutisch-technologische, physikalische, physikalisch-chemische und mikrobiologische Eigenschaften sowie je ein Abschnitt über feste, flüssige und halbfeste Arzneiformen. Letztere sind gegliedert in Definition, Verwendungszweck, Herstellung, zugehörige Arznei- und Darreichungsformen sowie pharmazeutisch-technologische Qualität.

Schwerpunkte sind anhand der Häufigkeit von Fertigarzneimitteln und der Möglichkeiten der Herstellung in der Apotheke gesetzt. Betont sind weiter die Verdeutlichung von Herstellungstechniken und -verfahren anhand praktischer Beispiele sowie von wichtigen wissenschaftlichen Grundlagen und Zusammenhängen. Wesentlich sind schließlich Abbildungen und Tabellen zu Aussehen, Zusammensetzung, Hilfsstoffbestandteilen sowie Eigenschaften und Qualität von Arznei- und Darreichungsformen.

Ziel des Autors ist es, den Studienanfängern die Grundlagen und Grundzüge der Arzneiformenlehre und die Kenntnis der wichtigsten Arznei- und Darreichungsformen durch eine straffe Systematik und Ordnung zu vermitteln. Das „Propädeutikum der Arzneiformenlehre“ ist auch als Repititorium zu Beginn des Praktikantenjahrs in der Apotheke nach dem Studium anzusehen und ist auch für pharmazeutisch-technische Assistentinnen und Apothekenhelferinnen von Nutzen.

Dem Springer-Verlag, Heidelberg, bin ich für die Gestaltung des Lehrbuches und für das Entgegenkommen bei meinen Wünschen sehr verbunden. Mein besonderer Dank gilt Herrn Dr. Peter Heinrich, Springer-Verlag, Heidelberg, der mich mit der Realisierung dieses Lehrbuches betraut hat. Ich danke Herrn Dr. Peter Fuchs, Berlin, für die Diskussion der Konzeption und für die kritische Lektüre des fertigen Manuskriptes. Meiner Mitarbeiterin, Frau Petra Krebs, bin ich dankbar für die Mithilfe bei den Rezepturen und Tabellen. Schließlich danke ich meiner Frau, Marion Herzfeldt, für ihre unermüdliche Hilfe bei der Niederschrift des Manuskriptes und für die Reinzeichnungen der Abbildungen.

Für die freundliche Genehmigung des auszugsweisen Nachdrucks einzelner Rezepturen und Herstellungsvorschriften aus „Deutscher Arzneimittel-Codex 1986 einschl. Neues Rezeptur-Formularium (NRF)“ und „Herzfeld CD, Defektur-Leitfaden für die apothekengerechte Arzneimittelproduktion“ danke ich dem GOVI-Verlag Pharmazeutischer Verlag GmbH, Eschborn, verbindlich.

Frankfurt am Main, Juni 1992 CLAUS-DIETER HERZFELDT

Inhaltsverzeichnis

1 Grundlagen

1.1 Grundbegriffe

1.1.1 Arzneimittel

Arzneimittel heilen oder lindern Krankheiten. Sie sind das Ergebnis und das Endprodukt von Forschung und Entwicklung verschiedener Fachgebiete wie Pharmazie, Chemie, Biologie, Pharmakologie, Medizin, Pharmakokinetik, Biopharmazie und pharmazeutische Technologie.

1.1.2 Ausgangsstoffe

Die Ausgangsstoffe zur Herstellung eines Arzneimittels werden durch chemische Synthese oder durch Isolierung aus Natur- oder Rohstoffen gewonnen. Die Ausgangsstoffe sind die arzneilich wirksamen Bestandteile, die sonstigen Bestandteile und die Behältnisse.

Die **wirksamen Bestandteile** des Arzneimittels sind für die pharmakologische Wirkung verantwortlich. Die **sonstigen Bestandteile** sind Hilfsstoffe, die zur Herstellung des Arzneimittels notwendig sind. Sie haben keine arzneiliche Wirkung, können sie aber beeinflussen. Die **Behältnisse** des Arzneimittels bestehen aus dem Behältnis im engeren Sinn, der äußeren Umhüllung, der Kennzeichnung und der Packungsbeilage.

1.1.3 Arzneiform und Darreichungsform

Der wirksame Bestandteil – der Arzneistoff – wird in den meisten Fällen erst unter Zusatz von Hilfsstoffen als weiteren Ausgangsstoffen durch eine Formgebung zu einer **Arzneiform** oder zu einer **Darreichungsform**. Arzneiform und Darreichungsform werden unterschieden, da einige Arzneiformen zu unterschiedlichen Darreichungsformen weiterverarbeitet werden. Diese Darreichungsformen können je nach Ort und Art der Anwendung sowie Alter und Zustand des Patienten außerordentlich vielfältig sein.

1.1.4 Art der Anwendung

Die Vielfalt unterschiedlicher Arznei- und Darreichungsformen ist durch den Anwendungsort und die Anwendungsart bedingt. Der mit der Art und Form der Darreichung beabsichtigte Wirkort – lokal oder systemisch – ist in der Übersichtstabelle 1.1 der Applikationsart zugeordnet.

Eine lokale Wirkung ist immer eine solche am oder in der näheren Umgebung des Applikationsortes. Eine systemische Wirkung wird dagegen durch

Tabelle 1.1. Applikationsarten von Arzneiformen und die beabsichtigte Wirkung

Applikationsort	Anwendungsart	Arzneiform/ Darreichungsform	Wirkort lokal	Wirkort systemisch
Applikation auf Haut oder Schleimhaut				
Haut	epicutan	Lösung, Suspension, Emulsion, Schaum, Salbe, Paste, Pflaster	●	
	transdermal	Therapeutisches System, Salbe		●
Mund, Zunge	buccal, lingual, sublingual	Tablette, Pastille, Lösung, Kapsel, Spray	●	●
Rachen		Lösung, Spray	●	
Magen, Darm	enteral, oral, peroral	Pulver, Granulat, Kapsel, Tablette, Lösung, Emulsion, Suspension	●	●
Rektum	rektal	Suppositorium, Rektalkapsel, Salbe	●	●
Nase	nasal	Lösung, Salbe, Spray, Emulsion, Suspension	●	●
Bronchial-, Alveolarepithel	pulmonal, per inhalationem	Aerosol, Inhalat	●	
Augenbindehaut	conjuctival	Augentropfen, -salbe, -wasser, Insert	●	
Genitalorgane	intravaginal, intraurethral	Vaginalkugel, -kapsel, -tablette, Salbe, Lösung	●	
	intrauterin	Uteruspessar		●
Applikation in das Körperinnere, parenteral				
in die Haut	intracutan	Injektionslösung, -suspension	●	●
unter die Haut	subcutan	Injektionslösung, -suspension	●	●
in den Muskel	intramuskulär	Injektionslösung, -suspension	●	●
in die Bauchhöhle	intraperitoneal	Injektionslösung, -suspension		●
in das Herz	intracardial	Injektionslösung		●
in eine Arterie	intraarteriell	Injektionslösung		●
in eine Vene	intravenös	Injektionslösung, Infusionslösung, -emulsion		●

die Aufnahme und Verteilung im Organismus unabhängig vom Applikationsort am Wirkort erzielt.

Eine systemische Wirkung wird in der Klinik oder in der Arztpraxis durch die parenterale Applikation unter Umgehung des Gastrointestinaltrakts, also die intravenöse oder intramuskuläre Applikation erzielt. Diese Applikation verbietet sich für die Patienten zu Hause meistens. Für sie wird eine systemische Wirkung nach einer peroralen Einnahme, denn das ist die bequemste Form der enteralen Anwendung, erreicht.

1.1.5 Formgebung

Der allgemeine Ablauf der Formgebung von den Ausgangsstoffen bis zum Arzneimittel ist in Abb. 1.1 schematisch dargestellt.

Die wirksamen Bestandteile und die sonstigen Bestandteile wie notwendige Hilfsstoffe werden mit einem geeigneten Herstellungsverfahren zu Arznei-

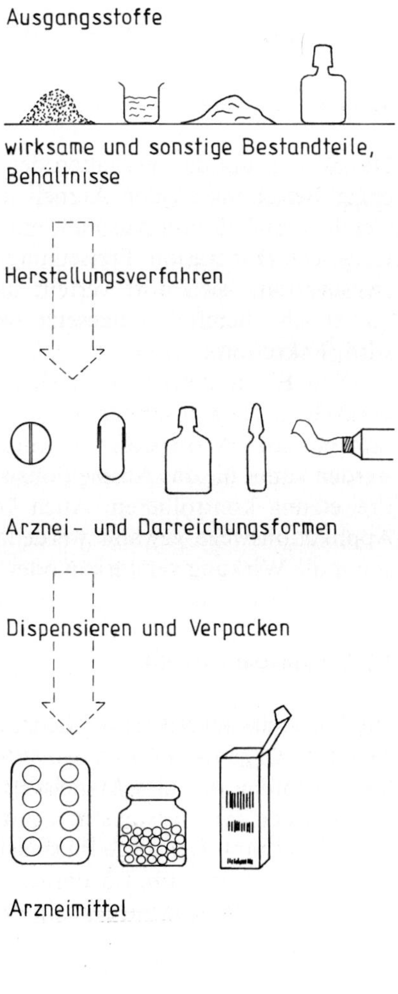

Abb. 1.1. Schema eines Herstellungsverfahrens

bzw. Darreichungsformen verarbeitet, auf Verpackungseinheiten in Behältnisse verteilt oder verpackt und gekennzeichnet. Dem Fertigarzneimittel wird eine Packungsbeilage beigegeben.

An das Herstellungsverfahren kann sich auch unmittelbar eine Verpackung anschließen, wodurch dann erst die Arznei- oder Darreichungsform entsteht.

1.1.6 Arzneiformenlehre

Das Fach **Arzneiformenlehre** wird innerhalb des Fachgebiets **Pharmazeutische Technologie** gelehrt, das wiederum aus der traditionellen **Galenik** hervorgegangen ist. Es befaßt sich mit der Entwicklung, Herstellung, Prüfung und Beurteilung von Arzneimitteln unter Berücksichtigung therapeutischer und biopharmazeutischer Aspekte.

1.2 Biopharmazeutische Grundlagen

1.2.1 Einführung

Das Wissen um das Verhalten der Arzneistoffe im Organismus steht in sehr enger Beziehung zu den Arznei- und Darreichungsformen. Wesentlich sind Geschwindigkeit und Ausmaß, mit denen ein Arzneistoff aus der Arzneiform freigesetzt (**L**iberation, Freisetzung) und vom Organismus aufgenommen wird (**A**bsorption), sich dort verteilt und das Zielorgan erreicht (**D**istribution), schließlich chemisch umgesetzt (**M**etabolismus) und wieder ausgeschieden wird (**E**xkretion).

Diese Eigenschaften lassen sich – mit den Initialen abgekürzt – zu einem **LADME-System** zusammensetzen (Abb. 1.2). Es verdeutlicht, daß die Wirksamkeit eines Arzneistoffs wesentlich durch solche Arzneiformen beeinflußt werden kann, die das Absorptionsverhalten durch eine geplante Steuerung der Freisetzung kontrollieren. Auch können Darreichungsformen und spezielle Applikationswege gewählt werden, die den Metabolismus beeinflussen und somit die Wirkung verstärken oder verlängern.

1.2.2 Pharmakokinetik

Die Pharmakokinetik ist die Lehre von der quantitativen Auseinandersetzung zwischen Organismus und einverleibtem Arzneistoff (F. H. DOST, 1953). Nach Applikation eines Arzneistoffs wird dessen Konzentration in Abhängigkeit von der Zeit meistens im zentralen Verteilungsraum (Plasma-Kompartiment) bestimmt. Derartige Plasmaspiegel nach intravenöser und peroraler Applikation sind in Abb. 1.3 dargestellt. Der wirksame Konzentrationsbereich wird von den Plasmaspiegeln eine Zeitlang eingehalten.

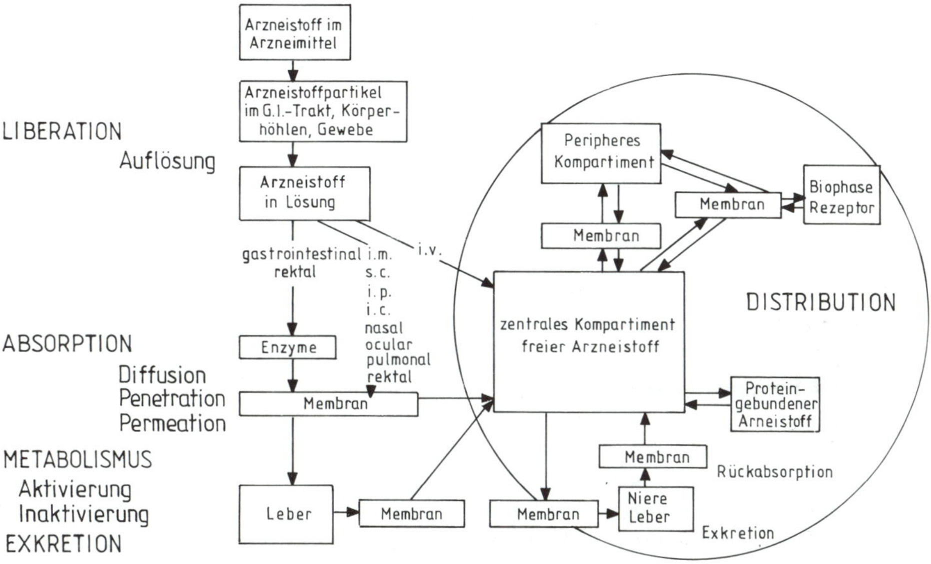

Abb. 1.2. Das LADME-System nach 26)

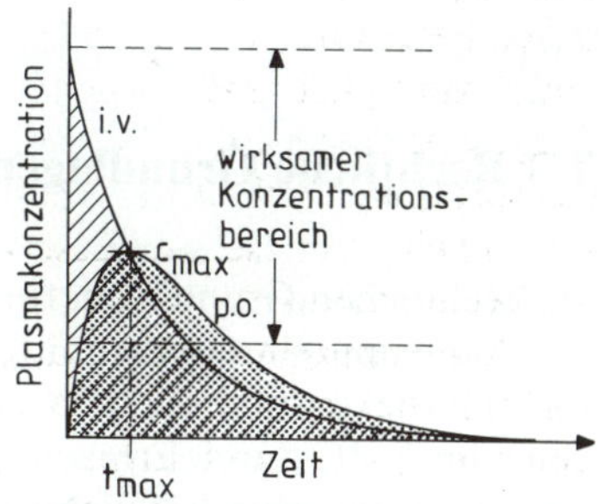

Abb. 1.3. Plasmaspiegel nach intravenöser (i.v.) und nach peroraler (p.o.) Applikation. Flächen unter den Plasmaspiegeln nach i.v.-Applikation (schraffiert) und nach p.o.-Applikation (gerastert)

1.2.3 Bioverfügbarkeit

Charakteristisch für die **Bioverfügbarkeit** sind Geschwindigkeit und Ausmaß, mit denen der Arzneistoff im zentralen Kompartiment erscheint. Die Bioverfügbarkeit wird mit folgenden Kennzahlen quantitativ beschrieben:

c_{max}: Konzentration des Plasmaspiegel-Maximums,
t_{max}: Zeit bis zum Erreichen dieses Maximums,
AUC: Fläche unter der Plasmaspiegel-Kurve (**a**rea **u**nder **c**urve).

An dem dargestellten Beispiel wird die **absolute Bioverfügbarkeit** aus dem Vergleich der Fläche nach peroraler (p.o.) mit der nach intravenöser (i.v.) Applikation wie folgt ermittelt:

$$BV_{abs} = \frac{\text{AUC (p.o.)}}{\text{AUC (i.v.)}} \cdot 100\ (\%)$$

Wird dagegen eine Fläche nach p.o.-Applikation mit der nach p.o.-Applikation einer Standardarzneiform verglichen, so wird die **relative Bioverfügbarkeit** entsprechend berechnet:

$$BV_{rel} = \frac{\text{AUC (p.o., Präparat A)}}{\text{AUC (p.o., Präparat B)}} \cdot 100\ (\%)$$

1.2.4 Bioäquivalenz

Die Bezeichnung „bioäquivalent" wird auf analog zusammengesetzte Arzneimittel angewendet, wenn diese nach Applikation beim Menschen innerhalb enger Grenzen übereinstimmende Serum- oder Plasmaspiegel haben. Nach weltweit anerkannten Regeln wird die Bioäquivalenz erzielt, wenn die Plasmaspiegelflächen (AUC-Werte) des neu zu beurteilenden Arzneimittels in dem Bereich von 75 bis 125 % der AUC-Werte des Vergleichsarzneimittels liegen.

In einzelnen begründeten Fällen wird darüber hinaus eine Übereinstimmung in Zeitpunkt und Höhe des Plasmaspiegelmaximums gefordert.

1.3 Rechtliche Grundlagen

Die rechtlichen Grundlagen für Arzneimittel sind im Gesetz über den Verkehr mit Arzneimitteln (Arzneimittelgesetz, AMG) und in den Betriebsordnungen für Apotheken und für pharmazeutische Unternehmer verankert. Verschiedene, im AMG durch Ermächtigungen vorgesehene Verordnungen und andere Gesetze gelten grundsätzlich für jedes Arzneimittel.

Die folgende tabellarische Aufstellung der anzuwendenden Paragraphen und Absätze beziehen sich wesentlich auf die Anforderungen an die Arzneimittel, auf die Behältnisse und deren Kennzeichnung nebst Packungsbeilage, auf die Pflicht zur amtlichen Zulassung, auf die Standardzulassungen und insbesondere auf die Herstellung von Arzneimitteln (Tab. 1.2).

Tabelle 1.2. Gesetze und Verordnungen zu Arzneimitteln

Sachbezug	AMG	ApBetrO	Sonstige
Arzneimittelbegriff	§ 2		
weitere Definitionen:			
Fertigarzneimittel	§ 4 (1)		
Herstellen	§ 4 (14)		
Qualität	§ 4 (15)		
Charge	§ 4 (16)		
Inverkehrbringen	§ 4 (17)		
Pharm. Unternehmer	§ 4 (18)		
Ausgangsstoffe		§ 11	
Herstellung von Arzneimitteln	§§ 13 – 19		
Herstellung im Apothekenbetrieb	§ 13 (2) 1.		
Allg. Vorschriften		§§ 5, 6	Eichgesetz
Rezeptur		§ 7	
Defektur		§ 8	
Großherstellung	§ 13	§ 9	
Prüfungspflicht			
allgemein		§ 6	AMPrüfR
Rezeptur		§ 7	
Defektur		§ 8	
Großherstellung		§ 10	
Anforderungen an das Arzneimittel			
Unbedenklichkeit	§ 5		
Täuschungsverbot	§ 8		
Behältnisse		§ 13	
Kennzeichnung	§ 10 (1)	§ 14 (nur Rez.)	AMWarnV § 2 AuflkigesV
Packungsbeilage	§ 11 (1, 2)		AMWarnV

Abkürzungen:
AMG: Gesetz über den Verkehr mit Arzneimitteln (Arzneimittelgesetz)
ApBetrO: Verordnung über den Betrieb von Apotheken
AMWarnV: Arzneimittel-Warnhinweisverordnung
AuflkigesV: Auflage nach § 28 AMG (Kindergesicherte Verpackungen für Arzneimittel)
AMPrüfR: Arzneimittelprüfrichtlinie

Auszüge aus den Gesetzestexten sollen die Herstellung und den Umgang mit Arzneimitteln erläutern.

1.3.1 Arzneimittelgesetz (AMG)

.
.
.

§ 2 Arzneimittelbegriff

(1) Arzneimittel sind Stoffe und Zubereitungen aus Stoffen, die dazu bestimmt sind, durch Anwendung am oder im menschlichen oder tierischen Körper

1. Krankheiten, Leiden, Körperschäden oder krankhafte Beschwerden zu heilen, zu lindern, zu verhüten oder zu erkennen,
2. die Beschaffenheit, den Zustand oder die Funktionen des Körpers oder seelische Zustände erkennen zu lassen,
3. vom menschlichen oder tierischen Körper erzeugte Wirkstoffe oder Körperflüssigkeiten zu ersetzen,
4. Krankheitserreger, Parasiten oder körperfremde Stoffe abzuwehren, zu beseitigen oder unschädlich zu machen oder
5. die Beschaffenheit, den Zustand oder die Funktion des Körpers oder seelische Zustände zu beeinflussen.

.
.
.

§ 4 Sonstige Begriffsbestimmungen

(1) Fertigarzneimittel sind Arzneimittel, die im voraus hergestellt und in einer zur Abgabe an den Verbraucher bestimmten Packung in den Verkehr gebracht werden.

.
.
.

(14) Herstellen ist das Gewinnen, das Anfertigen, das Zubereiten, das Be- oder Verarbeiten, das Umfüllen einschließlich Abfüllen, das Abpacken und das Kennzeichnen.

(15) Qualität ist die Beschaffenheit eines Arzneimittels, die nach Identität, Gehalt, Reinheit, sonstigen, chemischen, physikalischen, biologischen Eigenschaften oder durch das Herstellungsverfahren bestimmt wird.

(16) Eine Charge ist die jeweils in einem einheitlichen Herstellungsgang erzeugte Menge eines Arzneimittels.

(17) Inverkehrbringen ist das Vorrätighalten zum Verkauf oder zu sonstiger Abgabe, das Feilhalten, das Feilbieten und die Abgabe an andere.

(18) Pharmazeutischer Unternehmer ist, wer Arzneimittel unter seinem Namen in den Verkehr bringt.

(19) Wirkstoffe sind Stoffe, die dazu bestimmt sind, bei der Herstellung von Arzneimitteln als arzneilich wirksame Bestandteile verwendet zu werden.

§ 5 Verbot bedenklicher Arzneimittel

(1) Es ist verboten, bedenkliche Arzneimittel in den Verkehr zu bringen.

(2) Bedenklich sind Arzneimittel, bei denen nach dem jeweiligen Stand der wissenschaftlichen Erkenntnisse der begründete Verdacht besteht, daß sie bei bestimmungsgemäßem Gebrauch schädliche Wirkungen haben, die über ein nach den Erkenntnissen der medizinischen Wissenschaft vertretbares Maß hinausgehen.

.
.
.

§ 8 Verbote zum Schutz vor Täuschung

(1) Es ist verboten, Arzneimittel herzustellen oder in den Verkehr zu bringen, die

1. durch Abweichung von den anerkannten pharmazeutischen Regeln in ihrer Qualität nicht unerheblich gemindert sind oder
2. mit irreführender Bezeichnung, Angabe oder Aufmachung versehen sind. Eine Irreführung liegt insbesondere dann vor, wenn
   a) Arzneimittel eine therapeutische Wirksamkeit oder Wirkungen beigelegt werden, die sie nicht haben,
   b) fälschlich der Eindruck erweckt wird, daß ein Erfolg mit Sicherheit erwartet werden kann oder daß nach bestimmungsgemäßem oder längerem Gebrauch keine schädlichen Wirkungen eintreten,
   c) zur Täuschung über die Qualität geeignete Bezeichnungen, Angaben oder Aufmachungen verwendet werden, die für die Bewertung des Arzneimittels mitbestimmend sind.

.
.
.

§ 10 Kennzeichnung der Fertigarzneimittel

(1) Fertigarzneimittel, die Arzneimittel im Sinne des § 2 Abs. 1 oder Abs. 2 Nr. 1 sind, dürfen im Geltungsbereich dieses Gesetzes nur in den Verkehr gebracht werden, wenn auf den Behältnissen und, soweit verwendet, auf den äußeren Umhüllungen in deutlich lesbarer Schrift, in deutscher Sprache und auf dauerhafte Weise angegeben sind

1. der Name oder die Firma und die Anschrift des pharmazeutischen Unternehmens,
2. die Bezeichnung des Arzneimittels,
3. die Zulassungsnummer mit der Abkürzung „Zul.-Nr.“,

4. die Chargenbezeichnung, soweit das Arzneimittel in Chargen in den Verkehr gebracht wird, mit der Abkürzung „Ch.-B.“, soweit es nicht in Chargen in den Verkehr gebracht werden kann, das Herstellungsdatum,
5. die Darreichungsform,
6. der Inhalt nach Gewicht, Rauminhalt oder Stückzahl,
7. die Art der Anwendung,
8. die wirksamen Bestandteile nach Art und Menge,

8a. bei gentechnologisch gewonnenen Arzneimitteln der Wirkstoff und die Bezeichnung des bei der Herstellung verwendeten gentechnisch veränderten Mikroorganismus oder die Zellinie,

9. das Verfalldatum mit dem Hinweis „verwendbar bis“,
10. bei Arzneimitteln, die nur auf ärztliche, zahnärztliche oder tierärztliche Verschreibung abgegeben werden dürfen, der Hinweis „Verschreibungspflichtig“, bei sonstigen Arzneimitteln, die nur in Apotheken an Verbraucher abgegeben werden dürfen, der Hinweis „Apothekenpflichtig“,
11. bei Mustern der Hinweis „Unverkäufliches Muster“.

(1 a) Bei Arzneimitteln, die nur einen arzneilich wirksamen Bestandteil enthalten, muß der Angabe nach Absatz 1 Nr. 2 die Bezeichnung dieses Bestandteils mit dem Hinweis „Wirkstoff“ folgen; dies gilt nicht, wenn in der Angabe nach Absatz 1 Nr. 2 die Bezeichnung des arzneilich wirksamen Bestandteils nach Absatz 1 Nr. 8 enthalten ist.

(2) Es sind ferner Warnhinweise und für die Fachkreise bestimmte Lagerhinweise anzugeben, soweit dies durch Auflagen der zuständigen Bundesoberbehörde nach § 28 Abs. 2 Nr. 1 angeordnet oder durch Rechtsverordnung nach § 12 Abs. 1 Nr. 3 oder nach § 36 Abs. 1 vorgeschrieben ist.

.
.
.

(6) Für die Bezeichnung der Bestandteile gilt folgendes:

1. Zur Bezeichnung der Art sind die internationalen Kurzbezeichnungen der Weltgesundheitsorganisation oder soweit solche nicht vorhanden sind, gebräuchliche wissenschaftliche Bezeichnungen zu verwenden. Der Bundesminister wird ermächtigt, durch Rechtsverordnung ohne Zustimmung des Bundesrates die einzelnen Bezeichnungen zu bestimmen.
2. Zur Bezeichnung der Menge sind Maßeinheiten zu verwenden; sind biologische Einheiten oder andere Angaben zur Wertigkeit wissenschaftlich gebräuchlich, so sind diese zu verwenden.

(7) Als Verfallsdatum ist der 30. Juni oder der 31. Dezember eines Jahres anzugeben, es sei denn, daß die Dauer der Haltbarkeit, gerechnet vom Zeitpunkt des Inverkehrbringens durch den pharmazeutischen Unternehmer, weniger als ein Jahr beträgt.

.
.
.

Kennzeichnung nach § 10 AMG:

Name der Firma und Anschrift des pharmazeutischen Unternehmers
Paracetamol-Suppositorien 125 mg
Standardzulassungen
(frei gewählter Name)
Zul.-Nr. 3599.98.97

10 Suppositorien zum Einführen in das Rektum.

Ch.-B. .... oder: Herstellungsdatum
1 Suppositorium enthält 125 mg Paracetamol.

Verwendbar bis .... Apothekenpflichtig.
Dicht verschlossen lagern.

1.3.2 Apothekenbetriebsordnung (ApBetrO)

.
.
.

§ 6 Allgemeine Vorschriften über die Herstellung und Prüfung

(1) Arzneimittel, die in der Apotheke hergestellt werden, müssen die nach der pharmazeutischen Wissenschaft erforderliche Qualität aufweisen. Sie sind nach den anerkannten pharmazeutischen Regeln herzustellen und zu prüfen. Soweit erforderlich, ist die Prüfung in angemessenen Zeiträumen zu wiederholen.

(2) Bei der Herstellung von Arzneimitteln ist Vorsorge zu treffen, daß eine gegenseitige nachteilige Beeinflussung der Arzneimittel sowie Verwechslungen der Arzneimittel und des Verpackungs- und Kennzeichnungsmaterials vermieden werden.

(3) Die Prüfung der Arzneimittel kann unter Verantwortung des Apothekenleiters auch außerhalb der Apotheke in einem Betrieb, für den eine Erlaubnis nach § 13 des Arzneimittelgesetzes oder nach § 1 Abs. 2 in Verbindung mit § 2 des Gesetzes über das Apothekenwesen erteilt ist, oder durch einen Sachverständigen im Sinne des § 65 Abs. 4 des Arzneimittelgesetzes erfolgen. Der für die Prüfung Verantwortliche des beauftragten Betriebes hat unter Angabe des Datums und der Ergebnisse der Prüfung zu bescheinigen, daß das Arzneimittel nach den anerkannten pharmazeutischen Regeln geprüft worden ist und die erforderliche Qualität aufweist (Prüfzertifikat). In der Apotheke ist die Identität des Arzneimittels festzustellen.

(4) Das Umfüllen einschließlich Abfüllen und das Abpacken sowie Kennzeichnen von Arzneimitteln darf unter Aufsicht eines Apothekers auch von nichtpharmazeutischem Personal ausgeführt werden.

.

.

.

§ 7 Rezeptur

(1) Wird ein Arzneimittel auf Grund einer Verschreibung von Personen, die zur Ausübung der Heilkunde, Zahnheilkunde oder Tierheilkunde berechtigt sind, hergestellt, so dürfen andere als die in der Verschreibung genannten Bestandteile ohne Zustimmung des Verschreibenden nicht verwendet werden. Dies gilt nicht für Hilfsstoffe, sofern sie keine eigene arzneiliche Wirkung haben und die arzneiliche Wirkung nicht nachteilig beeinflussen können. Enthält eine Verschreibung einen Irrtum, ist sie unleserlich oder ergeben sich sonstige Bedenken, so darf das Arzneimittel nicht hergestellt werden, bevor die Unklarheit beseitigt ist. Bei Einzelherstellung ohne Verschreibung gelten die Sätze 1 und 2 entsprechend.

(2) Erfordert die Herstellung auf Grund von Verschreibungen einen besonderen personellen oder apparativen Aufwand, so kann sie unter der Verantwortung des Apothekers auch außerhalb der Apotheke in Betrieben erfolgen, für die eine Herstellungserlaubnis nach § 13 des Arzneimittelgesetzes erteilt ist.

(3) Bei einer Rezeptur kann von einer Prüfung abgesehen werden.

.

.

.

§ 8 Defektur

(1) Werden Arzneimittel im Rahmen des üblichen Apothekenbetriebs im voraus in Chargengrößen bis zu hundert abgabefertigen Packungen oder in einer diesen entsprechenden Menge an einem Tag hergestellt, so ist ein Herstellungsprotokoll anzufertigen, das mindestens zu enthalten hat

1. die Bezeichnung und Darreichungsform,
2. die Art, Menge, Qualität, Chargenbezeichnung oder Prüfnummer der verwendeten Ausgangsstoffe,
3. die der Herstellung des Arzneimittels zugrundeliegenden Herstellungsvorschriften,
4. das Herstellungsdatum oder die Chargenbezeichnung,
5. das Verfalldatum,
6. das Namenszeichen des für die Herstellung verantwortlichen Apothekers.

(2) Verfahren, Umfang, Ergebnisse und Datum der Prüfung sind in einem Prüfprotokoll festzuhalten. In dem Prüfprotokoll hat der prüfende oder der die Prüfung beaufsichtigende Apotheker mit Datum und eigenhändiger Unterschrift zu bestätigen, daß das Arzneimittel geprüft worden ist und die erforderliche Qualität hat.

(3) Von der Prüfung des Arzneimittels kann abgesehen werden, soweit die Qualität durch das Herstellungsverfahren gewährleistet ist. Wird von der Prüfung abgesehen, ist dies im Herstellungsprotokoll zu begründen.

.
.
.

§ 11 Ausgangsstoffe

(1) Zur Herstellung von Arzneimitteln dürfen nur Ausgangsstoffe verwendet werden, deren ordnungsgemäße Qualität festgestellt ist. Auf die Prüfung der Ausgangsstoffe finden die Vorschriften des § 6 Abs. 1 und 3 sowie § 10 entsprechende Anwendung.

(2) Werden Ausgangsstoffe bezogen, deren Qualität durch ein Prüfzertifikat nach § 6 Abs. 3 nachgewiesen ist, ist in der Apotheke mindestens die Identität festzustellen. Die Verantwortung des Apothekenleiters für die ordnungsgemäße Qualität der Ausgangsstoffe bleibt unberührt. Über die in der Apotheke durchgeführten Prüfungen sind Aufzeichnungen zu machen.

(3) Werden Arzneimittel, die keine Fertigarzneimittel sind, zur Herstellung anderer Arzneimittel bezogen, gelten die Absätze 1 und 2 entsprechend.

§ 12 Prüfung der nicht in der Apotheke hergestellten Fertigarzneimittel

(1) Fertigarzneimittel, die nicht in der Apotheke hergestellt worden sind, sind stichprobenweise zu prüfen. Dabei darf von einer über die Sinnesprüfung hinausgehenden Prüfung abgesehen werden, wenn sich keine Anhaltspunkte ergeben haben, die Zweifel an der ordnungsgemäßen Qualität des Arzneimittels begründen.

(2) Das anzufertigende Prüfprotokoll muß mindestens enthalten

1. den Namen oder die Firma des pharmazeutischen Unternehmers,
2. die Bezeichnung und Darreichungsform des Arzneimittels,
3. die Chargenbezeichnung oder das Herstellungsdatum,
4. das Datum und die Ergebnisse der Prüfung,
5. das Namenszeichen des Prüfenden oder die Prüfung beaufsichtigenden Apothekers.

§ 13 Behältnisse

(1) Arzneimittel dürfen nur in Behältnissen in den Verkehr gebracht werden, die gewährleisten, daß die Qualität nicht mehr als unvermeidbar beeinträchtigt wird.

(2) Eine Wiederverwendung von Abgabebehältnissen ist nicht zulässig. Dies gilt nicht bei der Abgabe von Arzneimitteln an zur Ausübung der Heilkunde, Zahnheilkunde oder Tierheilkunde befugte Personen für den Praxisbedarf sowie für den

Bedarf von Stationen oder anderen Teileinheiten eines Krankenhauses, soweit keine hygienischen Bedenken bestehen.

.
.
.

§ 14 Kennzeichnung

(1) In der Apotheke hergestellte Arzneimittel, die zur Anwendung am Menschen bestimmt und keine Fertigarzneimittel sind, dürfen nur abgegeben werden, wenn auf den Behältnissen und, soweit verwendet, den äußeren Umhüllungen in gut lesbarer Schrift, in deutscher Sprache und auf dauerhafte Weise angegeben sind:

1. der Name oder die Firma des Inhabers der Apotheke und deren Anschrift,
2. der Inhalt nach Gewicht, Rauminhalt oder Stückzahl,
3. die Art der Anwendung und gegebenenfalls die in der Verschreibung angegebene Gebrauchsanweisung,
4. die wirksamen Bestandteile nach Art und Menge,
5. das Herstellungsdatum und
6. soweit erforderlich, ein Hinweis auf die begrenzte Haltbarkeit.

.
.
.

§ 16 Lagerung

(1) Arzneimittel, Ausgangsstoffe, apothekenübliche Waren und Prüfmittel sind übersichtlich und so zu lagern, daß ihre Qualität nicht nachteilig beeinflußt wird und Verwechslungen vermieden werden. Soweit ihre ordnungsgemäße Qualität nicht festgestellt ist, sind sie unter entsprechender Kenntlichmachung gesondert zu lagern. Dies gilt auch für Behältnisse, äußere Umhüllungen, Kennzeichnungsmaterial, Packungsbeilagen und Packmittel. Die Vorschriften der Gefahrstoffverordnung über die Lagerung und Kennzeichnung gefährlicher Stoffe und Zubereitungen bleiben unberührt.

(2) Die Vorratsbehältnisse für Arzneimittel müssen so beschaffen sein, daß die Qualität des Inhalts nicht beeinträchtigt wird. Sie müssen mit gut lesbaren und dauerhaften Aufschriften versehen sein, die den Inhalt eindeutig bezeichnen. Die Vorratsbehältnisse sind mit einer der im Synonym-Verzeichnis zum Arzneibuch aufgeführten Bezeichnungen zu bezeichnen. Für Arzneimittel, die im Synonym-Verzeichnis zum Arzneibuch nicht aufgeführt sind, ist eine sonst gebräuchliche wissenschaftliche Bezeichnung zu verwenden. Der Inhalt ist durch zusätzliche Angaben zu kennzeichnen, soweit dies zur Feststellung der Qualität und zur Vermeidung von Verwechslungen erforderlich ist. Soweit für ein Arzneimittel größte Einzel- oder Tagesgaben gesetzlich festgelegt sind, müssen diese auf den Vorratsbehältnissen angegeben werden.

(3) Die Aufschriften der Vorratsbehältnisse für Arzneimittel sind in schwarzer Schrift auf weißem Grund auszuführen, soweit nicht im Arzneibuch etwas anderes

bestimmt ist. Aufschriften von Vorratsbehältnissen für Arzneimittel, die im Arzneibuch nicht aufgeführt sind, aber in ihrer Zusammensetzung oder Wirkung den „vorsichtig" oder „sehr vorsichtig" zu lagernden Mitteln des Arzneibuches gleich oder ähnlich sind, insbesondere Mittel, die der Verschreibungspflicht unterliegen, sind in roter Schrift auf weißem Grund beziehungsweise in weißer Schrift auf schwarzem Grund auszuführen.

(4) Nach dieser Verordnung vorgeschriebene Chargenproben von Arzneimitteln, die ein Verfalldatum tragen, müssen mindestens ein Jahr nach Ablauf des Verfalldatums gelagert werden. Chargenproben von Arzneimitteln, deren Dauer der Haltbarkeit weniger als ein Jahr beträgt, müssen mindestens ein halbes Jahr nach Ablauf des Verfalldatums gelagert werden. Chargenproben von Arzneimitteln ohne Verfalldatum sind mindestens fünf Jahre nach der Freigabe der Charge zu lagern.

.
.
.

§ 22 Dokumentation

(1) Alle Aufzeichnungen über die Herstellung, Prüfung, Überprüfung der Arzneimittel im Krankenhaus, Lagerung, Einfuhr, das Inverkehrbringen, den Rückruf, die Rückgabe der Arzneimittel auf Grund eines Rückrufes sowie die Bescheinigungen nach § 6 Abs. 3 Satz 2 und die Nachweise nach § 19 sind vollständig und mindestens bis ein Jahr nach Ablauf des Verfalldatums, jedoch nicht weniger als drei Jahre lang, aufzubewahren. Der ursprüngliche Inhalt einer Eintragung darf nicht unkenntlich gemacht werden. Es dürfen keine Veränderungen vorgenommen werden, die nicht erkennen lassen, ob sie bei oder nach der ursprünglichen Eintragung vorgenommen worden sind.

(2) Aufzeichnungen können auch auf Bild- oder Datenträgern aufbewahrt werden. Hierbei muß sichergestellt sein, daß die Daten während der Aufbewahrungsfrist verfügbar sind und innerhalb einer angemessenen Frist lesbar gemacht werden können.

(3) Die Aufzeichnungen und Nachweise sind der zuständigen Behörde auf Verlangen vorzulegen.

.
.
.

1.4 Physikalische Grundlagen

Arzneiformen entstehen in den meisten Fällen aus der Vereinigung zweier oder mehrerer Stoffe zu einem **Mehrstoffsystem**. Die eingesetzten Ausgangsstoffe und das resultierende System können dabei jeweils in den drei **Aggregatzuständen** fest, flüssig oder gasförmig vorliegen. In Abhängigkeit von der Gleichförmigkeit des physikalischen Zustands und der chemischen Zusammensetzung bestehen **Ein-, Zwei- und Mehrphasen-Systeme**.

1.4.1 Aggregatzustände

In unserer Welt existieren drei Aggregatzustände: es gibt feste, flüssige und gasförmige Körper und Stoffe. Für die verschiedenen Formen der Materie wird der Begriff Phase verwendet. So sprechen wir von der festen, flüssigen und gasförmigen Phase einer Substanz, am Beispiel von H_2O also von Eis, Wasser und Wasserdampf.

Der feste Zustand wird bei reinen Festkörpern entweder als Kristall mit regelmäßiger oder als erstarrte Schmelze mit unregelmäßiger Anordnung der Teilchen angetroffen (Abb. 1.4). In Abhängigkeit vom Erscheinungsbild werden kompakte, poröse und zerteilte Festkörper unterschieden (Abb. 1.5). Sol-

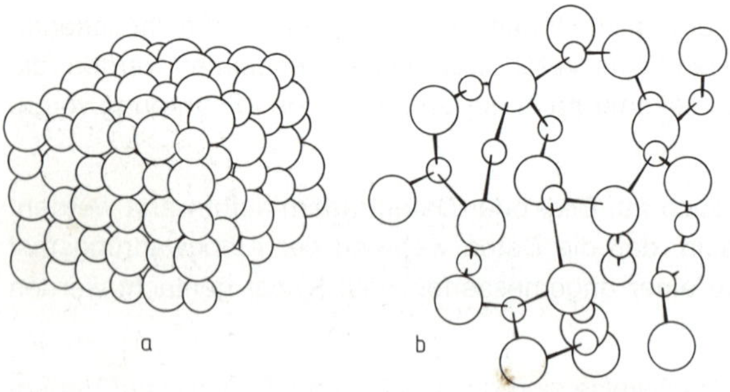

a b

Abb. 1.4a, b. Anordnung der Teilchen im festen Aggregatzustand aus 9). **a** Kristall; **b** erstarrte Schmelze

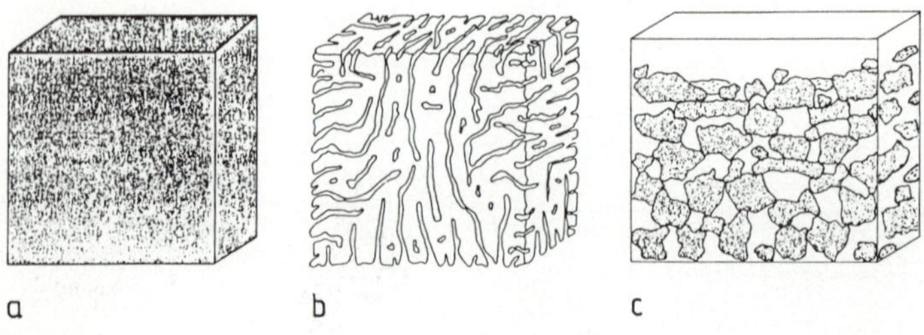

a b c

Abb. 1.5a–c. Erscheinungsbild von festen Körpern aus 24). **a** kompakt; **b** porös; **c** zerteilt

che Festkörper werden bei den Arzneiformen Pulver, Granulate oder Tabletten angetroffen.

Bei Kristallen wird unterschieden zwischen solchen, die aufgrund ionischer, kovalenter oder Van-der-Waalsscher Kräfte entstehen. Ionenkristalle besitzen eine Struktur mit hoher Festigkeit (z. B. hoher Schmelzpunkt). Molekülkristalle von kovalenten Molekülen können ebenfalls periodisch und symmetrisch angeordnet sein, jedoch führen die schwächeren zwischenmolekularen Bindungen zu niedrigeren Schmelz- und Siedepunkten. In einigen Fällen sind die Van-der-Waalsschen Anziehungskräfte so niedrig, daß die Kristalle aus Schwärmen gebündelter Moleküle bestehen, die wie Flüssigkeiten fließen können und Flüssigkristalle genannt werden (Abb. 1.6).

Der flüssige Zustand wird durch Erwärmen von Festkörpern erreicht. Am Schmelzpunkt schwingen seine Teilchen mit so großer Amplitude, daß sie sich von ihrem ursprünglichen Platz wegbewegen können. Das Kristallgitter ist nicht mehr erkennbar und der Stoff geht in eine bewegliche und nahezu strukturlose Flüssigkeit über (Abb. 1.7).

Die geordnete Struktur des Festkörpers ist jedoch z. B. im Wasser nicht ganz verlorengegangen. Es kann als Ansammlung von eisähnlichen und von strukturlosen Bereichen angesehen werden, die sich ständig neu bilden und wieder zerfallen (Abb. 1.8). Wegen der starken Bindung der Wassermoleküle (HOH) untereinander wird die Beweglichkeit vergleichsweise mehr behindert als bei Ethanol (EtOH), dessen Van-der-Waals-Bindungen untereinander schwächer sind.

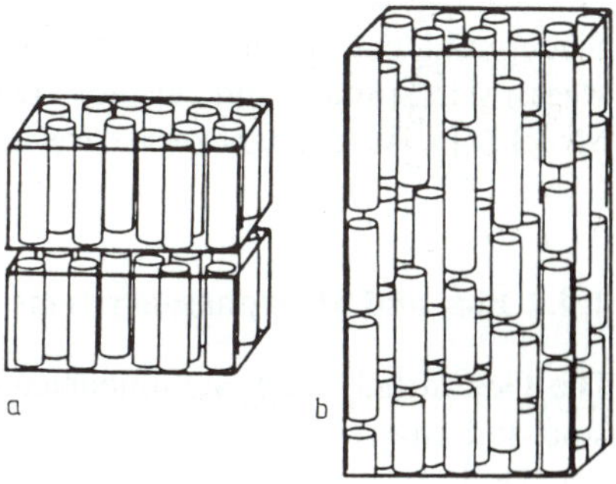

Abb. 1.6 a, b. Flüssigkristalle aus 24).
a smektische Phase (seifig);
b nematische Phase (fadenförmig)

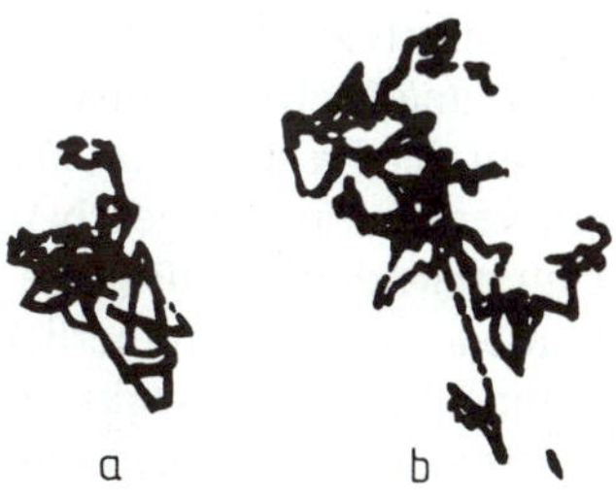

Abb. 1.7 a, b. Unterschied zwischen den Aggregatzuständen fest **(a)** und flüssig **(b)**, dargestellt als Schwingungsamplituden aus 9)

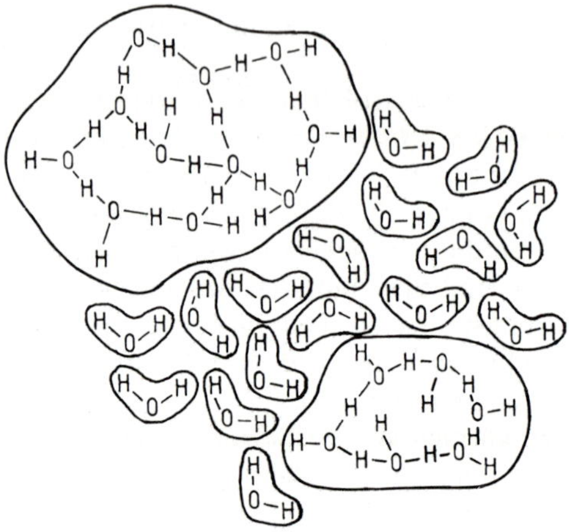

Abb. 1.8. Eisähnliche und strukturlose Bereiche von flüssigem Wasser nach 18)

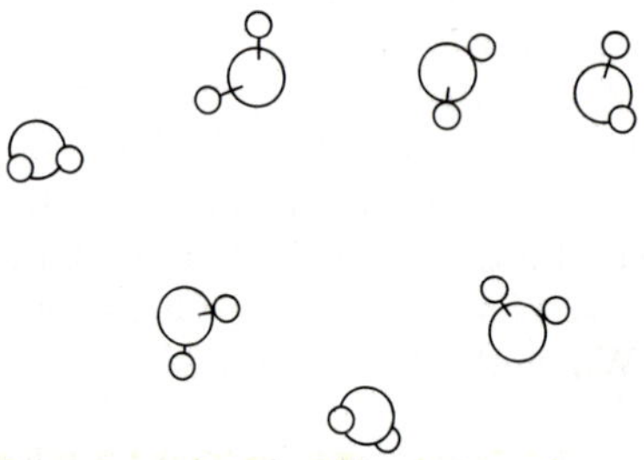

Abb. 1.9. Anordnung von Teilchen im Gaszustand

Der gasförmige Zustand tritt nach Erwärmen von flüssigen Körpern ein. Am Siedepunkt entfernen sich die Teilchen aus dem flüssigen Zustand und bewegen sich ständig und regellos. Die durchschnittliche Strecke zwischen zwei Molekülen ist dann normalerweise viel größer als der Moleküldurchmesser (Abb. 1.9).

1.4.2 Ein- und Mehrphasensysteme

Die Gesamtheit aller Volumenelemente eines Systems, die in sich homogen sind und untereinander den gleichen Aufbau besitzen, wird als Phase bezeichnet (Definition nach J.W. GIBBS, 1875).

Bei Anwendung dieser Definition und der drei Aggregatzustände auf uns bekannte Systeme bieten sich die in Tab. 1.3 gezeigten Ein-, Zwei- und Mehrphasensysteme als Erläuterung an. Jede einzelne Phase der Koexistenz in Zwei- und Mehrphasensystemen ist dabei zunächst homogen.

Mit der Existenz von Zweiphasensystemen muß darüber hinaus mit weiteren Verfeinerungen gearbeitet werden. Die Zweiphasensysteme erfordern eine Unterscheidung in **disperse** und **kohärente** Systeme, je nachdem ob die eine Phase in einer kontinuierlichen Phase diskontinuierlich zerteilt ist oder ob zusammenhängende Strukturelemente einer Phase in Form eines Netzwerks oder Gerüsts die Trägerphase durchziehen.

Tabelle 1.3. Ein- und Mehrphasensysteme

Einphasensysteme	Beispiel	Anmerkung
Gas Flüssigkeit Feststoff	Wasserdampf Wasser Eis	jeweils bei geeigneter Temperatur und Druck
Zweiphasensysteme	**Beispiel**	**Anmerkung**
Flüssigkeit/Gas Feststoff/Flüssigkeit Feststoff/Gas	siedendes Wasser Eis-Wasser-Mischung Kampfer Salicylsäure	zur Thermometereichung bei Normaldruck verdampft verdampft, sublimiert
Dreiphasensysteme	**Beispiel**	**Anmerkung**
Gas/Flüssigkeit/Feststoff	Eis/Wasser/Dampf	bei ca. 0,01 °C und ca. 6 hPa koexistent

Kohärente Systeme Zusammenhalten = Kohärenz

Kohärente Systeme werden aus kontinuierlichen Phasen gebildet, in der die eine Phase eine andere kontinuierliche Trägerphase struktur- oder gerüstbildend durchzieht. Die als Netzwerk oder Gerüst bezeichnete Phase besteht aus mehr oder weniger systematisch angeordneten, meist makromolekularen Bausteinen, die z. T. mit Hilfe der Röntgenstrahlbeugung erkannt werden können (Abb. 1.10). Aufgrund des Zusammenhaltens (Kohärenz) der beiden einzelnen Phasen werden **bikohärente** Systeme erhalten. Sie werden am häufigsten bei den Hydrogelen, Lipogelen, Carbogelen und Macrogolgelen angetroffen.
↳ Polyethylenglycole (PEG)

Disperse Systeme

Die dispersen Systeme beschreiben Dispersionen einer festen, flüssigen oder gasförmigen Phase in einer anderen oder gleichen kontinuierlichen Phase. Einerseits unterscheidet man hier nach der Größe der Partikel der zerteilten Phase, andererseits ist eine Einteilung nach fest/flüssig, flüssig/gasförmig, fest/gasförmig usw. in der Arzneiformenlehre gleichfalls nützlich.

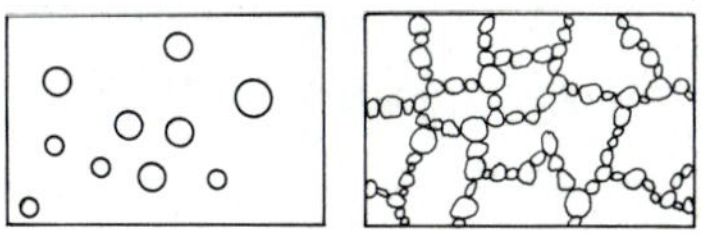

a b

Abb. 1.10 a, b. Disperse **(a)** und kohärente **(b)** Zweiphasensysteme aus 13)

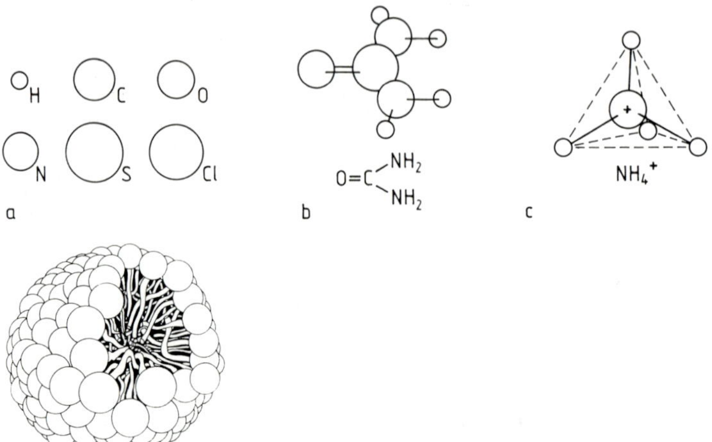

Abb. 1.11 a – d. Bestandteile molekulardisperser Systeme. **a** Atom; **b** Molekül; **c** Ion; **d** Mizelle (aus 9)

Molekulardisperse Systeme sind Dispersionen von Atomen, Molekülen und Mizellen; im weiteren Sinn gehören auch die ionendispersen Systeme dazu (Abb. 1.11). Die Grenzfläche zwischen den Phasen ist nicht wahrnehmbar, man spricht von Gas- und Flüssigkeitsgemischen sowie von Lösungen. Diese Mehrstoffsysteme sind einphasig.

Molekulardisperse Systeme werden bei vielen Arznei- und Darreichungsformen angetroffen. Zu diesen zählen Lösungen für alle Arten von Anwendungen.

Mizellen werden von amphiphilen Molekülen wie Tenside oder Emulgatoren beginnend mit einer bestimmten Konzentration, der **kritischen Mizellbildungskonzentration**, in einer flüssigen Phase gebildet.

Ein solcher Stoff liegt unterhalb dieser Konzentration molekulardispers in Lösung vor, reichert sich jedoch an den Grenzflächen Wasser/Luft oder Öl/Wasser an. Oberhalb der kritischen Mizellbildungskonzentration lagern sich die Monomeren zu Mizellen zusammen und der Monomerenanteil verringert sich stark (Abb. 1.12).

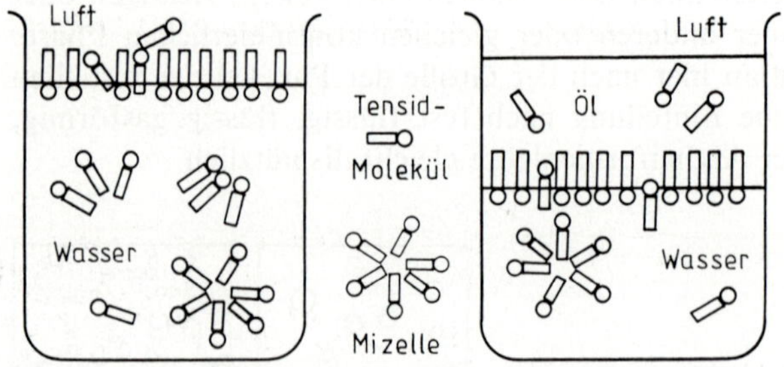

Abb. 1.12. Grenzflächenaktivität und Mizellbildung von Emulgatoren und Tensiden aus 24)

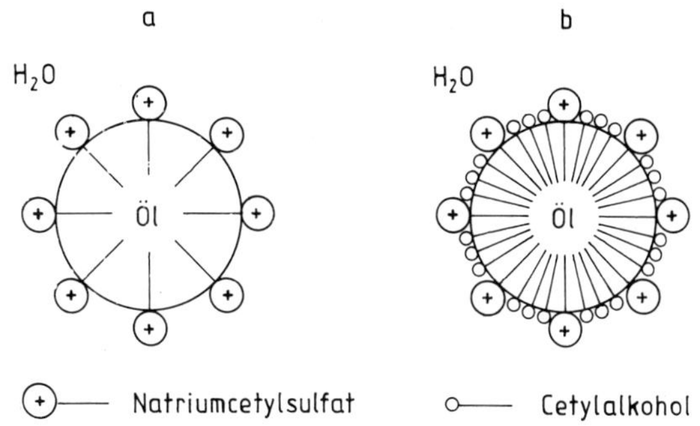

Abb. 1.13 a, b. Solubilisat von Öltröpfchen in Wasser. **a** mit einem Emulgator; **b** mit einem Emulgatorkomplex aus Emulgator und Stabilisator

Kolloiddisperse Systeme sind Dispersionen von Makromolekülen wie Gelatine, Polyvinylpyrrolidon und Cellulosederivate, die in einer Flüssigkeit solvatisiert sind. Diese Systeme zeigen Kohärenz. Kolloiddispers sind aber auch Dispersionen von in Mizellen solubilisierten Öltröpfchen oder Feststoffteilchen. Die Konzentration der durch Tenside oder Emulgatoren solubilisierten Teilchen liegt meist unterhalb von 5 %. Die Phasengrenzfläche bewirkt eine Lichtstreuung (Tyndall-Effekt), das System erscheint trübe (Abb. 1.13).

Grobdisperse Systeme sind Dispersionen von mikroskopisch oder optisch erkennbaren festen, flüssigen oder gasförmigen Phasen, jeweils in einer kontinuierlichen (äußeren) Phase. Ein grobdisperses System wird z. B. durch die Dispersion von Öl in Wasser gebildet, deren Grenzflächenspannung durch den Zusatz von Tensiden oder Emulgatoren vermindert wird und so die Dispersion stabilisiert. Der Film an der Grenzfläche Öl/Wasser ist bei Verwendung eines einheitlichen Moleküls lückenhaft, da die Abstoßungskräfte der solvatisierten Molekülbestandteile untereinander eine dichtere Packung nicht zulassen. Die Stabilität einer derartigen Dispersion ist gering. Zur Stabilisierung werden die Lücken mit solchen amphiphilen Molekülen gefüllt, deren Solvatisierung geringer ist (Abb. 1.13).

Die so vorgenommene Einteilung der Dispersionen ist von der Teilchengröße der dispergierten Phase abhängig und kann zu Überschneidungen in willkürlich gezogenen Grenzbereichen führen (Tab. 1.4). Hinsichtlich der Form und der Einheitlichkeit der dispergierten Phase wird zwischen **mono-** und **polyformen** sowie zwischen **mono-** und **polydispersen** Partikeltypen unterschieden (Abb. 1.14).

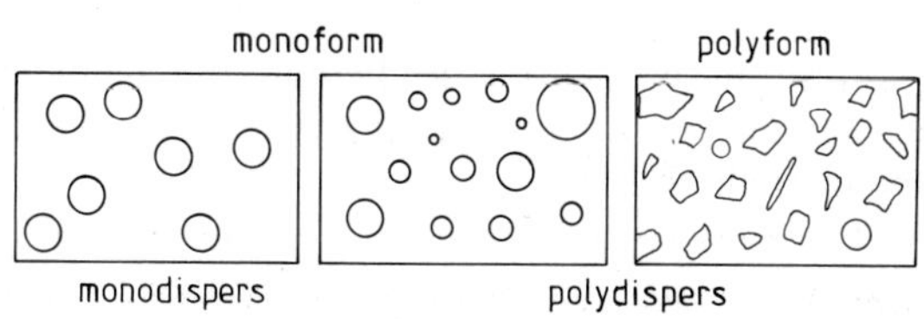

Abb. 1.14. Arten grobdisperser Systeme

Tabelle 1.4. Zuordnung der Arznei- und Darreichungsformen zu den Aggregatzuständen und dispersen Systemen

Aggregatzustand		System		
disperse Phase	Träger-phase	molekular-dispers	kolloddispers	grobdispers
fest	fest	feste Lösung	Gemenge	Gemenge feste Suspension Suspensions-zäpfchen
fest	halbfest			Suspensionssalbe
fest	flüssig	Lösung	Solubilisat	Suspension
fest	gasförmig		Pulveraerosol Rauch	Pulver, Granulat, Tablette
flüssig	fest		Flüssigkeits-sorbat	Sorbat (Aufzug) Emulsionszäpfchen
flüssig	halbfest	Öl/Salben-mischung		Emulsionssalbe
flüssig	flüssig	Mischung	Solubilisat Mikroemulsion	Makroemulsion
flüssig	gasförmig			Nebel
gasförmig	fest	Gasadsorbate	Gasadsorbate	Bimsstein Styropor
gasförmig	halbfest			Salbenschaum Schwamm
gasförmig	flüssig	Lösung		Schaum
gasförmig	gasförmig	Gasgemisch		

1.4.3 Internationales Einheitssystem (SI) und andere Einheiten

Text und Tabellen wurden Abschnitt VIII.2 des DAB 10 entnommen.

Das Internationale Einheitensystem umfaßt 3 Klassen von Einheiten: die Basiseinheiten, die abgeleiteten Einheiten und die Ergänzungseinheiten. Die Basiseinheiten und ihre Definitionen sind in Tabelle 1.5 zusammengestellt.

Die abgeleitete Einheit wird als algebraische Funktion mehrerer Basiseinheiten gebildet, welche den quantitativen Zusammenhang beschreiben. Für bestimmte, abgeleitete Einheiten gibt es einen besonderen Namen und ein spezielles Symbol (Einheitenzeichen). Die SI-Einheiten, soweit sie hier benutzt werden, sind in Tabelle 1.6 aufgeführt.

Bestimmte wichtige Einheiten, die nicht im Internationalen Einheitensystem aufgeführt sind, aber oft benutzt werden, sind in Tabelle 1.7 zusammengestellt.

Die Präfixe in Tabelle 1.8 werden zur Bildung von Namen und Symbolen benutzt, die dezimale Vielfache oder Teile von SI-Einheiten darstellen.

Tabelle 1.5. SI-Basiseinheiten

Größe		Einheit		Definition
Name	Symbol	Name	Symbol	
Länge	l	Meter	m	Das Meter ist die Länge der Strecke, die Licht im Vakuum während der Dauer von (1/299 792 458) Sekunden durchläuft.
Masse	m	Kilogramm	kg	Das Kilogramm ist die Einheit der Masse; es ist gleich der Masse des Internationalen Kilogrammprototyps.
Zeit	t	Sekunde	s	Die Sekunde ist das 9 192 631 770fache der Periodendauer der dem Übergang zwischen den beiden Hyperfeinstrukturniveaus des Grundzustandes von Atomen des Nuklids ^{133}Cs entsprechenden Strahlung.
Elektrische Stromsträke	I	Ampere	A	Das Ampere ist die Stärke eines konstanten elektrischen Stromes, der, durch zwei parallele, geradlinige, unendlich lange und im Vakuum im Abstand von 1 Meter voneinander angeordnete Leiter von vernachlässigbar kleinem, kreisförmigem Querschnitt fließend, zwischen diesen Leitern je 1 Meter Leiterlänge die Kraft $2 \cdot 10^{-7}$ Newton hervorrufen würde.
Thermodynamische Temperatur	T	Kelvin	K	Das Kelvin, die Einheit der thermodynamischen Temperatur, ist der 273,16te Teil der thermodynamischen Temperatur des Tripelpunktes des Wassers.
Stoffmenge	n	Mol	mol	Das Mol ist die Stoffmenge eines Systems, das aus ebensoviel Einzelteilchen besteht, wie Atome in 0,012 Kilogramm des Kohlenstoffnuklids ^{12}C enthalten sind.[1)]
Lichtstärke	I_v	Candela	cd	Die Candela ist die Lichtstärke in einer bestimmten Richtung einer Strahlungsquelle, die monochromatische Strahlung der Frequenz $540 \cdot 10^{12}$ Hertz aussendet und deren Strahlstärke in dieser Richtung (1/683) Watt durch Steradiant beträgt.

[1)] Bei Benutzung des Mol müssen die Einzelteilchen spezifiziert sein und können Atome, Moleküle, Ionen, Elektronen sowie andere Teilchen oder Gruppen solcher Teilchen genau angegebener Zusammensetzung sein.

Tabelle 1.6. Verwendete SI-Einheiten und entsprechende andere Einheiten

Größe		Einheit				Umrechnung von anderen Einheiten in SI-Einheiten
Name	Symbol	Name	Symbol	Ausdruck in SI-Einheiten	Ausdruck in anderen SI-Einheiten	
Wellenzahl	ν	eins durch Meter	1/m	m^{-1}		
Wellenlänge	λ	Mikrometer Nanometer	μm nm	10^{-6} m 10^{-9} m		
Flächeninhalt	A, S	Quadratmeter	m^2	m^2		
Volumen	V	Kubikmeter	m^3	m^3		1 ml = 1 cm^3 = 10^{-6} m^3
Frequenz	ν	Hertz	Hz	s^{-1}		
Dichte	ρ	Kilogramm durch Kubikmeter	kg/m^3	$kg \cdot m^{-3}$		1 g/ml = 1 g/cm^3 = 10^3 $kg \cdot m^{-3}$
Geschwindigkeit	v	Meter durch Sekunde	m/s	$m \cdot s^{-1}$		
Kraft	F	Newton	N	$m \cdot kg \cdot s^{-2}$		1 dyn = 1 $g \cdot cm \cdot s^{-2}$ = 10^{-5} N 1 kp = 9,806 65 N
Druck	p	Pascal	Pa	$m^{-1} \cdot kg \cdot s^{-2}$	$N \cdot m^{-2}$	1 dyn/cm^2 = 10^{-1} Pa = 10^{-1} $N \cdot m^{-2}$ 1 atm = 101 325 Pa = 101,325 kPa = 1013,25 hPa 1 bar = 10^5 Pa = 0,1 MPa 1 mm Hg = 133,322 387 Pa 1 Torr = 133,322 368 Pa 1 psi = 6,894 757 kPa

Dynamische Viskosität	η	Pascal-sekunde	Pa·s	$m^{-1} \cdot kg \cdot s^{-1}$	$N \cdot s \cdot m^{-2}$	$1\,P = 10^{-1}\,Pa \cdot s = 10^{-1}\,N \cdot s \cdot m^{-2}$ $1\,cP = 1\,mPa \cdot s$
Kinematische Viskosität	ν	Quadrat-meter durch Sekunde	m^2/s	$m^2 \cdot s^{-1}$	$Pa \cdot s \cdot m^3 \cdot kg^{-1}$ $N \cdot m \cdot s \cdot kg^{-1}$	$1\,St = 1\,cm^2 \cdot s^{-1} = 10^{-4}\,m^2 \cdot s^{-1}$
Energie	W	Joule	J	$m^2 \cdot kg \cdot s^{-2}$	N·m	$1\,erg = 1\,cm^2 \cdot g \cdot s^{-2}$ $= 1\,dyn \cdot cm = 10^{-7}\,J$ 1 cal = 4,1868 J
Leistung	P	Watt	W	$m^2 \cdot kg \cdot s^{-3}$	$N \cdot m \cdot s^{-1}$ $J \cdot s^{-1}$	$1\,erg/s = 1\,dyn \cdot cm \cdot s^{-1} = 10^{-7}\,W$ $= 10^{-7}\,N \cdot m \cdot s^{-1} = 10^{-7}\,J \cdot s^{-1}$
Energiedosis	D	Gray	Gy	$m^2 \cdot s^{-2}$	$J \cdot kg^{-1}$	$1\,rad = 10^{-2}\,Gy$
Elektrische Spannung	U	Volt	V	$m^2 \cdot kg \cdot s^{-3} \cdot A^{-1}$	$W \cdot A^{-1}$	
Elektrischer Widerstand	R	Ohm	Ω	$m^2 \cdot kg \cdot s^{-3} \cdot A^{-2}$	$V \cdot A^{-1}$	
Elektrische Ladung (Elektrizitäts-menge)	Q	Coulomb	C	A·s		
Aktivität einer radio-aktiven Substanz	A	Becquerel	Bq	s^{-1}		$1\,Ci = 37 \cdot 10^9\,Bq = 37 \cdot 10^9\,s^{-1}$
Molarität oder Stoff-mengen-konzentration	c	Mol durch Kubikmeter	mol/m^3	$mol \cdot m^{-3}$		$1\,mol/l = 1\,M = 1\,mol/dm^3$ $= 10^3\,mol \cdot m^{-3}$
Masse-konzentration	ρ	Kilogramm durch Kubikmeter	kg/m^3	$kg \cdot m^{-3}$		$1\,g/l = 1\,g/dm^3 = 1\,kg \cdot m^{-3}$

Tabelle 1.7. Einheiten, die mit dem Internationalen Einheitensystem zusammen benutzt werden

Größe	Einheit		Größe in SI-Einheiten
	Name	Symbol	
Zeit	Minute	min	$1\,\text{min} = 60\,\text{s}$
	Stunde	h	$1\,\text{h} = 60\,\text{min} = 3\,600\,\text{s}$
	Tag	d	$1\,\text{d} = 24\,\text{h} = 86\,400\,\text{s}$
Ebener Winkel	Grad	°	$1° = (\pi/180)\,\text{rad}$
Volumen	Liter	l	$1\,\text{l} = 1\,\text{dm}^3 = 10^{-3}\,\text{m}^3$
Masse	Tonne	t	$1\,\text{t} = 10^3\,\text{kg}$
Drehfrequenz	Umdrehung je Minute	U/min	$1\,\text{U/min} = (1/60)\,\text{s}^{-1}$

Tabelle 1.8. Dezimale Vielfache und Teile von SI-Einheiten

Faktor	Präfix	Präfixzeichen	Faktor	Präfix	Präfixzeichen
10^{18}	Exa	E	10^{-1}	Dezi	d
10^{15}	Peta	P	10^{-2}	Zenti	c
10^{12}	Tera	T	10^{-3}	Milli	m
10^{9}	Giga	G	10^{-6}	Mikro	µ
10^{6}	Mega	M	10^{-9}	Nano	n
10^{3}	Kilo	k	10^{-12}	Piko	p
10^{2}	Hekto	h	10^{-15}	Femto	f
10^{1}	Deka	da	10^{-18}	Atto	a

Anmerkungen

1. Im Arzneibuch wird die Temperatur in Grad Celsius angegeben (Symbol t); diese Temperatur ist durch die Gleichung

   $$t = T - T_O$$

   gegeben, in der T_O gleich 273,15 K ist. Die Temperatur in Grad Celsius wird durch das Symbol °C ausgedrückt. Die Einheit „Grad Celsius" ist gleich der Einheit „Kelvin".
2. Die im Arzneibuch verwendeten Konzentrationsangaben sind in den „Allgemeinen Vorschriften" definiert.
3. Der Radiant (rad) ist der ebene Winkel zwischen zwei Radien, die auf dem Kreisumfang einen Bogen begrenzen, dessen Länge gleich der der Radien ist.
4. Im Arzneibuch ist die Zentrifugalkraft (g) als das Vielfache der Erdbeschleunigung, ausgedrückt durch die Schwerkraft (g), definiert

   $$g = 9{,}806\,65\ \text{m} \cdot \text{s}^{-2}$$

5. Das Arzneibuch verwendet auch dimensionslose Größen wie die relative Dichte, die Absorption, die spezifische Absorption sowie den Brechungs-

index oder Größen, die in anderen Einheiten ausgedrückt werden, wie die spezifische Drehung.

6. Die Einheit Mikrokatal ist als die enzymatische Aktivität definiert, die unter den definierten Bedingungen der Bestimmung, zum Beispiel Hydrolyse, ein Mikromol Substrat je Sekunde umsetzt.

1.5 Mikrobiologische Grundlagen

Die pharmazeutische Mikrobiologie befaßt sich mit pathogenen, also krankheitserregenden Mikroorganismen und mit solchen, meist apathogenen Keimen, die saprophytisch auf totem Material leben. Zu den Mikroorganismen gehören die Bakterien, Pilze und Hefen.

1.5.1 Arten von Mikroorganismen

Bakterien sind einzellige Kleinlebewesen, die sich durch Aussehen, Größe (0,2 – 1,5 µm), chemischen Aufbau ihrer Zellwand und eventuell pathogenetischen Eigenschaften unterscheiden. Manche Bakterien schützen sich vor zellschädigenden Umwelteinflüssen durch Verkapselung in Dauerformen, die Sporen genannt werden.

Es werden z. B. kugelförmige bis ovale Bakterien (Kokken), gebogene Stäbchenbakterien (Korynebakterien), schlanke Stäbchenbakterien (Mycobakterien, Bacillus) begeißelte und unbegeißelte Stäbchenbakterien (Enterobakterien, Pseudomonaden, Clostridien), unregelmäßig gebogene Stäbchen und Fäden (Aktinomyzeten) und spiralig geformte, lange dünne bakterienähnliche Mikroorganismen (Spirochäten) unterschieden (Abb. 1.15).

Pilze sind etwa 10mal größer als Bakterien; ihr mittlerer Durchmesser beträgt 10 µm. Pilze können aus einzelligen Elementen zu großen vielzelligen Elementen auswachsen. Es wird zwischen den Erscheinungsformen der **Hefen** (z. B. Candida), der Myzelien (Schimmelpilze, Dermatophyten) und der dimorphen Pilze, welche sowohl Hefezellen durch Sprossung produzieren als auch zu Myzelien wachsen, unterschieden (Abb. 1.16 und 1.17).

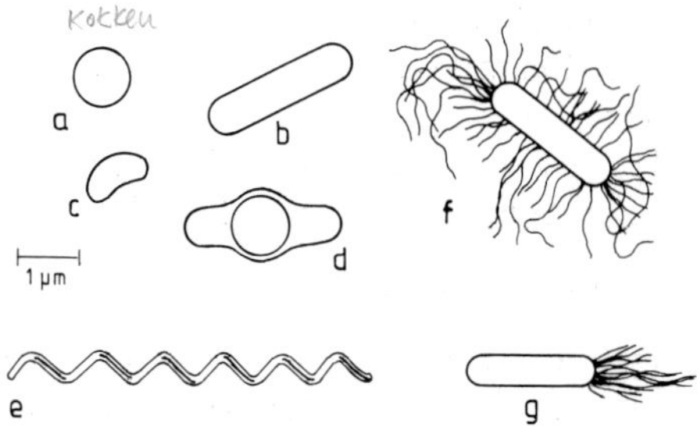

Abb. 1.15 a – g. Bakterienformen aus 17). **a** Kugelbakterium; **b** Stäbchenbakterium; **c** ovales Bakterium; **d** Bakterienspore; **e** Spirochäte; **f** peritrich begeißeltes Bakterium; **g** polar begeißeltes Bakterium

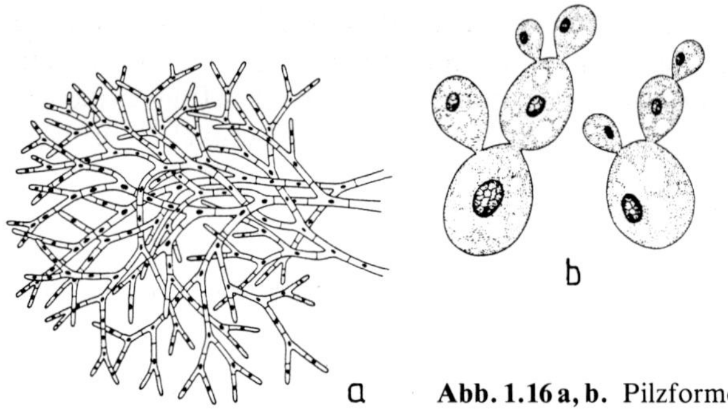

Abb. 1.16 a, b. Pilzformen aus 17). **a** Myzel; **b** Hefe

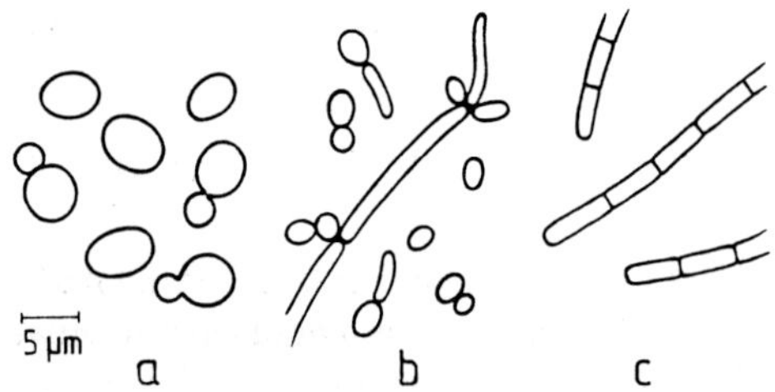

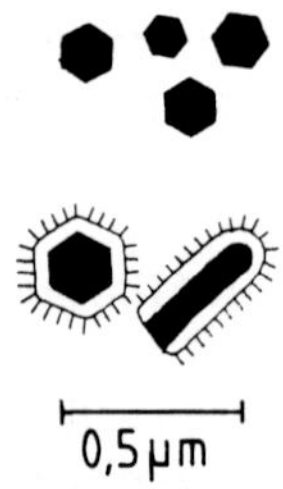

Abb. 1.18. Viren aus 14)

Abb. 1.17 a – c. Dimorphe Pilzformen von Candica albicans aus 17). **a** Hefe; **b** Sproßform; **c** Myzel

Viren sind verglichen mit den Bakterien etwa zehnmal kleiner als diese (Abb. 1.18). Sie sind nur in Verbindung mit oder als Bestandteil von anderen Mikroorganismen existent. Sie werden bei der mikrobiologischen Qualitätskontrolle von Arzneimitteln nur bei den Blutersatzmitteln und Blutkonserven erfaßt.

1.5.2 Vermehrung der Mikroorganismen

Bakterien vermehren sich in warmer (32 – 37 °C), feuchter und nährstoffhaltiger Umgebung, während Pilze in sonst gleich günstigem Milieu bei 20 bis 22 °C gedeihen. Nach einer Gewöhnungsphase vermehren sich Mikroorganismen exponentiell bis zu einer stationären Phase, in der die Anzahl der lebenden Mikroorganismen konstant bleibt, bis schließlich die Absterbephase einsetzt (Abb. 1.19).

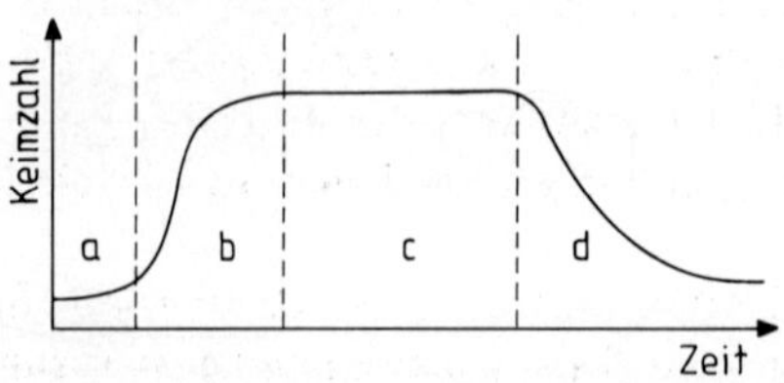

Abb. 1.19 a – d. Wachstumskurve einer unbeeinflußten Mikroorganismenkultur aus 10). **a** Gewöhnungsphase; **b** exponentielle Vermehrungsphase; **c** stationäre Phase; **d** Absterbephase

Mikroorganismen, die zu ihrer Vermehrung Sauerstoff benötigen, werden als aërob bezeichnet, im Unterschied zu solchen Arten und Formen, die sich sauerstoff-feindlich (anaërob) verhalten.

1.5.3 Kontaminationsmöglichkeiten

Menschen, Tiere und Arzneimittel können mit folgenden Keimarten in Berührung kommen:

Obligat pathogene Keime: z. B. Staphylococcus aureus, Salmonelle typhi;

fakultativ pathogene Keime, bei denen die Pathogenität vom Ort der Infektion und der Keimanzahl abhängt: z. B. Escherischia coli, ein physiologischer Darmkeim (Enterobakterium), der jedoch in der Harnblase schwerste Entzündungen verursachen kann;

Indikatorkeime: z. B. Fäkalkeime wie Enterobakterien als Hinweis auf unsaubere, unhygienische Herstellungsweise;

Risikokeime, die in Arzneimitteln nicht vorkommen dürfen, z. B. Enterobakterien, Escherischia coli, Pseudomonas aeruginosa, Staphylococcus aureus, Salmonellen;

Hospitalismuskeime, die z. B. im Krankenhaus gegenüber antimikrobiellen Behandlungsmethoden resistent geworden sind.

1.6 Pharmazeutisch-technologische Grundlagen

1.6.1 Trennungsverfahren

Stofftrennungsverfahren werden zur Trennung von dispersen Systemen vom Typ fest/flüssig, flüssig/flüssig und fest/gasförmig mit Hilfe von physikalischen Methoden angewendet. Wesentlich für ihre Durchführung ist das Trennungsziel, welcher Bestandteil des dispersen Systems gewonnen werden soll.

Trennung fest/flüssig

Die Schwerkraft ist die physikalische Größe, die feste Teilchen in einer Flüssigkeit sedimentieren läßt. Als einfachste Trennung kann nach Absetzen der festen Teilchen die überstehende Flüssigkeit **dekantiert** oder mit Hilfe eines **Hebers** abgenommen werden (Abb. 1.20). Abhängig vom Trennungsziel sind Qualität und Quantität unterschiedlich.

Wird die Schwerkraft durch höhere Zentrifugalkräfte ersetzt, so verläuft die Sedimentation schneller und effektiver. Die **Zentrifugation** eignet sich zur

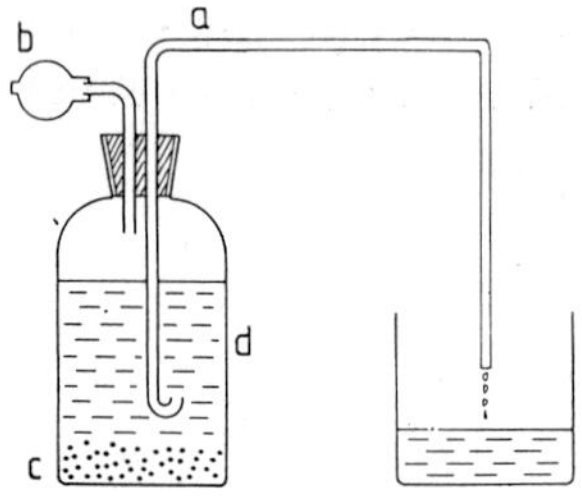

Abb. 1.20 a – d. Trennung fest/flüssig durch Dekantieren bzw. mit Hilfe eines Hebers aus 14). **a** Heber; **b** Blasebalg; **c** Sediment; **d** Überstand

Trennung kleiner Suspensionsmengen und zum Abtrennen sehr feiner Teilchen (Abb. 1.21).

Bei der **Filtration** passiert nur die flüssige Komponente des dispersen Systems das **Filter**; die feste Komponente soll als **Filterkuchen** von dem Filter zurückgehalten werden. Je nachdem, welche Phase gewonnen werden soll, wird zwischen einer **Klärfiltration** (Ziel: Gewinnung eines klaren Filtrats), einer **Trennfiltration** (Ziel: Gewinnung des Filterkuchens) und einer **Scheidefiltration** (Ziel: Gewinnung des Filtrats und des Filterkuchens) unterschieden.

Je nach Art des verwendeten Filters und des angestrebten Filtrationsziels werden zwei unterschiedliche Filtrationsverfahren angewendet, die Sieb- bzw. Oberflächenfiltration und die Tiefenfiltration (Abb. 1.22).

Mit der **Siebfiltration**, zu der auch die Membranfiltration und die Ultrafiltration (Umkehrosmose) gerechnet werden, wird ein Siebeffekt ausgenutzt, mit dem disperse Systeme fest/flüssig bis zum Durchmesser der Siebporen mit dünnschichtigen Filtern geklärt werden. Der **Trenneffekt** oder die **Trennschärfe** ist also vom maximalen Porendurchmesser abhängig.

Feststoffarme Systeme bereiten wenig Probleme. Demgegenüber baut sich bei feststoffreichen Ansätzen im Verlauf der Filtration ein Filterkuchen auf dem Oberflächenfilter auf, der wiederum einen Filtrationseffekt bewirkt (**Ku-**

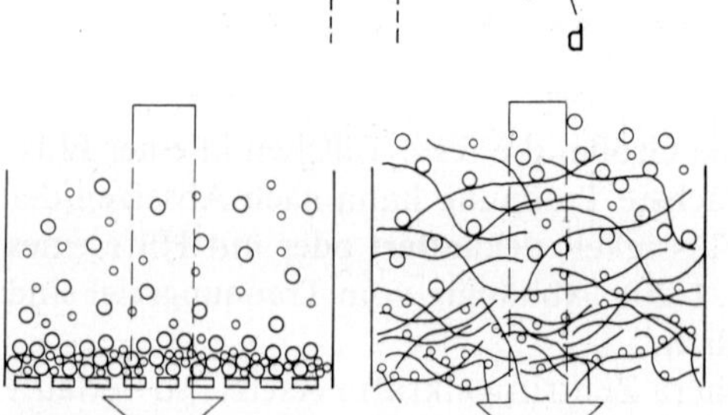

Abb. 1.21 a – d. Trennung fest/flüssig durch Zentrifugation aus 16). **a** Sediment; **b** Überstand; **c** Betriebslage; **d** Ruhelage

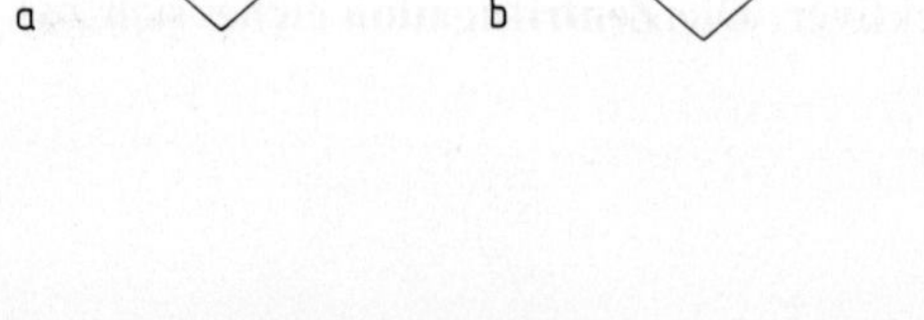

Abb. 1.22 a, b. Filtrationsverfahren. **a** Sieb- bzw. Oberflächenfiltration; **b** Tiefenfiltration

chenfiltration) und den Verlauf der Filtration erheblich verlangsamen kann.

Die Filtrierleistung kann durch folgende Maßnahmen verbessert werden:

- Vergrößerung der Filterfläche: z. B. Faltenfilter (Abb. 1.23),
- Erhöhung der Druckdifferenz: z. B. Druck- oder Vakuumfiltration (Abb. 1.24),
- Erniedrigung der Viskosität: z. B. Temperaturerhöhung,

Reduktion der hydraulischen Widerstände

a) der Filterschicht (z. B. Minimierung der Filterdicke),
b) des Filterkuchens (z. B. Lockerung durch Zusatz eines Filtrierhilfsmittels wie Aktivkohle oder Kieselerde).

Die **Tiefenfiltration** beruht auf einer Trennung durch Adsorptionseffekte innerhalb von Filtermaterialien. Dies bewirkt, daß sehr viel kleinere Teilchen als

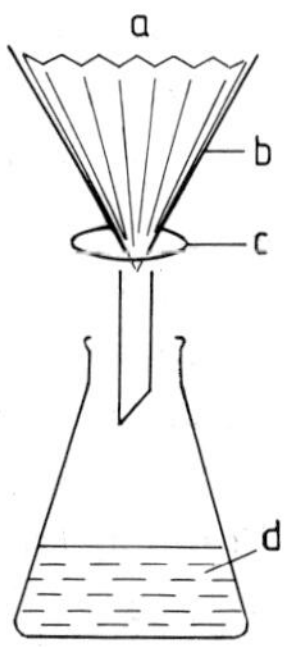

Abb. 1.23. Faltenfilter aus Filtrierpapier

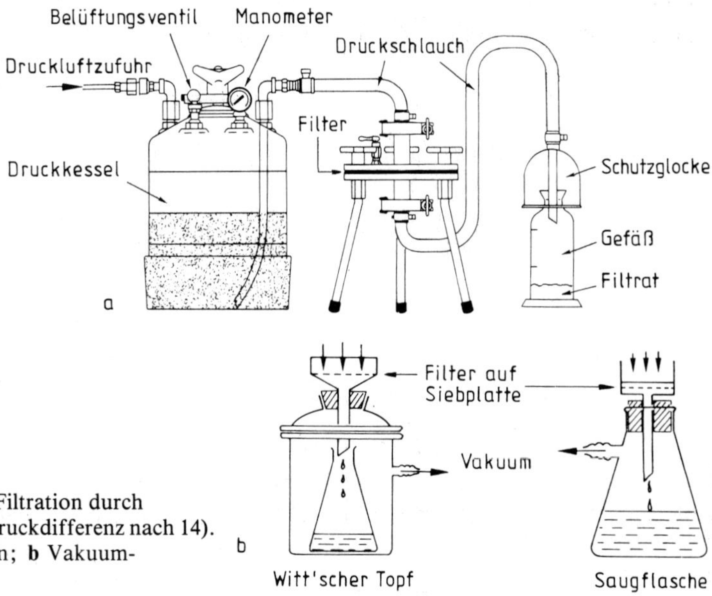

Abb. 1.24 a, b. Filtration durch Erhöhung der Druckdifferenz nach 14). **a** Druckfiltration; **b** Vakuumfiltration

Tabelle 1.9. Filtrierverfahren

Filtrierverfahren	disperses System	Filterart	Porenweite	Anwendung
Vorfiltration Kolieren Grobfiltration	grob- bis feindisperse Suspensionen	Filze, Vliese, Fritten, Filtergewebe, Filterpapiere	$>30\,\mu m$	Siebfilter
Feinfiltration	feindisperse Suspensionen	Glas- oder Plastikfritten, Filze, Filterpapier, grobporige Membranen	$5-50\,\mu m$	Siebfilter
Mikrofiltration	feinstdisperse Suspensionen	Membranfilter	$0{,}1-5\,\mu m$	Siebfilter, Entkeimungsfilter

durch eine Siebfiltration möglich abgetrennt werden. Durch die zunehmende Verengung des Porendurchmessers bei einer Filtration nimmt die Filterleistung ab. Sind schließlich alle Adsorptionsstellen besetzt, so passieren die Teilchen das Tiefenfilter.

Eine Systematik zur Anwendung von Filtrierverfahren bei Trennungen fest/flüssig zeigt Tab. 1.9.

Trennung fest/fest

Ähnlich dem Filtrieren wird der mechanische Siebeffekt auch zur Trennung von Systemen fest/fest ausgenutzt. Dabei ist der Übergang zwischen den Grundoperationen Filtrieren und Sieben fließend. Es empfielt sich, die Grenze in den Bereich der feinen Siebe mit etwa 100 µm Porenweite zu legen; oberhalb davon wird das Sieben angesiedelt.

Die Grundoperation **Sieben** wird in der Praxis zum **Klassieren** eingesetzt, mit dem ein Gemenge unterschiedlich großer fester Teilchen, **Haufwerk** genannt, in zwei oder mehrere Fraktionen gewünschter Teilchengrößen getrennt wird.

In der Beschreibung von Geräten des DAB 10 bestehen Siebe aus geeignetem Material und haben quadratische Sieböffnungen (Abb. 1.25). Für andere als analytische Verfahren können auch Rundlochsiebe verwendet werden, deren Lochdurchmesser für die gleiche Siebnummer das 1,25fache der entsprechenden Maschenweite beträgt. Der empfohlene Drahtdurchmesser von Metallsieben bezieht sich auf in Rahmen eingelassene Metallgewebe. Die **Siebtabelle** des DAB 10 behandelt die **Siebgrößen** und die Drahtdurchmesser (Tab. 1.10).

Großtechnische Verfahren zur Trennung fest/fest wenden das Prinzip des **Sichtens** an. Hierbei werden Teilchen gleicher Dichte nach der Korngröße oder unterschiedlicher Dichte nach der Stoffart mit Hilfe eines Luftstroms sortiert oder klassiert. Die Trennung erfolgt unter Ausnutzung der Schwer- oder der Fliehkraft.

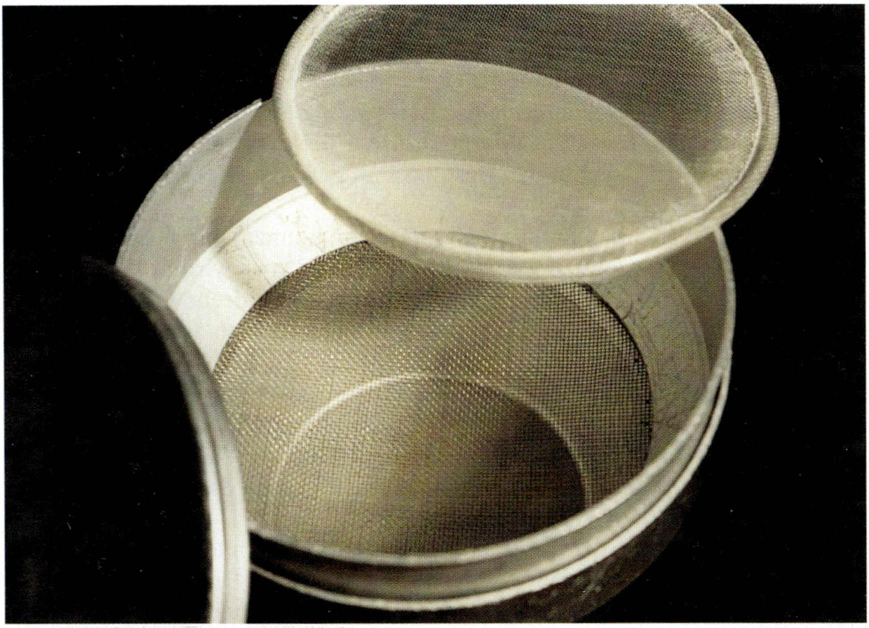

Abb. 1.25. Siebsatz für Rezepturzwecke

Tabelle 1.10. Siebtabelle (Zahlenangaben in µm; DAB 10)

Nominelle Siebnummer	Maschenweite			Drahtdurchmesser		
	Höchsttoleranz der Maschenweite + X	Toleranz der mittleren Maschenweite ± Y	Zwischenraumtoleranz + Z	Empfohlene nominelle Dimension d	Zulässige Grenzen d_{max}	d_{min}
11200	770	350	560	2500	2900	2100
8000	600	250	430	2000	2300	1700
5600	470	180	320	1600	1900	1300
4000	370	130	250	1400	1700	1200
2800	290	90	190	1120	1300	950
2000	230	70	150	900	1040	770
1400	180	50	110	710	820	600
1000	140	30	90	560	640	480
710	112	25	69	450	520	380
500	89	18	54	315	360	270
355	72	13	43	224	260	190
250	58	9,9	34	160	190	130
180	47	7,6	27	125	150	106
125	38	5,8	22	90	104	77
90	32	4,6	18	63	72	54
63	26	3,7	15	45	52	38
45	22	3,1	13	32	37	27
38	–	–	–	30	35	24

Trennung durch Phasenumwandlung

Unter **Destillation** versteht man die Überführung einer flüssigen Phase in den Dampfzustand und anschließende Rückgewinnung der Flüssigkeit durch **Kondensation** des Dampfes. Das Gemisch im Destillierkolben aus zwei oder mehr Komponenten wird dabei in das **Destillat** und den **Rückstand** getrennt (Abb. 1.26).

Ätherische Öle aus Pflanzen oder Drogen können durch eine **Wasserdampfdestillation** gewonnen werden (Abb. 1.27). Dabei wird der Effekt ausgenutzt, daß das in den Pflanzen eingeschlossene ätherische Öl mit Wasserdampf flüchtig ist und bei der Kondensation das flüssige ätherische Öl und Wasser getrennt anfallen.

Die **Kristallisation** führt zur Abscheidung einer kristallinen festen Phase aus einer zuvor homogenen Lösung. Die Kristallisation aus Dämpfen ist eine **Kondensation**. Die **Sublimation** ist der direkte Übergang eines festen Stoffes unter Umgehung der flüssigen Phase in den gasförmigen Zustand bei einer bestimmten, druckabhängigen Temperatur.

Diese Vorgänge werden bei dem pharmazeutisch-technologischen Verfahren der **Gefriertrocknung** von wäßrigen Lösungen oder Dispersionen zur Gewinnung eines **Lyophilisats** angetroffen. Lyophilisieren heißt „lösungsfreundlicher machen", d. h. daß das Verhalten des Lyophilisats zum Lösungsmittel

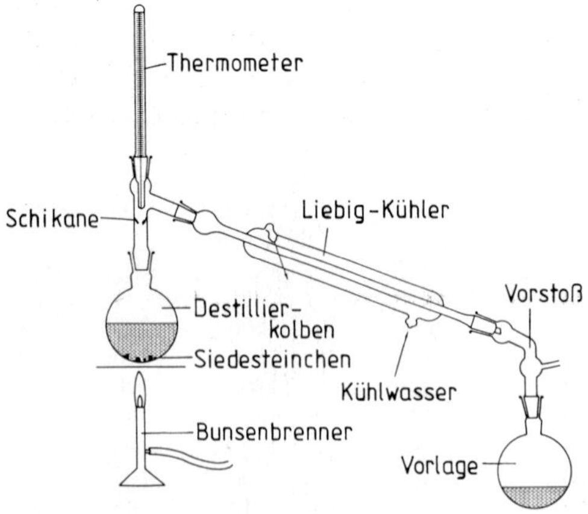

Abb. 1.26. Gerät zur Destillation nach 13). Die Schikane verhindert das Überkriechen von Flüssigkeit; sie ist zur Herstellung von „Wasser für Injektionszwecke" DAB 10 erforderlich

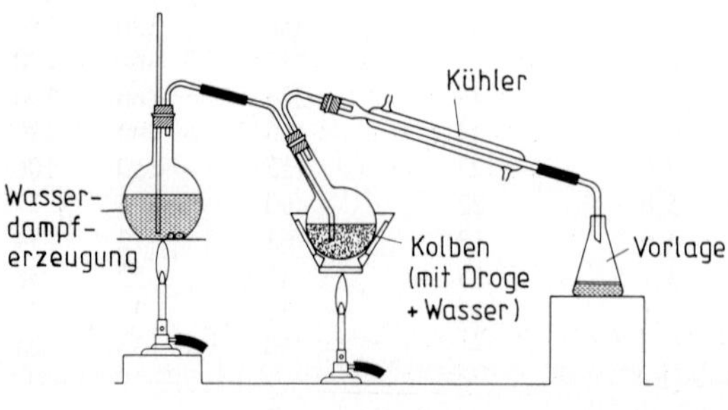

Abb. 1.27. Gerät zur Wasserdampfdestillation aus 13)

Wasser durch diese Maßnahme meist besser ist als das des festen Ausgangsstoffes. Ausgehend vom **Zustandsdiagramm** des Wassers wird die wäßrige Lösung durch Kühlen auf − 40 bis − 60 °C aus dem flüssigen Zustand in die feste Phase überführt (Abb. 1.28). Durch Senken des Luftdrucks auf Werte zwischen 1 bis 10 Pa (≙ 0,01 bis 0,1 mbar) ist die Sublimation von gasförmigen Wassermolekülen aus der festen Phase möglich. Die Geschwindigkeit des Stofftransports wird erhöht durch eine Kondensation des Dampfes zu Eiskristallen an sog. Kondensatoren.

Die Grundoperation **Trocknen** trennt die an Feststoffen anhaftende Flüssigkeit, meist Wasser, ab. Neben Haftwasser tritt auch Kapillar-, Hydratations-, Adsorptions-, Hydrat- und Konstitutionswasser an Feststoffen gebunden auf, deren Bindungskräfte in dieser Reihenfolge steigen (Abb. 1.29). Im Gegensatz zum Einengen oder Konzentrieren werden beim Trocknen nur geringe Flüssigkeitsmengen aus dem zu trocknenden Material abgedampft oder verdunstet, je nachdem, ob der Übergang in den Dampfzustand oberhalb oder unterhalb des Siedepunktes stattfindet. Die anzuwendenden Trocknungsverfahren richten sich nach dem Trocknungsgut und unterliegen unterschiedlichen physikalischen Prinzipien (Tab. 1.11).

Der entgegengesetzt verlaufende Vorgang tritt ein, wenn trockene Feststoffe in wasserdampfbeladener Luft ungeschützt gelagert werden. Abhängig vom Feuchtigkeitsgehalt der Luft und von hygroskopischen Eigenschaften des Feststoffes ist die Dampfaufnahme, **Sorption** genannt, unterschiedlich. Bei einem solchen Vorgang können entweder nur einige Molekülschichten auf der Feststoffoberfläche durch **Adsorption** gebunden werden oder in die Masse der Feststoffe eindringen, was als **Absorption** bezeichnet wird. Eine **Desorption** tritt ein, wenn feuchte Feststoffe in trockener Atmosphäre Wasserdampf abgeben.

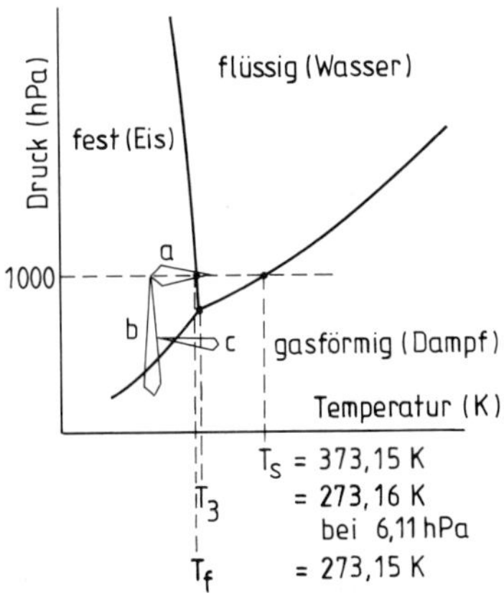

Abb. 1.28 a – c. Zustandsdiagramm von Wasser und Prinzip der Gefriertrocknung. **a** Abkühlung des Gefrierguts; **b** Drucksenkung; **c** Wärmezufuhr

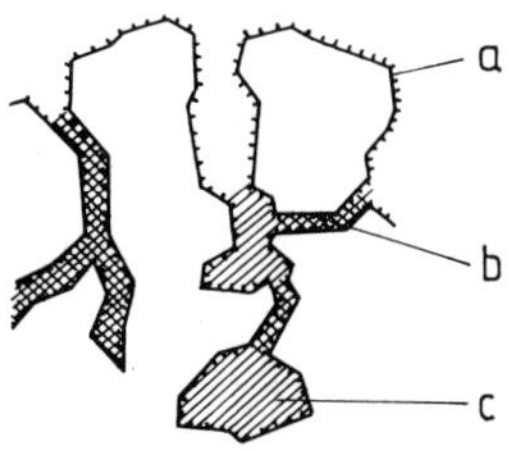

Abb. 1.29 a – c. Beispiele für an Feststoffe haftendes bzw. gebundenes Wasser. **a** Adsorptionswasser; **b** Feinkapillarwasser; **c** Grobkapillarwasser

Tabelle 1.11. Systematik der Trocknungsverfahren

Trocknungsverfahren	Trocknungsgut	Trocknungsprinzip
Entfernung geringer Flüssigkeitsmengen		
Schrank- oder Hordentrockung	wärmestabile Pulver und Granulate	Verdampfen oder Verdunsten durch Wärmekonvektion
Vakuumtrocknung	wärmelabile Pulver und Granulate	wie oben, jedoch bei erniedrigter Wärmezufuhr, ggf. mit Senkung des Partialdampfdrucks
Wirbelschichttrockung	Pulver und Granulate	Verdampfung durch Wärmekonvektion und -diffusion durch hohen Warmluftdurchsatz
Walzentrocknung	Suspensionen und Pasten	mechanisches Auspressen
Entfernung hoher Flüssigkeitsmengen		
Sprühtrocknung	Lösungen, Suspensionen, Emulsionen	spontane Verdampfung durch Wärmediffusion
Gefriertrocknung	wie oben, jedoch von thermolabilen Arzneistoffen	Sublimationstrocknung

Trennung flüssig/flüssig

Zwei miteinander nicht mischbare flüssige Bestandteile von dispersen Systemen des Typs flüssig/flüssig, also **Emulsionen**, werden bei unterschiedlichen Dichten durch Schwerkraft oder schneller durch Zentrifugalkraft mit Hilfe von **Zentrifugen** getrennt. Der Trennvorgang kann durch Elektrolytzusatz (z. B. Natriumchlorid) beschleunigt werden.

Trennung durch Extraktion

Die **Extraktion** von Pflanzen- oder Drogeninhaltsstoffen trennt diese von den Träger- und Ballaststoffen. Je nach Zerkleinerungsgrad des Ausgangsmaterials wird zwischen einer Extraktion durch **Auswaschen** oder durch **Diffusion** unterschieden. Dabei werden molekular- bis kolloiddisperse Systeme, die Tinkturen und Extrakte, gewonnen.

Das DAB 10 schreibt zur Herstellung von **Drogenauszügen** die Verfahren der Mazeration und der Perkolation vor. Andere Herstellungsverfahren sind zugelassen. Werden Tinkturen und Extrakte des Arzneibuches anders als durch Mazeration oder Perkolation hergestellt, so müssen sie in ihren Kennzahlen mit den durch Mazeration oder Perkolation hergestellten Tinkturen übereinstimmen und diesen auch in den sonstigen Eigenschaften gleichwertig sein.

Sämtliche Herstellungsvorgänge sind mit Apparaturen aus indifferentem Material durchzuführen, das gegen das Lösungsmittel und die Drogeninhaltsstoffe beständig ist.

Herstellung durch Mazeration. Die zerkleinerten Drogen werden mit der in der Monographie vorgeschriebenen Menge Extraktionsflüssigkeit übergossen; die Ansätze werden 5 Tage lang in gut verschlossenen Gefäßen an einem vor Sonnenlicht geschützten Ort bei Raumtemperatur gelagert und mehrmals täglich umgeschüttelt. Nach dem Dekantieren oder Kolieren wird der Drogenrückstand ausgepreßt. Der Gesamtauszug wird 5 Tage lang unterhalb 15 °C gelagert, filtriert und gegebenenfalls mit der vorgeschriebenen Extraktionsflüssigkeit auf den geforderten Gehalt eingestellt; Verdunstungsverluste sind bei der Herstellung zu vermeiden (Abb. 1.30).

Herstellung durch Perkolation. Als Perkolatoren sind Gefäße zu verwenden, deren ausgenutzte Höhe (Länge des Drogendochtes) mindestens das 5fache des mittleren Durchmessers beträgt (Abb. 1.30).

Die vorschriftsmäßig zerkleinerte Droge wird, falls nichts anderes angegeben ist, mit der Menge der vorgeschriebenen Flüssigkeit, die 30 % der Drogenmasse entspricht, gleichmäßig durchfeuchtet und bleibt mindestens 2 h lang bedeckt stehen. Dann wird gesiebt (2800) und die Droge unter schwachem Druck in den unten mit einer Watteschicht verschlossenen Perkolator bei geöffnetem Abflußhahn eingefüllt. Die Drogenoberfläche wird so abgedeckt (z. B. durch Filterpapier oder Glaskugeln), daß beim Nachgießen der Flüssigkeit keine Drogenteile aufgewirbelt werden. Langsam wird so viel Extraktionsflüssigkeit zugegeben, bis die Extraktionslösung abzutropfen beginnt, und bei geschlossenem Hahn so viel nachgefüllt, daß die Oberfläche der Droge mit Flüssigkeit bedeckt ist. Der Perkolator wird bedeckt und bleibt 24 h lang stehen. Danach wird die Flüssigkeit so abfließen gelassen, daß für je 100 g Droge 4 bis 6 Tropfen in der Minute abtropfen. Die Extraktionsflüssigkeit wird so nachgegossen, daß die Drogenoberfläche stets bedeckt bleibt. Wenn nach Beendigung der Zugabe die im Perkolator noch vorhandene Extraktionsflüssigkeit abgetropft ist, wird der Drogenrückstand ausgepreßt, die Preßflüssigkeit mit dem Perkolat vereinigt und die Mischung filtriert.

Bei der Herstellung von **Trockenextrakten** ist die Perkolation im allgemeinen beendet, wenn von 1 Teil Droge etwa 3 bis 4 Teile Perkolat abgetropft sind oder die vorgeschriebene Menge Extraktionsflüssigkeit verbraucht ist. Das Entfernen des Lösungsmittels erfolgt, wenn nichts anderes angegeben ist, bei vermindertem Druck im Wasserbad bei einer 70 °C nicht übersteigenden Temperatur. Die Temperatur der Extraktlösung darf nicht größer als 50 °C sein. Der Trockenextrakt wird gepulvert und gegebenenfalls im Exsikkator nachgetrocknet. Falls erforderlich, wird der Gehalt bestimmt und der Extrakt gegebenenfalls durch Verreiben mit Lactose oder Dextrin auf den geforderten Wirkstoffgehalt eingestellt.

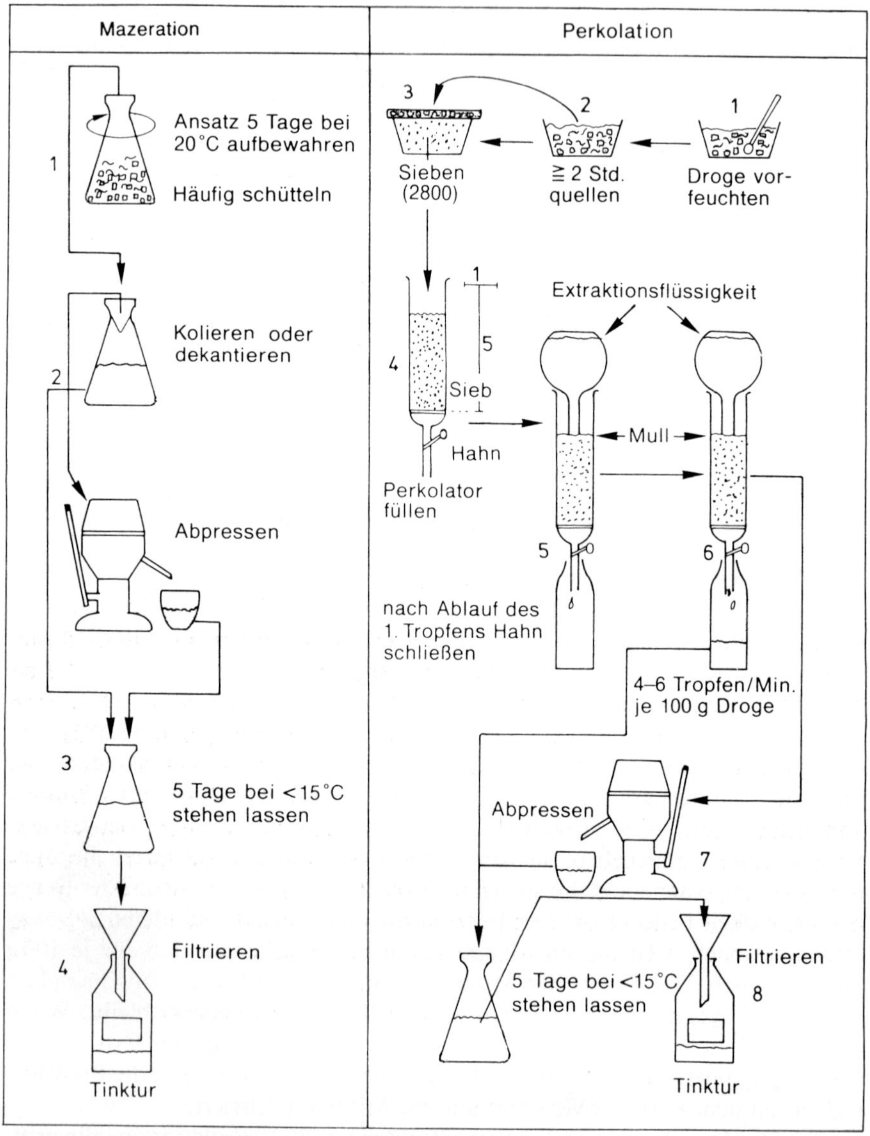

Abb. 1.30. Drogenauszugsverfahren des DAB 10 aus 14)

Bei der Herstellung von **Fluidextrakten** ist, falls nichts anderes angegeben ist, die Zugabe der Extraktionsflüssigkeit zu beenden, wenn die der einfachen Drogenmasse entsprechende Menge Perkolat abgetropft ist. Dann wird der Hahn geschlossen. Nach 2tägigem Stehenlassen wird der Drogenrückstand ausgepreßt und die Preßflüssigkeit mit dem Perkolat vereinigt. Der Fluidextrakt wird 5 Tage lang unterhalb 15 °C aufbewahrt und filtriert. Verdunstungsverluste sind bei der Herstellung zu vermeiden.

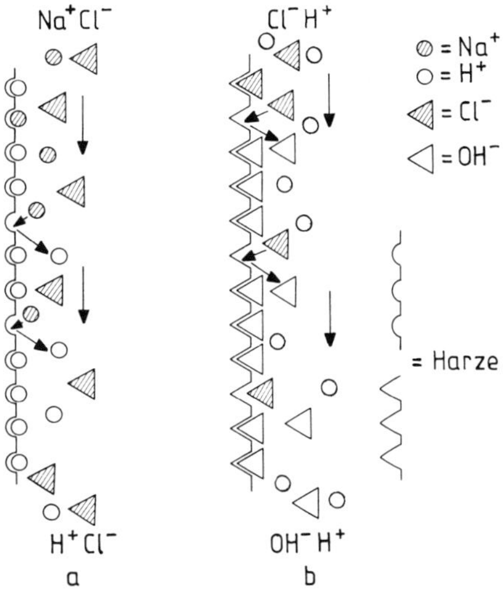

Abb. 1.31 a, b. Prinzip von Anionen- und Kationenaustausch zur Demineralisierung von Trinkwasser nach 13). **a** Kationenaustausch; **b** Anionenaustausch

Trennung durch chemische Reaktion

Ausgangsmaterial zur Herstellung von **Gereinigtem Wasser DAB 10** ist Trinkwasser, welches gelöste und ionendispers verteilte Salze enthält. Die **Entsalzung** oder **Demineralisierung** ist ein Verfahren zur Entfernung von Kationen (z. B. Na^+, K^+, Mg^{++}, Ca^{++}) und Anionen (z. B. Cl^-, SO_4^{--}, PO_4^{---}, HCO_3^-) aus dem Trinkwasser. Die Demineralisierung tauscht die Kationen gegen H^+-Ionen und die Anionen gegen OH^--Ionen mit Hilfe von **Kationen- und Anionenaustauschern** aus. Diese sind in Wasser unlösliche Kunstharze mit solchen funktionellen chemischen Gruppen, die eine Beladung mit H^+- bzw. OH^--Ionen ermöglichen (Abb. 1.31). Der körnige Aufbau der Kunstharze stellt eine hohe Kontaktfläche zum Austausch sicher. Nach Erschöpfung werden sie in einer rückläufigen Reaktion wieder regeneriert.

1.6.2 Vereinigungsverfahren

Molekulardisperse Systeme

Das **Mischen** von mischbaren polaren oder unpolaren Flüssigkeiten untereinander führt zu molekulardispersen Lösungen oder Mischungen. Einfache **Agitationsverfahren** sind das Umschütteln in einer Flasche, das Schwenken in einem Becherglas oder einem Kolben oder das Rühren mit Rührwerkzeugen (Abb. 1.32). Der Mischerfolg wird meist daran erkannt, daß bei der Bewegung der Flüssigkeit keine Schlieren durch unterschiedliche Lichtbrechungseigenschaften zu erkennen sind.

Statische Mischer haben keine bewegten Teile. Sie bestehen aus Strömungskanälen mit Leitelementen, in denen wiederholt Teilströme erzeugt werden (Abb. 1.33).

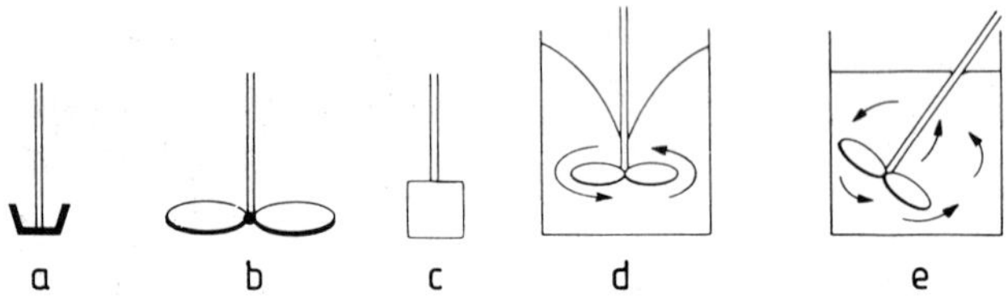

Abb. 1.32 a – e. Agitationsverfahren und Rührgeräte für molekulardisperse Systeme aus 14). **a** Ankerrührer; **b** Propellerrührer; **c** Paddelrührer; **d** vertikale Rotationsachse mit horizontaler Durchmischung und Trichterbildung; **e** schräg gestellte Rotationsachse mit allseits gerichteter Durchmischung

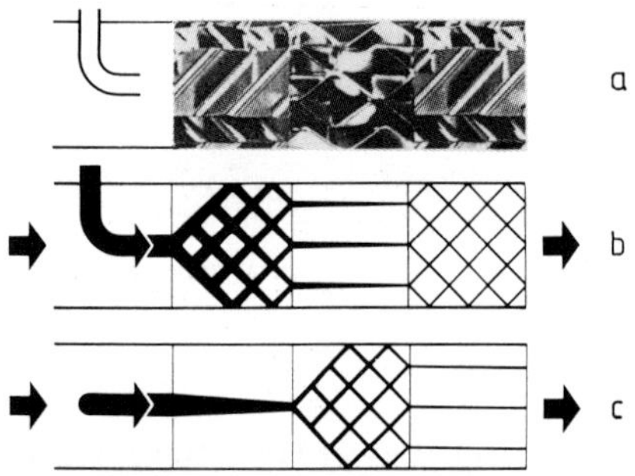

Abb. 1.33 a – c. Beispiel eines statischen Mischers aus 33), **a** Seitenansicht; **b** Aufriß; **c** Grundriß

Das **Lösen** von Gasen oder Feststoffen in Flüssigkeiten erfordert die gleichen Verfahren. Zusätzlich kann hierbei noch Erwärmen oder Abkühlen das Lösen beschleunigen.

Beim **Quellen** von höhermolekularen Feststoffen in Flüssigkeiten müssen Intensität und Kraftaufwand der Agitation den Eigenschaften des Feststoffes und des entstehenden Systems angepaßt werden.

Weitere Möglichkeiten der Stoffvereinigung sind Verfahren, die mit einer Phasenänderung, d. h. durch **Verdichten, Schmelzen** oder **Gefrieren** vorgenommen werden. Gewisse Bedeutung haben lediglich Schmelz- oder Sintergranulate sowie Schmelzerstarrungsprodukte wie feste Dispersionen oder feste Lösungen. Aufgrund des Herstellungsverfahrens zählen zu dieser Produktgruppe auch manche Pastillenarten.

Kolloiddisperse und grobdisperse Systeme

Das **Dispergieren** von festen, halbfesten und flüssigen (nicht mischbaren) Stoffen in Flüssigkeiten zu kolloiddispersen Systemen wird mit mechanischen Agitationsverfahren oder mit statischen Mischern durchgeführt. Das Ziel einer großen Phasenzerteilung wird bei Agitationsverfahren, die nach dem Rotor-Stator-Prinzip (Abb. 1.34) oder nach Art der Düsenhomogenisatoren (Abb. 1.35) arbeiten, erreicht. Bei den statischen Mischern (Abb. 1.33) ist dies durch die Zahl der teilenden Elemente zu erreichen.

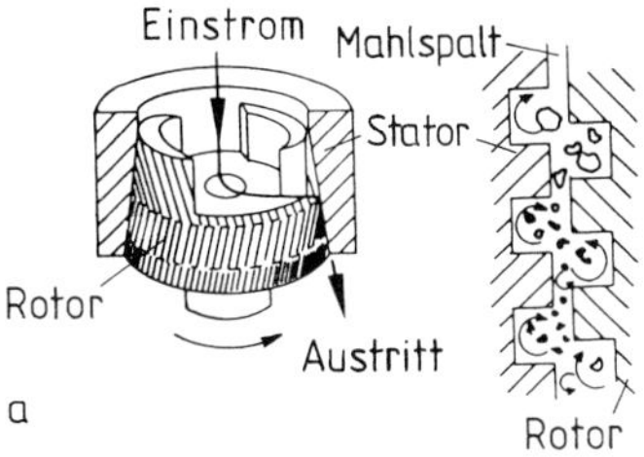

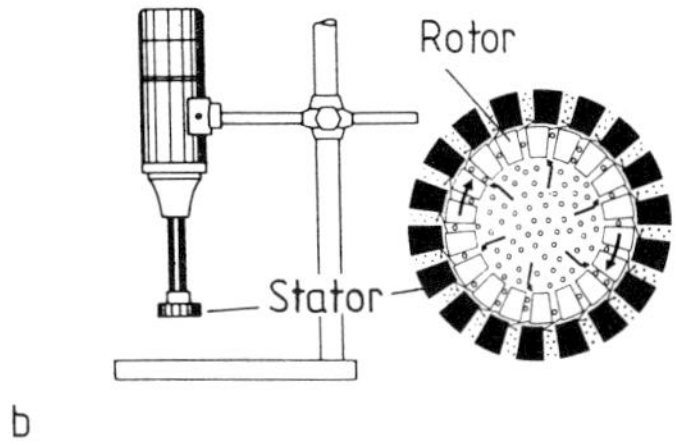

Abb. 1.34 a, b. Dispersionsverfahren für flüssige, kolloid- und grobdisperse Systeme nach dem Rotor-Stator-Prinzip aus 14). **a** Zahnkolloidmühle; **b** Ultra-Turrax-Gerät

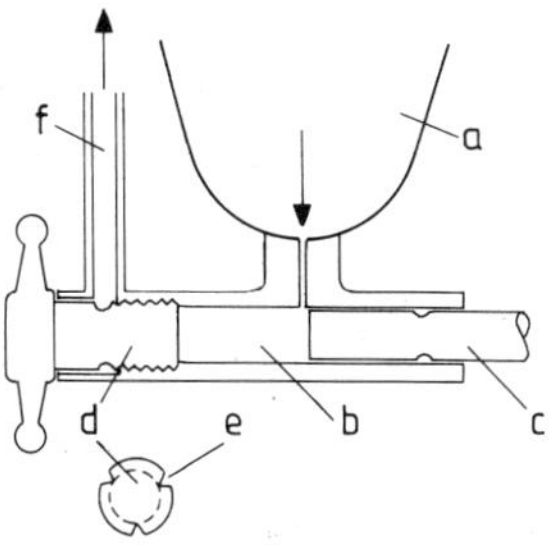

Abb. 1.35 a – f. Dispersionsverfahren für flüssige, kolloid- und grobdisperse Systeme mit einem Düsenhomogenisator aus 10). **a** Rohprodukt; **b** Hohlraum; **c** horizontal beweglicher Kolben einer Kolbenpumpe; **d** Gewindeteil; **e** eingefräste Düsen; **f** Auslaßrohr für das Endprodukt

Grobdisperse Mehrphasensysteme werden auf Grund der daran beteiligten Phasen mit unterschiedlichen Verfahren u. a. auch mit den oben genannten hergestellt (Tab. 1.12).

Emulsoide und suspensoide Dispersionen werden meist mit den gleichen Geräten hergestellt, wie sie für kolloiddisperse Systeme beschrieben sind. Pasten werden mit kräftigeren Maschinen, z. B. mit Knetmaschinen, hergestellt und häufig mit einer Dreiwalzenmühle homogenisiert (Abb. 1.36). Pulver werden in Mischern unterschiedlicher Bauweise, im einfachsten Fall in einer Reibschale mit Pistill verarbeitet (Abb. 1.37). Im kleineren Maßstab kann eine Pulverherstellung mit einer **Zerkleinerung** einhergehen, die dann durch eine vorgeschaltete oder gleichzeitige **Vermahlung** vorgenommen werden kann.

Tabelle 1.12. Herstellungsverfahren für grobdisperse Mehrphasensysteme

Dispersion	Arzneiform	Verfahren
flüssig/flüssig (nicht mischbar)	Emulsion	Rührer Rotor-Stator-Prinzip
fest/flüssig	Suspension	dto.
„halbfest“	Salbe, Gel, Creme	Mischer, Rührer
fest/halbfest	Paste	Kneter Dreiwalzenmühle
fest/fest	Gemenge	Mischer

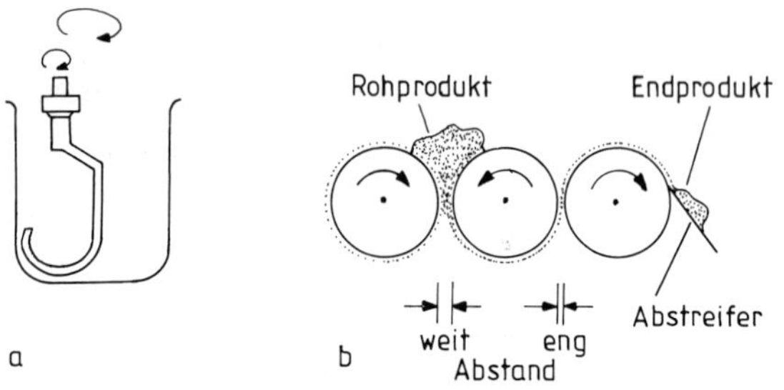

Abb. 1.36 a, b. Geräte zur Herstellung von Pasten. **a** Knetmaschine; **b** Dreiwalzenmühle

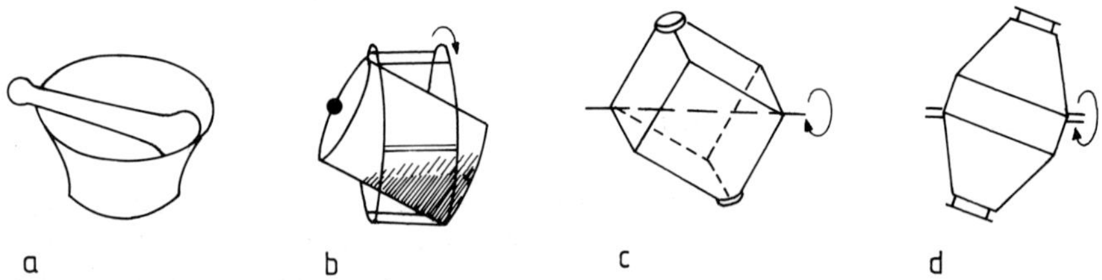

Abb. 1.37 a–d. Mischverfahren für feste grobdisperse Systeme. **a** Reibschale mit Pistill; **b** Rhönradmischer; **c** Kubusmischer; **d** Doppelkonusmischer

Für eine Vermahlung können unterschiedliche Geräte und Verfahren verwendet werden (Abb. 1.38). Die Zerkleinerung mit Mörser und Pistill stellt dabei das älteste und einfachste Verfahren dar, mit dem sich kleine Mengen von Feststoffen erfolgreich zerkleinern lassen. Maschinell wird z. B. mit Mahlwerken oder Kugelmühlen vermahlen. Halbfeste Arzneiformen mit großem Variantenreichtum wie Salben, Gele und Cremes werden mit Rührern, Mischern und verwandten Aggregaten hergestellt (Abb. 1.39).

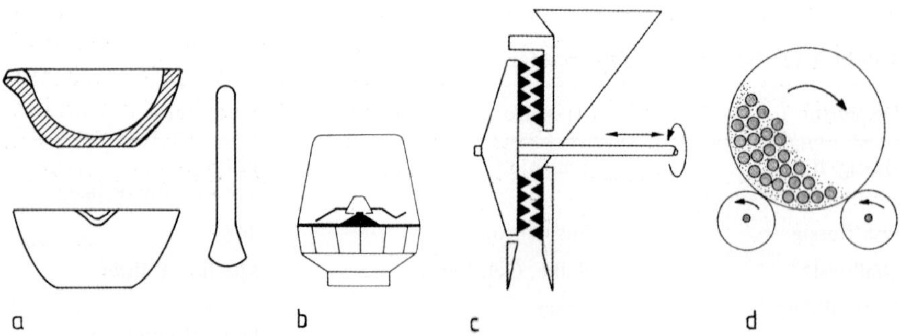

Abb. 1.38 a–d. Geräte zur Vermahlung von festen Stoffen nach 14). **a** Porzellanmörser und Pistill; **b** Schlag- oder Messermühle; **c** Zahnmühle; **d** Kugelmühle

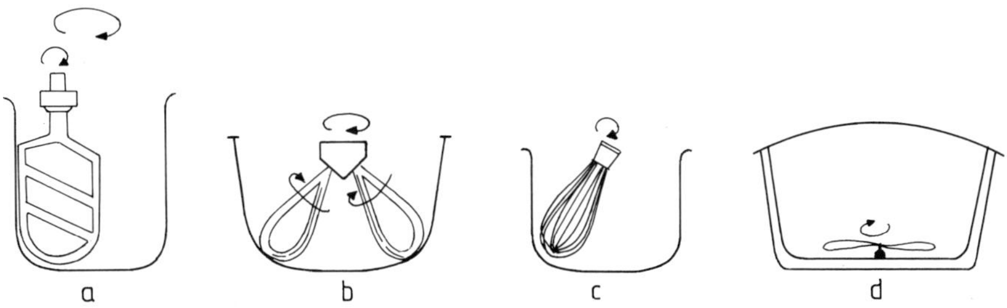

Abb. 1.39 a – d. Dispersionsverfahren für halbfeste disperse Systeme aus 31). **a** Planetenrührwerk (vertikal); **b** Planetenrührwerk (schräg); **c** Schneebesen; **d** Messerrührwerk

1.6.3 Keimverminderungsverfahren

Verfahren zur Keimverminderung werden auf Arznei- und Darreichungsformen sowie auf Arbeitseinrichtungen, Geräteausrüstung, Ausgangsstoffe, Behältnisse und Personen angewendet. Sie sind zwingend notwendig für bestimmte Arzneimittel wie Parenteralia oder Augentropfen, um das Eindringen von krankheitserregenden Mikroorganismen wie Bakterien, Pilze oder Viren in den menschlichen oder tierischen Organismus bei der Anwendung dieser Darreichungsformen zu verhindern. Andere Arzneimittel können durch Mikroorganismen so kontaminiert sein oder verändert werden, daß die Art ihrer Anwendung oder ihre Haltbarkeit eingeschränkt ist.

Neben der Sterilisation sind die Desinfektion sowie die Hygiene und die Konservierung weitere Maßnahmen zur Keimverminderung.

Sterilisation

Nach DAB 10 werden die Darreichungsformen im Endbehältnis sterilisiert, es sei denn, daß ein Produkt eine solche Behandlung nicht zuläßt.

Darreichungsformen, die nicht im Endbehältnis sterilisiert werden können, müssen so hergestellt werden, daß jede mikrobielle Verunreinigung vermieden wird, nachdem Behältnisse und Verschlüsse und wenn möglich ihre Einzelbestandteile einer geeigneten Sterilisationsmethode unterworfen worden sind.

Die Wirksamkeit jeder Sterilisationsmethode ist stark abhängig von der ursprünglich vorhandenen mikrobiellen Verunreinigung. Die Verfahren und getroffenen Maßnahmen sollen derart sein, daß sich ein theoretischer Wert von höchstens einem lebenden Keim in 1 000 000 sterilisierten Einheiten des Endprodukts ergibt (Tab. 1.13).

Tabelle 1.13. Verfahren zur Verminderung der Keimzahl nach DAB 10

Verfahren	Bedingungen	Anwendungsbeispiele
1. Verminderung der Keimzahl durch Hitze (Hitzesterilisation) a) Behandlung mit gespanntem, gesättigtem Wasserdampf im Autoklaven (Dampfsterilisation)	121 °C mind. 15 min bei 2000 hPa (andere Kombinationen zulässig) Jeweils vom Zeitpunkt gerechnet, an dem die Temp. alle Stellen des Gutes erreicht hat.	Wäßrige thermostabile Lösungen, Lösungsmittel; Kunststoffe: Nylon, Macrolon, Polypropylen, Siliconschläuche, Niederdruckpolyethylen; Membranfilter zur Entkeimungsfiltration; Verbandstoffe; ärztl. Instrumente.
b) Behandlung mit Heißluft im Lufttrockenschrank mit und ohne Luftumwälzung	180 °C mind. 30 min 170 °C mind. 60 min 160 °C mind. 120 min	Gegenstände aus Glas, Porzellan, Metall; thermostabile Pulver (Talkum, weißer Ton). Fette, Öle, Glycerol, wasserfreie thermostabile Salbengrundlagen.
2. Behandlung mit Ethylenoxid (EO) explosiv! daher meist EO + CO_2-Gemische	20 – 40 °C, mit EO und Wasserdampf, Zeit und Gasmenge ist gutabhängig; Behandlung in Folienverpackungen; Belüftung zur Entfernung aller Gasreste	Kunststoffgeräte, -folien, ärztl. Einmalinstrumente, Catgut, Teedrogen. Verfahren darf nur angewendet werden, wenn Hitzebehandlung nicht möglich ist.
3. Behandlung mit ionisierenden Strahlen	25 kGy (≙ 2,5 Mrad) gesetzliche Überwachung der Strahlendosis	Gefäße für Arzneimittel, Kunststoffgeräte, ärztl. Instrumente, Verbandstoffe.
4. Entkeimungsfiltration	zusätzliche antimikrobielle Maßnahmen sind notwendig	Produkte, auf die Entkeimungsmethoden 1 – 3 nicht anwendbar sind.
	durch Membranfilter 0,22 µm oder Tiefenfilter in sterilisierte Behältnisse Viren werden nicht entfernt. Kontaminationsrisiko beim Abfüllen in Endbehälter	Thermolabile Lösungen und Lösungsmittel; Lyophilisate, Augentropfen; oft auch als Zusatzmethode.
5. Aseptische Herstellung	Vorbehandlung von Arbeitsflächen, Geräten und Ausgangsmaterialien mit geeigneten Entkeimungsmethoden; Personalhygiene, Schutzkleidung; Reinraumtechnik	Thermolabile Pulver, Salben, Emulsionen, Lösungen, die nicht im Endbehälter entkeimt werden können.

Produkte, die in ihrem Endbehältnis sterilisiert werden können

Dampfsterilisation. Im allgemeinen wird die Sterilisation mit gesättigtem Wasserdampf bevorzugt, wobei als Standardbedingungen ein Erhitzen auf 121 °C während 15 min festgelegt wird. Gesättigter Wasserdampf hat bei dieser Temperatur einen Druck von 2000 hPa (≙ 2 bar). Es werden Autoklaven angewendet, die diese Druck- und Temperaturbedingungen sicher aushalten (Abb. 1.40). Einen typischen Temperatur-Zeit-Verlauf einer Sterilisation zeigt Abb. 1.41. Neben der eigentlichen Sterilisationszeit sind Zeiten zum Aufheizen, zur Verdrängung der Luft durch Wasserdampf, zum Ausgleich der Temperatur im Autoklav und in den Behältnissen, zum Abkühlen und zum Druckausgleich einzuplanen und zu dokumentieren.

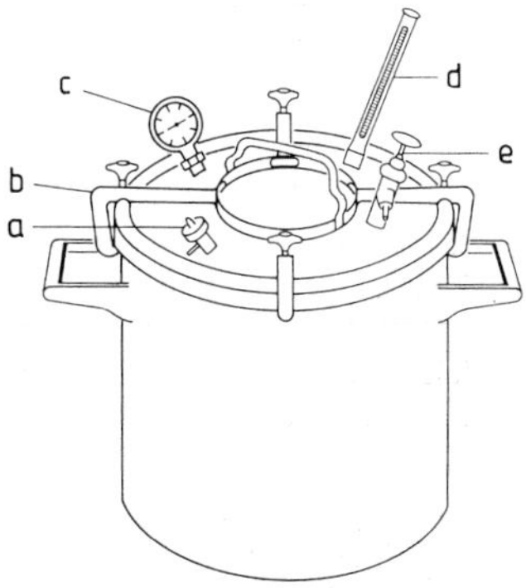

Abb. 1.40 a – e. Sterilisation mit gespanntem Wasserdampf in einem Autoklaven aus 13). **a** Überdruckventil; **b** Verschluß; **c** Manometer; **d** Thermometer; **e** Luft- bzw. Dampfauslaßventil

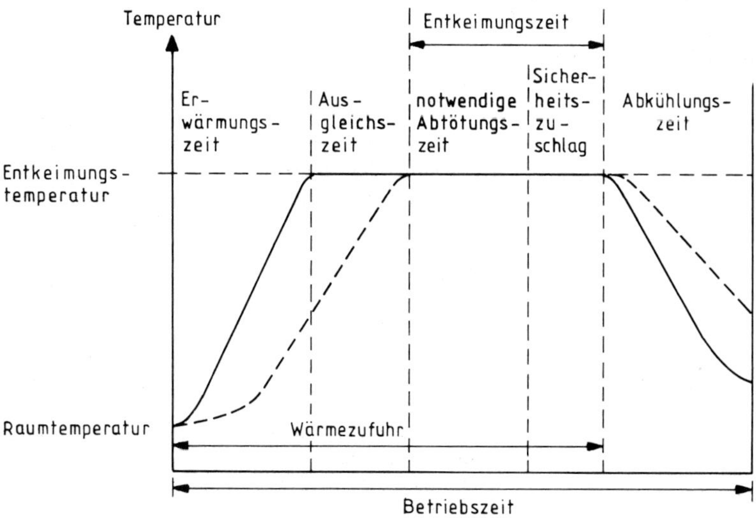

Abb. 1.41. Temperatur-Zeit-Verlauf einer Sterilisation mit gespanntem Wasserdampf aus 13) ——— im Autoklav, – – – im Behältnis

Sterilisation durch trockene Hitze. Dieses andere Verfahren zur Sterilisation wird in geeigneten Sterilisatoren (Trockenschrank) mit folgenden Bedingungen durchgeführt:

- bei 180 °C mindestens 30 min lang,
- bei 170 °C mindestens 1 h lang,
- bei 160 °C mindestens 2 h lang.

Der Sterilisator und die Beladung müssen eine gleichmäßige Verteilung der Temperatur sicherstellen.

Strahlensterilisation. In der Bundesrepublik Deutschland dürfen keine Arzneimittel, sondern lediglich chirurgisches Nahtmaterial, Kollagenmembranen, Fibrinschäume und Verbandstoffe, die mit ionisierenden Strahlen sterilisiert wurden, in den Handel gebracht werden. Am häufigsten werden Gammastrahlen aus 80Co-Quellen mit einer Dosis von 25 kGy (≙ 2,5 Mrad) unter hohen Sicherheitsvorkehrungen angewendet.

Gassterilisation. Bei einem solchen Verfahren wird z. B. ein Gasgemisch aus Ethylenoxid und einem Inertgas wie z. B. Kohlendioxid eingesetzt. Der Einsatz des Verfahrens ist stark eingeschränkt, da Explosionsgefahr besteht und das Ethylenoxid sowie dessen Reaktionsprodukt mit Chlorionen, das Ethylenchlorhydrin, kanzerogen wirken. Derzeit einzige Anwendungsbereiche mit Sonderverordnungen sind die Sterilisation von Drogen und Kunststoff-Einmalgeräten.

Bei einem anderen Verfahren wird Formaldehydgas oder ein heißes Formaldehyd-Wasserdampf-Gemisch verwendet.

Produkte, die nicht in ihrem Endbehältnis sterilisiert werden können

Filtration durch Bakterien zurückhaltende Filter. Lösungen können durch Membranfilter von höchstens 0,22 µm nomineller Porenweite oder einen anderen Filter mit gleichen Rückhalteeigenschaften für Bakterien – z. B. einem Asbest-Tiefenfilter – filtriert werden (Abb. 1.42).

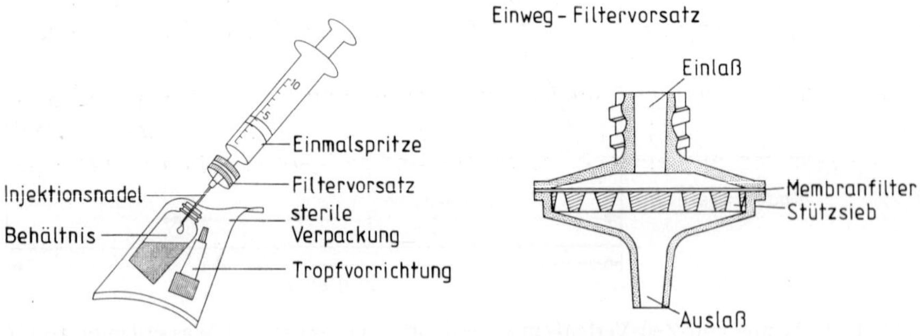

Abb. 1.42. Filtration durch Bakterien zurückhaltende Filter aus 13)

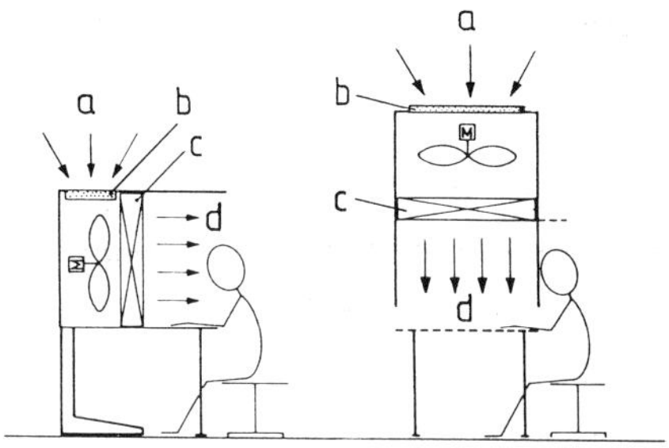

Abb. 1.43 a – d. Herstellung unter aseptischen Bedingungen an einem Reinraum-Arbeitsplatz (Laminar Flow) aus 12). **a** Lufteinlaß; **b** Vorfilter; **c** Hauptfilter; **d** laminarer Luftstrom (0,45 $m \cdot s^{-1}$)

Herstellung unter aseptischen Bedingungen. Meist werden die sterilfiltrierten Produkte unter aseptischen, also keimfreien oder zumindest keimarmen Bedingungen so hergestellt, daß eine Kontamination vermieden wird. Folgende aseptische Maßnahmen sind zu treffen:

- Desinfektion der Arbeitsfläche,
- Sterilisation aller Geräte und Gefäße,
- Sterilisation aller Ausgangsstoffe (soweit möglich),
- Händedesinfektion (Hygiene),
- Schutzkleidung (sterile Handschuhe, Mundschutz),
- Reinraumtechnik (Laminar-Flow-Gerät).

Der steril zu haltende Reinraum wird bei der Laminar-Flow-Technik von parallel gerichteter (laminarer) Luft durchströmt, welche vorher durch einen Hochleistungsschwebstoffilter gereingt wird. Die tubulenzarme Luftströmung verdrängt Schwebstoffe und Keime (Abb. 1.43). In einem solchen Reinraumbereich ist aseptisches Arbeiten möglich, nachdem die Arbeitsfläche desinfiziert sowie die anderen oben genannten Maßnahmen getroffen wurden.

Desinfektion

Ein Gegenstand wird durch Desinfektion in einen Zustand versetzt, in dem er nicht mehr infizieren kann. Die Desinfektion in der pharmazeutischen Praxis erstreckt sich auf krankheitserregende (pathogene) Keime und im Hinblick auf die Reinheit der Arzneimittel auch auf apathogene, auf totem Material lebende (saprophytische) Keime.

Eine Desinfektion wird mit Desinfektionsmitteln vorgenommen, die antimikrobiell wirksame Stoffe enthalten. Einsatzbereiche, Einwirkungszeit und die eingesetzten antimikrobiellen Stoffe sind in Tabelle 1.14 zusammengestellt.

Tabelle 1.14. Einsatz antimikrobiell wirksamer Stoffe zur Desinfektion

Einsatzbereich	Einwirkungszeit	Antimikrobiell wirksame Stoffe
Händedesinfektion	0,5 min	Ethanol 70 % Isopropanol 60 % evtl. unter Zusatz von Benzalkoniumchlorid
Arbeitsflächen- und Gerätedesinfektion	1 – 4 h	Phenole Quecksilberverb. Natriumhypochlorid Formaldehyd Quats

Tabelle 1.15. Konservierungsstoffe für Arzneimittel

Gruppen	Konservans/ Richtkonzentration in %	Anwendungsbereich für Arzneimittel	Wirkungsspektrum u. optimaler pH-Bereich
Alkohole	Ethanol 15 – 20 % Propylenglycol	peroral + kutan	bakterio- und fungistatisch
	2-Phenyl-ethanol 0,3 – 0,5 %	oral, kutan, ophthalm., parenteral	Hefen + Pilze: schwach wirksam, Bakt.: gut, pH 2 – 7
Phenole	Chlorkresol 0,05 – 0,2 %	parenteral	bakteriostat., -zid, auch fungizid pH < 8,5
	Methyl-4-hydroxybenzoat 0,07 % Propyl-4-hydroxybenzoat 0,03 %	in Kombination peroral und kutan	synergistische Wirkung gegen Bakterien und Pilze
Säuren	Benzoesäure bzw. Natriumbenzoat 0,1 – 0,2 % Sorbinsäure bzw. Kaliumsorbat 0,1 – 0,2 %	perorale und kutane Präparate	wirksam gegen Hefen und Pilze pH ≤ 5
Stickstoff-verbindungen	Benzalkoniumchlorid 0,0005 – 0,01 %	kutane, nasale, ophthalmologische Präparate	breites Wirkungs-spektrum gegen Bakterien und Pilze gut
Organische Hg-Verbindungen	Phenylquecksilbernitrat 0,002 – 0,02 %	kutane, nasale, rektale, vaginale, orale, parenterale und ophthalmologische Präparate	bakterizid, fungizid pH 4 – 6

Konservierung

Die Konservierung soll Menschen und Tiere sowie Arznei- und Darreichungsformen vor der Applikation von Mikroorganismen bzw. vor mikrobiellem Verderb schützen. Vorhandene Mikroorganismen werden mit mikrobiziden Konservierungsmitteln abgetötet oder mit mikrobistatischen Stoffen am Wachstum gehindert. Pharmazeutisch verwendete Konservierungsmittel gehören unterschiedlichen chemischen Stoffklassen an (Tab. 1.15). Gemeinsam ist ihnen der amphiphile Charakter einer guten Wasserlöslichkeit zum Erreichen der antimikrobiell wirksamen Konzentration und einer gewissen Lipophilie zum Ein- oder Durchdringen der Zellmembran der Mikroorganismen.

1.7 Wägen, Messen, Dispensieren

Eine wichtige Voraussetzung für die Arzneimittelsicherheit ist die genaue Dosierung der Arzneistoffe und der sonstigen Bestandteile. Bei einzeldosierten Arznei- und Darreichungsformen ist darüber hinaus die Einheitlichkeit ihrer Dosierung wesentlich.

Arznei- und Darreichungsformen werden durch Wägung der Bestandteile, teils auch durch eine Messung des Volumens der flüssigen Bestandteile hergestellt und bei einzeldosierten Arznei- und Darreichungsformen sowie bei Aufteilung größerer Ansätze auf Verpackungseinheiten durch Wägung oder durch Messung eines Volumenteils dispensiert.

1.7.1 Wägen

Zur Herstellung von Arznei- und Darreichungsformen werden hauptsächlich folgende Waagentypen verwendet (Abb. 1.44):

Die einfachste Waage ist die in der Apothekenrezeptur auch heute noch viel benutzte Handwaage. Sie wird ausschließlich zum Abwiegen kleinerer Mengen fester Substanzen von 50 mg bis etwa 50 g benutzt und ist für verschiedene Wägebereiche in mehreren Größen verfügbar.

Für größere Mengen von etwa 1 g bis zu 2 kg finden Rezepturwaagen Verwendung, die nach dem klassischen Prinzip der unterschaligen gleicharmigen Balkenwaage mit zwei Waagschalen gebaut sind.

Für beide Waagentypen stehen Gewichtssätze zur Verfügung. Für die exakte Gewichtsbestimmung bei bestimmten Arzneimitteluntersuchungen muß jede Apotheke über eine Feinwaage (Analysenwaage) verfügen, die eine Gewichtsbestimmung bis zur vierten Grammdezimalstelle ermöglicht.

Automatische Rezeptur- und Analysenwaagen sind einschalig; sie substituieren die Masse des Wägeguts durch auf dem gleichen Hebelarm mit Hilfe von Drehknöpfen aufzubringende Gewichtstücke.

Moderne Waagen aller Gewichtsklassen bestimmten die Masse des Wägeguts über elektronische Bauelemente wie Dehnungsmeßstreifen oder Piezoelemente, besitzen keine beweglichen Teile und die Bauform ist meistens flach und kompakt.

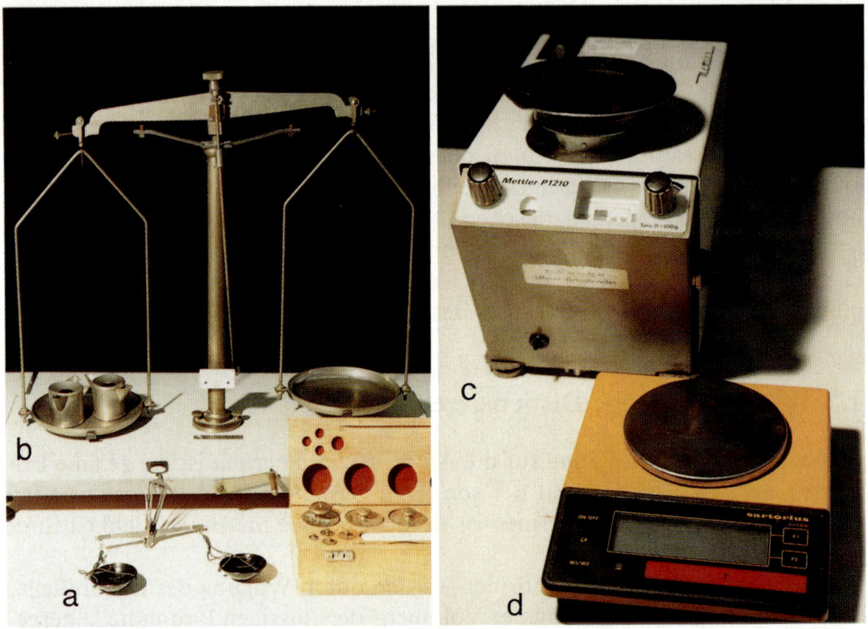

Abb. 1.44 a – d. Apothekenübliche Waagentypen. **a** Handwaage; **b** Rezeptur-Balkenwaage; **c** Automatische Rezepturwaage; **d** Elektronische Waage

Waagen zur Herstellung und Prüfung von Arzneimitteln unterliegen der Eichordnung. In dieser sind Meßbereiche und Fehlertoleranzen festgelegt (Tab. 1.16).

Bei der Rezeptur und Defektur von Arzneimitteln kann das Wägen der Bestandteile auf zwei Arten erfolgen:

- Das Arbeitsgerät und/oder das Behältnis werden tariert, d. h. ihre Masse wird auf 0,0 g kompensiert;
  die einzelnen Bestandteile werden nacheinander, beginnend mit dem leichtesten, eingewogen und verarbeitet.
- Die Bestandteile werden einzeln in tarierte Wägeschälchen oder auf Kartenblätter gewogen und danach in dem Arbeitsgerät gemäß Herstellungsvorschrift verarbeitet.

Bei den Herstellungsvorschriften sind nach DAB 10 unter Teilen Masseteile zu verstehen.

Tabelle 1.16. Meßbereich und Fehlertoleranzen von Waagen laut Eichordnung

Waagentyp	Höchst-last	Mindest-last	zulässiger Fehler absolut	zulässiger Fehler in Prozent der Mindestlast
Handwaage	5 g	200 mg	± 2 mg	± 1
	50 g	1 g	± 10 mg	± 1
Rezepturwaage	bis zu 2 kg	10 g	± 100 mg	± 1
Analysenwaage	100 bis 200 g	100 mg	± 0,4 mg	± 0,4

1.7.2 Messen des Volumens

Bei der Herstellung von Arznei- und Darreichungsformen werden die Bestandteile seltener durch Volumenmessung bereitgestellt. Geeignet sind dafür Meßzylinder, Meßbecher, graduierte Pipetten und Vollpipetten.

Ihre Fehlertoleranzen sind ebenfalls in der Eichordnung festgelegt.

1.7.3 Dispensieren

Dispensieren ist das Aufteilen eines größeren Ansatzes auf die Verpackungseinheiten der Arznei- oder Darreichungsform nach Stückzahl, Masse oder Volumen, z. B. auf Behältnisse mit 100 g oder 100 ml Flüssigkeit, 10 g Pulver, 50 g oder 50 ml Salbe oder 20 Stück einer festen, einzeldosierten Darreichungsform wie Kapseln oder Tabletten.

Das Dispensieren erfolgt durch Abzählen, durch Wägen oder durch Volumenmessung. Verpackungseinheiten mit einer Inhaltsangabe in Masse oder Volumen können nach Umrechnung über die Dichte nach beiden Verfahren dispensiert werden.

Das Dispensieren von Kapseln oder Tabletten erfolgt im einfachsten Fall von Hand; erleichtert wird es durch ein tiefgezogenes Blisterpackungsunterteil, mit dem aus einem größeren Ansatz die vorgesehene Anzahl entnommen wird.

Das Dispensieren fester und flüssiger Arzneiformen wird durch Wägen vorgenommen (Dosierung nach Masse). Bei vielen kleineren Abgabebehältnissen wird dabei zweckmäßig die Fläche der Waagschale jeweils mit mehreren Behältnissen belegt, auf Null tariert, nach jeder Einzeleinwaage wieder auf Null tariert oder additiv eingewogen.

Kolbenspritzen, Kolbenpipetten oder Dispenser werden benutzt, um flüssige Arzneiformen zeitsparend nach Volumen zu dispensieren (Abb. 1.45).

Das Dispensieren größerer Anteile von festen Arzneiformen wie Pulver oder Granulate nach Volumen auf Einzeldosisbehältnisse wird mit einem Meßlöffel, einem Meßbecher mit fest vorgegebenem Volumen oder einer Dispensierzange mit einstellbarem Volumen vorgenommen, dem sich eine stichprobenweise Kontrollwägung anschließt (Abb. 1.46).

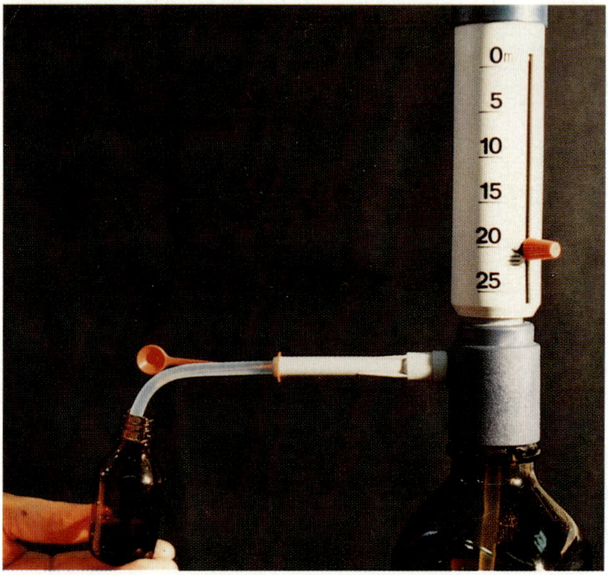

Abb. 1.45. Dispenser für flüssige Arzneiformen

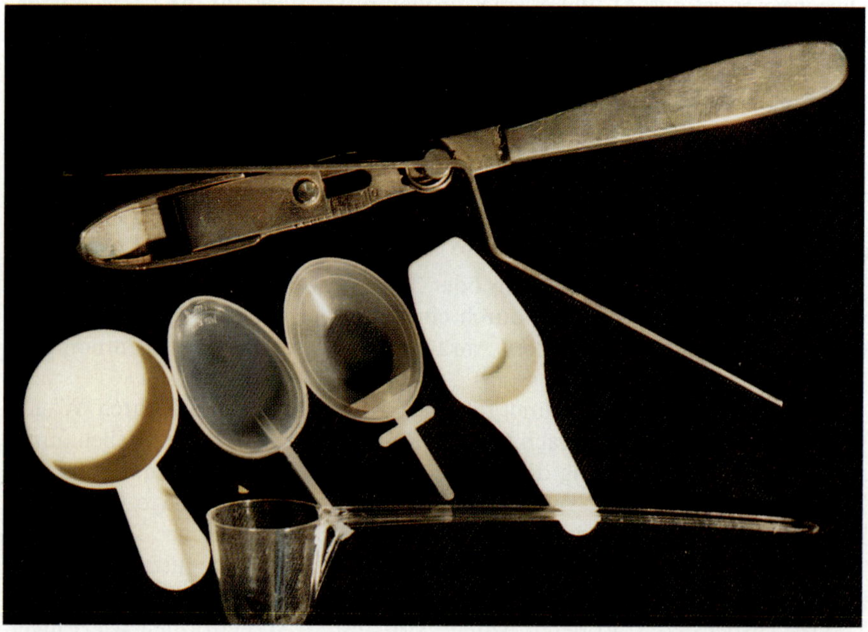

Abb. 1.46. Dispensiergeräte für feste, pulverförmige Arzneiformen

Das Verfahren beim Dispensieren von halbfesten Arznei- und Darreichungsformen stützt sich ebenfalls auf eine Dosierung nach Volumen mit anschließender Massekontrollwägung. Dabei wird z. B. ein einstellbares Volumen gefüllt und in das Behältnis überführt oder die zylindrische Tube eine der Masse entsprechende Strecke oder Höhe gefüllt (s. Kap. 5.3).

2 Eigenschaften

Die Qualität einer Arznei- oder Darreichungsform setzt die Identität und Reinheit der Ausgangsstoffe voraus. Sie ist durch das entwickelte Herstellungsverfahren gewährleistet und wird durch die Kontrolle des Endprodukts oder von Zwischenprodukten während der Herstellung (Inprozeßkontrolle) sichergestellt.

Bei den Herstellungsverfahren werden bestimmte physikalische Eigenschaften und/oder technologische Bedingungen festgelegt und bei der Kontrolle des Endprodukts sind vorgeschriebene Methoden und festgelegte Eigenschaften maßgebend.

Das Kapitel Eigenschaften umfaßt daher derartige Eigenschaften, Bedingungen und Methoden, die die Qualität des Endprodukts und der Herstellung betreffen.

2.1 Temperatur

Alle Temperaturangaben beziehen sich nach DAB 10 auf Grad Celsius. Zur Arzneimittelprüfung dürfen nur geeichte Thermometer in der Apotheke benutzt werden, im allgemeinen Flüssigkeitsthermometer, meist mit Quecksilberfüllung. Für die Temperaturkontrolle bei der Arzneimittelherstellung genügen ungeeichte Thermometer mit einer Einteilung in 1 °C. Zur Bestimmung physikalischer Kennzahlen wie Schmelzpunkt, Siedepunkt, Dichte oder Brechungsindex sind je nach Meßbereich Thermometer mit kleineren Einteilungen zu verwenden. Eine besonders große Meßgenauigkeit hat das Beckmann-Thermometer zur Bestimmung der Gefrierpunktserniedrigung. Es dient zur Messung von Themperaturdifferenzen mit 1/100 °C Ablesegenauigkeit (1/1 000 °C noch schätzbar).

2.2 Druck

Druckangaben erfolgen in Pascal (Pa) oder Hekto-Pascal (hPa); dabei besteht eine zahlenmäßige Übereinstimmung zwischen der alten Bezeichnung 1 000 mbar und 1 000 hPa nach heutiger Konvention. Druckmessungen sind erforderlich bei der Sterilisation mit gespanntem Wasserdampf bei 121 °C und 2 000 hPa, weil nur diese Bedingungen eine sichere Abtötung von Mikroorganismen gewährleisten.

Druckmessungen sind weiterhin bei Arbeiten unter vermindertem Druck wie Vakuumtrocknung oder Vakuumdestillation erforderlich. Druckmessungen werden mit Manometern vorgenommen, die eine durch Druck hervorgerufene Deformierung von dünnen Metallscheiben mechanisch anzeigen oder mit elektronischen Bauelementen erfaßt werden.

2.3 Löslichkeit

Die Angaben des DAB 10 zur Löslichkeit in den Monographien von Substanzen unter „Eigenschaften" sind ungefähre Angaben mit der in Tab. 2.1 genannten Bedeutung bei Raumtemperatur. Ist der Name des Lösungsmittels nicht angegeben, gilt die Löslichkeit für eine wäßrige Lösung.

Tabelle 2.1. Löslichkeitsangaben des DAB 10

Bezeichnung	Ungefähre Anzahl Volumteile Lösungsmittel für 1 Masseteil Substanz			
sehr leicht löslich	weniger als	1 Teil		
leicht löslich	von	1 Teil	bis	10 Teile
löslich	über	10 Teile	bis	30 Teile
wenig löslich	über	30 Teile	bis	100 Teile
schwer löslich	über	100 Teile	bis	1000 Teile
sehr schwer löslich	über	1000 Teile	bis	10000 Teile
praktisch unlöslich	über	10000 Teile		

2.4 pH-Wert

Der pH-Wert beschreibt in einer konventionell festgelegten logarithmischen Skala die Konzentration der Hydroxonium-Ionen in wäßriger Lösung, die sich aus dem vorliegenden Gleichgewicht

$$[H_2O] \rightleftarrows [H^+] + [OH^-]$$

ergibt. Für praktische Zwecke wird eine empirische pH-Skala verwendet (DAB 10).

Die **potentiometrische Bestimmung** des pH-Wertes nach DAB 10 wird durch Messung der Potentialdifferenz zwischen 2 geeigneten, in die zu prüfende Lösung tauchenden Elektroden durchgeführt; die eine ist eine für Hydroxonium-Ionen empfindliche Elektrode (meistens eine Glaselektrode) und die andere eine Bezugselektrode (zum Beispiel eine gesättigte Kalomelelektrode).

Apparatur: Die Meßapparatur besteht aus einem Voltmeter, gewöhnlich in pH-Einheiten eingeteilt. Sein Eingangswiderstand muß mindestens 100mal größer sein als der der verwendeten Elektroden und seine Empfindlichkeit muß mindestens 0,05 pH-Einheiten (mindestens 0,003 V) betragen.

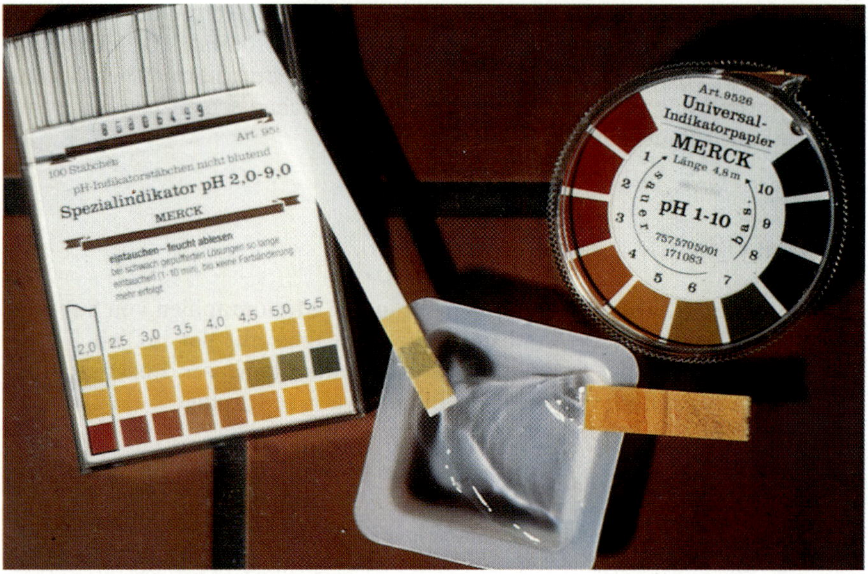

Abb. 2.1. Indikatorpapiere zur pH-Wert-Bestimmung

Ausführung: Alle Messungen werden, wenn in der Monographie nichts anderes vorgeschrieben ist, bei gleicher Temperatur (20 bis 25 °C) durchgeführt.

Die **Indikatormethode** des DAB 10 nutzt die pH-abhängigen unterschiedlichen Farbreaktionen von Farbstoffen in Lösung zur Bestimmung des pH-Werts oder eines pH-Bereichs aus. Häufig gebräuchlich sind Universalindikatorpapierstreifen mit Farbvergleichmuster zur pH-Wertbestimmung (Abb. 2.1).

2.5 Tonizität

Die Tonizität wäßriger Lösungen zur parenteralen Anwendung sowie zur Anwendung an Auge, Nase und Ohr soll der Tonizität der Körperflüssigkeit entsprechen, d. h. diese Lösungen sollen **isotonisch** sein. Meßgrößen für die Tonizität sind der osmotische Druck, die Gefrierpunkt- bzw. Dampfdruckerniedrigung und die Siedepunkterhöhung gegenüber reinem Wasser.

Praktikabel in der experimentellen Bestimmung ist die Messung der Gefrierpunkterniedrigung (GPE). Zielgröße für eine isotonische Lösung ist eine Gefrierpunkterniedrigung von 0,52 °C. Eine 0,9 %ige Natriumchloridlösung verursacht diese Gefrierpunkterniedrigung von 0,52 °C (Natriumchloridäquivalent); dies entspricht einem osmotischen Druck von 290 mOsmol. Daher kann eine hypotonische Arzneistofflösung, deren Gefrierpunkterniedrigung diese 0,52 °C nicht erreicht, durch Zusatz der zur Isotonie notwendigen äquivalenten Menge Natriumchlorid isotonisiert werden.

Beispiel:
Eine Arzneistofflösung hat eine GPE von 0,2 °C. Die Differenz zur Isotonie beträgt (0,52 – 0,2) = 0,32 °C. Das zur Isotonie fehlende Natriumchloridäquivalent x berechnet sich aus dem Dreisatz:

$$\frac{0{,}9\,\%}{0{,}52\,°C} = \frac{x\,\%}{0{,}32\,°C}$$

$$x = 0{,}554\,\%$$

Die Arzneistofflösung wird durch Zusatz von 0,554 % Natriumchlorid isotonisiert.

2.6 Dichte

Die Dichte ϱ_{20} einer Substanz ist das Verhältnis ihrer Masse zu ihrem Volumen bei 20 °C. Sie wird in Kilogramm je Kubikmeter ausgedrückt.

Die relative Dichte d_{20}^{20} einer Substanz ist das Verhältnis zwischen der Masse eines bestimmten Volumens dieser Substanz bei 20 °C und der Masse eines gleichen Volumens Wasser bei derselben Temperatur.

Die relative Dichte d_{20}^{20} einer Substanz wird mit der in der Monographie vorgeschriebenen Anzahl Dezimalstellen mit Hilfe eines Pyknometers, einer hydrostatischen Waage oder eines Aräometers bestimmt.

Die zahlenmäßige Beziehung zwischen der relativen Dichte d_{20}^{20} und der Dichte, ausgedrückt in $g \cdot ml^{-1}$, ist die folgende:

$$d_{20}^{20} = 1{,}00180 \cdot \varrho_{20}$$

2.6.1 Dichte von Flüssigkeiten

Die Bestimmung der Dichte und der relativen Dichte ist für flüssige Stoffe mit einem Pyknometer oder einer hydrostatischen Waage meist unproblematisch. Eine praxisgerechte Umwandlung dieser Eigenschaft bei der Herstellung von Arznei- und Darreichungsformen wird durch die Verwendung eines Normaltropfenzählers möglich.

Normaltropfenzähler (DAB 10)
Der Ausdruck „Tropfen" bedeutet Normaltropfen, die mit dem unten beschriebenen Normaltropfenzähler erhalten werden. Der Normaltropfenzähler (Abb. 2.2) besteht aus praktisch farblosem Glas. Das untere Ende bildet eine kreisförmige, rechtwinklig zur Achse stehende, ebene Öffnung. Andere Tropfenzähler können verwendet werden, wenn sie der folgenden Prüfung entsprechen: 20 Tropfen Wasser von 20 ± 1 °C wiegen 1,000 ± 0,05 g, wenn sie aus einem senkrecht gehaltenen Normaltropfenzähler mit einer gleichmäßigen Abtropfgeschwindigkeit von einem Tropfen je Sekunde frei fallengelassen werden. Der Normaltropfenzähler muß vor Gebrauch sorgfältig gereinigt werden.

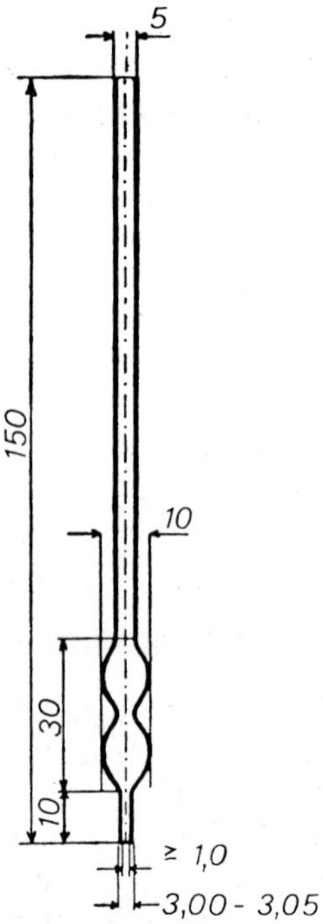

Abb. 2.2. Normaltropfenzähler DAB 10

Tabelle 2.2. Beispiele von Tropfenzahlen flüssiger Arznei- und Hilfsstoffe

Stoff	Tropfenzahl für 1,0 g
Wasser	20
Salzsäure, verd.	20
Ethanol, abs.	65
Perubalsam	32
Thymianfluidextrakt	48
Glycerol 85 %	24
Erdnußöl	48
Pfefferminzöl	52
Olivenöl	48
Rizinusöl	40
Paraffin dickfl.	50
Polysorbat 80	39.
Zuckersirup	18
Ethanol 96 %	63
Ethanol 70 %	56
Arnikatinktur	55
Baldriantinktur	57

Für eine Reihe von flüssigen Arznei- und Hilfsstoffen sind in Tab. 2.2. die Tropfenzahlen für 1,0 g Stoff angegeben.

2.6.2 Dichte von Feststoffen

Die Bestimmung der Dichte von Feststoffen erfolgt mit unterschiedlichen Methoden je nachdem ob

- die wahre Dichte eines kompakten Feststoffs,
- die scheinbare Dichte eines lockeren, pulverförmigen Feststoffs, oder
- die spezifische Dichte eines pulverförmigen Feststoffs mit poröser innerer Struktur

ermittelt werden soll.

Unter den bekannten Arznei- und Darreichungsformen werden kompakte feste Körper nur bei den komprimierten Tabletten angetroffen. Ihre wahre Dichte kann aus dem festgestellten Verhältnis von Masse und Volumen berechnet werden.

Die scheinbare oder spezifische Dichte von Pulver- oder granulatförmigen Arznei- und Darreichungsformen wird z. T. mit aufwendigen Methoden wie Gasvergleichspyknometrie oder Gasabsorptionsmessung ermittelt. Als pragmatische Meßgrößen in der praktischen Verarbeitung erweisen sich die Schüttdichte und die Stampfdichte, respektive ihre Kehrwerte Schüttvolumen und Stampfvolumen. Dabei ist die Stampfdichte oder das Stampfvolumen einer durch Stampfen oder Rütteln eines lockeren, geschüttelten Haufwerks aus der Schüttdichte oder dem Schüttvolumen hervorgehende Meßgröße mit wichtiger Aussagekraft über das Verhalten in vibrierenden Maschinen bei der volumetrischen Dispensierung auf Einzeldosen oder auf Verpackungseinheiten.

Schüttvolumen und Stampfvolumen

Die Bestimmung von Schütt- und Stampfvolumen ist eine Konventionsmethode, aber als Arzneibuchmethode in der Diskussion. 100,0 g Pulver oder Granulat werden vorsichtig in einen graduierten 250 ml-Meßzylinder eines Stampfvolumeters geschüttet, die Oberfläche durch Drehen geglättet und das Volumen festgestellt (Abb. 2.3). Daraus werden das Schüttvolumen in ml/g und die Schüttdichte (Kehrwert) in g/ml berechnet.

Der gefüllte Zylinder wird an dem Stampfvolumeter befestigt, der Stampfvorgang wird 1 250mal ausgelöst und das Volumen bestimmt (V1). Nach weiteren 1 250 Stampfvorgängen wird das Volumen erneut bestimmt (V2).

Falls der Unterschied zwischen V2 und V1 größer als 2 ml ist, wird der 1 250malige Stampfvorgang solange wiederholt und das Volumen bestimmt, bis der Unterschied geringer als 2 ml ist. Aus dem Stampfvolumen in ml/g wird dann die Stampfdichte in g/ml berechnet.

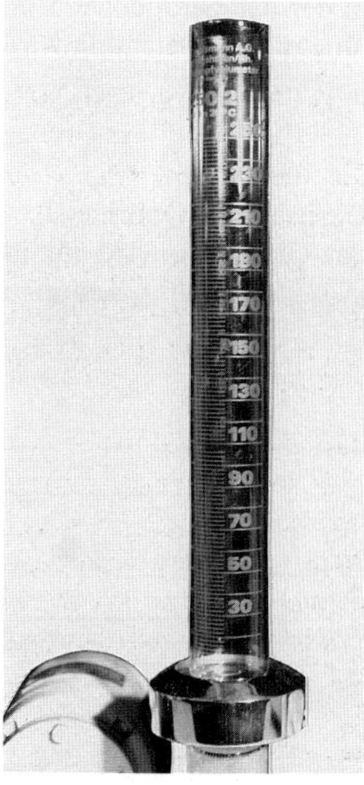

Abb. 2.3. Stampfvolumeter

2.7 Viskosität

Die Viskosität eines Stoffes oder einer Phase ist durch den zwischenmolekularen Widerstand gegen das Fließen definiert. Diese als innere Reibung bezeichnete Eigenschaft kennzeichnet das Fließverhalten flüssiger Arzneiformen und die Konsistenz halbfester Systeme.

Zur Erklärung der Viskosität dient ein Kartenblattmodell, das mikroskopisch die zwischenmolekularen Erscheinungen beim Fließen verdeutlicht (Abb. 2.4). Zwischen der zur Bewegung von Schichten der Fläche A im Abstand x mit einer Geschwindigkeit v und der dafür notwendigen Kraft F besteht die Beziehung:

$$F \sim A \cdot \frac{v}{x},$$

d. h. die Kraft F zur Überwindung der inneren Reibung ist direkt proportional zur Kontaktfläche A und der resultierenden Geschwindigkeit v und umgekehrt proportional zum Abstand x der Flächen.

Stoffe und Phasen, die unter allen variablen Bedingungen von Kraft, Fläche, Geschwindigkeit und Abstand einen konstanten Proportionalitätsfaktor haben, werden **idealviskos** oder **Newtonsche Flüssigkeiten** genannt.

Der Proportionalitätsfaktor ist als Viskosität η definiert, so daß die genannte Beziehung zu folgender Gleichung führt:

$$F = \eta \cdot A \cdot \frac{v}{x},$$

in der der Quotient v/x als Schergefälle D bezeichnet wird. Durch Umwandlung dieser Gleichung wird die Definition der Viskosität η erhalten:

$$\eta = \frac{F}{A} \cdot \frac{x}{v}.$$

Darin ist der Quotient F/A als Schubspannung τ definiert. Durch Umsetzung der Gleichung wird für idealviskose Flüssigkeiten eine konstante Beziehung zwischen Schubspannung und Schergefälle erhalten:

$$\frac{F}{A} = \eta \cdot \frac{v}{x}.$$

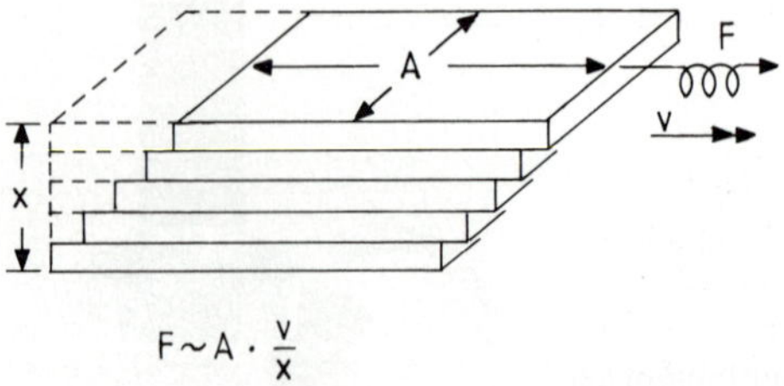

Abb. 2.4. Kartenblattmodell zur Herleitung und Definition der Viskosität nach 10)

Nach DAB 10 ist die dynamische Viskosität oder der Viskositätskoeffizient η durch die Tangentialkraft je Flächeneinheit berechnet als Schubspannung mit der Einheit Pascal, die erforderlich ist, um 2 parallele Schichten einer Flüssigkeit von je 1 m in einem Abstand (x) von 1 m mit einer Geschwindigkeit (v) von $1\ m \cdot s^{-1}$ parallel zueinander zu verschieben, definiert. Der Geschwindigkeitsgradient dv/dx wird als Schergefälle D mit der Einheit s^{-1} bezeichnet, wobei die Bezeichnung $\eta = \tau/D$ gilt. Die Dimension der Viskosität η ergibt sich durch Einsetzen der SI-Basiseinheiten:

F: (N), A: (m^2), x: (m), $v = (m \cdot s^{-1})$;

$$\eta : \left(\frac{N}{m^2} \cdot \frac{m}{m \cdot s^{-1}}\right) = \left(\frac{N}{m^2} \cdot s\right) = (Pa \cdot s)$$

Da der Quotient Kraft/Fläche als Druck, hier die sog. Schubspannung, definiert ist, wird dessen Dimension zu Pascal (Pa). Die Einheit der dynamischen Viskosität ist somit die Pascal-Sekunde (Pa·s), die kleinere, gewöhnlich verwendete, die Millipascal-Sekunde (mPa·s).

Vor Einführung der SI-Basiseinheiten wurde als Einheit das Poise (P) gebraucht. Die dynamische Viskosität wurde in 1/100 Teilen, also (cP) angegeben. Die zur Kennzeichnung von Stoffen eingesetzten Zahlenangaben sind identisch, da

1 mPa · s = 1 cP

ist.

Die kinetische Viskosität mit der Einheit Quadratmeter je Sekunde ist der Quotient aus der dynamischen Viskosität η und der Dichte ϱ in Kilogramm je Kubikmeter der bei gleicher Temperatur gemessenen Flüssigkeit, $v = \eta/\varrho$. Die kinetische Viskosität wird meist in Quadratmillimeter je Sekunde angegeben.

Kapillarviskosimeter eignen sich zur Bestimmung der Viskosität Newtonscher Flüssigkeiten, denn bei diesen besteht eine konstante Beziehung zwischen den Größen Kraft, Fläche, Geschwindigkeit und Abstand. Bei Newtonschen Flüssigkeiten ist daher der Quotient aus Schubspannung und Schergefälle bei jeder Schubspannung konstant und ist als dynamische Viskosität η definiert, sie sind idealviskos. Beispiele für Newtonsche Flüssigkeiten sind Wasser, Glycerol, dickflüssiges Paraffin, u. a. (Tab. 2.3).

Tabelle 2.3 Dynamische Viskosität Newtonscher Flüssigkeiten bei 20 °C

Stoff	Viskosität (mPa · s)
Wasser	1
Ethanol	< 1
Glycerol 85 %	~ 400
Paraffin, dickfl.	110 bis 230
Macrogol 300	66 bis 74
Rizinusöl, raff.	950 bis 1100
Mittelkettige Triglyceride	27 bis 33

Rotationsviskosimeter eignen sich zur Bestimmung der Viskosität Newtonscher und Nichtnewtonscher Flüssigkeiten. Bei nichtnewtonschen Flüssigkeiten ist die Beziehung zwischen Schubspannung und Schergefälle nichtlinear; abhängig von der Schubspannung wird ein unterschiedliches Fließverhalten z. B. bei flüssigen, festen und halbfesten heterogenen Dispersionen wie kolloidale Lösungen, Emulsionen, Salben oder Suspensionen gefunden.

Aufgrund der Nichtlinearität werden Fließkurven durch Aufzeichnung des Schergefälles in Abhängigkeit von der Schubspannung erhalten.

2.8 Konsistenz

Konsistenz beschreibt eine weiche oder salbenartige Beschaffenheit halbfester Arzneiformen. Die Konsistenz wird mit unterschiedlichen Konventionsmethoden erfaßt. Mit einem Kegelpenetrometer wird die Eindringtiefe eines hinsichtlich Masse und Winkel normierten Kegels in eine halbfeste Arzneiform über eine bestimmte Zeitdauer gemessen. Mit einer Viskowaage wird die Gleichgewichtsmasse ermittelt, mit der ein Körper in einer halbfesten Arzneiform erstmalig bewegt werden kann, um damit ein Maß für die praktische Fließgrenze zu erhalten.

Eine einfache Methode ist die Konsistenzprüfung mit einem Extensometer. Zwischen zwei Glasplatten (200 × 200 × 2 mm) wird im Zentrum eine 2 g-Probe einer halbfesten Arzneiform horizonal mit z. B. 2 kg für 1 bis 2 min belastet und die radiale oder areale Ausdehnung gemessen.

2.9 Teilchengröße

2.9.1 Pulver

Die Feinheit eines Pulvers kann in Siebgrößen mit Hilfe einer einzigen **Siebnummer** oder mit 2 Siebnummern ausgedrückt werden (Abb. 2.5):

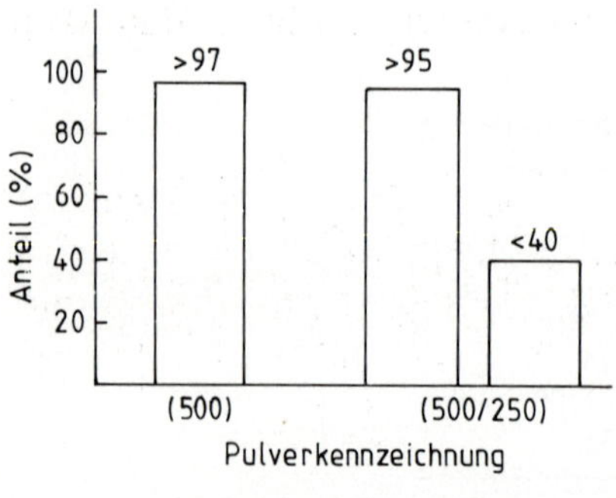

Abb. 2.5. Charakterisierung von Pulvern mit einer oder zwei Siebnummern

- wenn das Pulver durch eine Siebnummer charakterisiert ist, müssen mindestens 97 Prozent des Pulvers durch das entsprechende Sieb gehen, falls nichts anderes angegeben ist,
- wenn das Pulver durch zwei Siebnummern charakterisiert ist, müssen mindestens 95 Prozent durch das Sieb mit der größeren Siebnummer und höchstens 40 Prozent durch das Sieb mit der kleineren Siebnummer gehen, falls nichts anderes angegeben ist.

Nach Zusammensetzen der Siebe wird in geeigneter Weise vorgegangen, bis der Siebvorgang praktisch beendet ist. Die getrennten Fraktionen der Pulver werden gewogen.

Bei der Bestimmung der Teilchengröße durch **Mikroskopie** nach DAB 10 wird ein gewogenes Muster von 10 bis 100 mg in 10,0 ml einer geeigneten Flüssigkeit, in der das Pulver unlöslich ist, suspendiert, falls erforderlich durch Zusatz eines Netzmittels. Ein Teil der homogenen Suspension wird in eine geeignete Zählkammer gebracht und unter dem Mikroskop eine Fläche, die mindestens 10 µg Pulver entspricht, untersucht. Alle Teilchen, deren Größe über dem vorgeschriebenen Grenzwert liegt, werden ausgezählt. Der Grenzwert und die zugelassene Anzahl der Teilchen, deren Größe über dem Grenzwert liegt, sind in der Monographie angegeben.

2.9.2 Emulsionen

Die Teilchengröße der dispersen Phase von Emulsionen wird ggf. nach Verdünnung mit Wasser oder dickflüssigem Paraffin in dünner Schicht mikroskopisch bei einem Vergrößerungsmaßstab von etwa 1 : 400 mit Hilfe eines Okularmikrometers bestimmt (Abb. 2.6).

2.9.3 Suspensionen

Die Teilchengröße der dispersen Phase von Suspensionen wird in dünner Schicht mikroskopisch bestimmt (Abb. 2.7). Zur Festlegung der Teilchengröße können mehrere Auswertungsverfahren benutzt werden.

Die maximale Teilchengröße der festen Bestandteile in Pasten wird üblicherweise mit einem Grindometer ermittelt, da die Durchsicht im Mikroskop

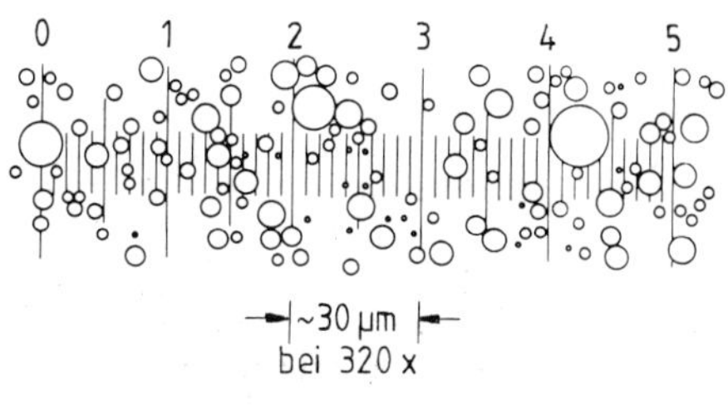

Abb. 2.6. Mikroskopische Bestimmung der Teilchengröße von Emulsionen mit einem Okularmikrometer

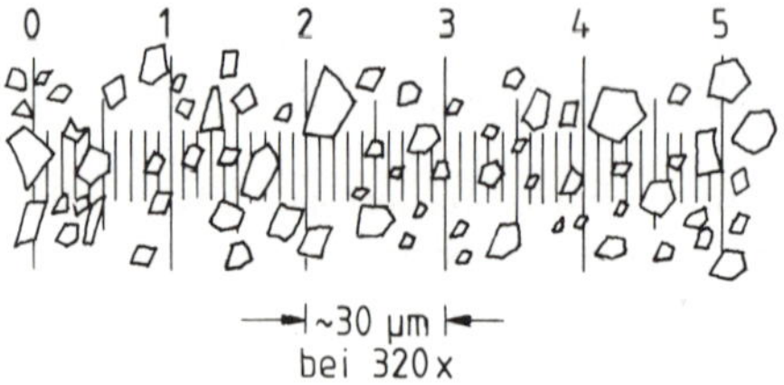

Abb. 2.7. Mikroskopische Bestimmung der Teilchengröße von Suspensionen

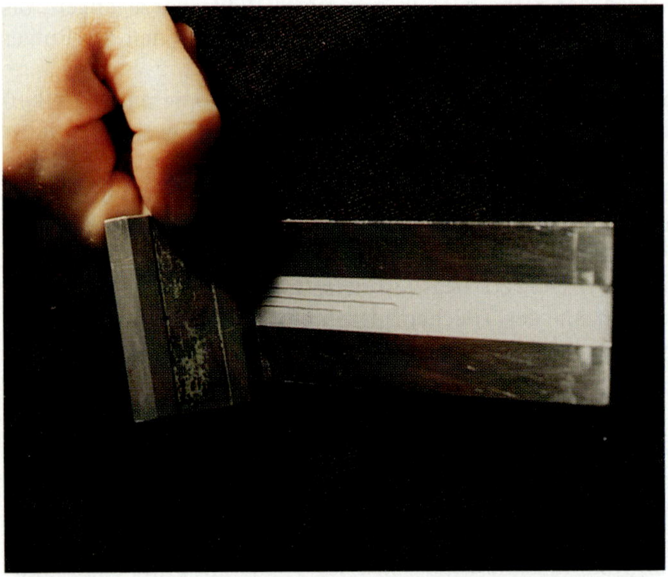

Abb. 2.8. Grindometrische Bestimmung der Teilchengröße von Pasten

stark eingeschränkt sein kann. Dabei ziehen die Teilchen beim Abstreifen über eine keilförmige Einfräsung in einem Metallblock eine vertiefte Bahn in die halbfeste Paste oder Suspension, allerdings werden längliche Teilchen häufig nur mit ihrem Durchmesser erfaßt (Abb. 2.8).

2.10 Dispersität

Die Dispersität ist ein Maß für die Zerteilung disperser Teilchen in einem Trägermedium. Bei Emulsionen kennzeichnet der Dispersitätsgrad die Wirksamkeit des Emulgators und der Emulgiermethode sowie die physikalische Stabilität über längere Zeiträume.

Die Bestimmung des Dispersitätsgrads erfolgt mikroskopisch durch Auszählen (f_i) klassierter Teilchendurchmesser (d_i). Die Berechnung der gesamten Oberfläche O erfolgt nach der Formel:

$O = \pi \cdot \Sigma f_i \cdot d_i^2 \, (m^2)$.

Das gesamte Volumen V der erfaßten Teilchen wird nach der Formel:

$$V = \frac{\pi}{6} \cdot \Sigma f_i \cdot d_i^3 \, (m^3)$$

berechnet, woraus sich dann der Dispersitätsgrad D aus

$$D = \frac{O}{V} \, (m^{-1})$$

als Quotient ergibt. Je größer der Zahlenwert für D ist, desto feiner ist die innere Phase dispergiert.

Der mittlere Längendurchmesser $\bar{d}$ ist das arithmetrische Mittel aller Kugeldurchmesser:

$$\bar{d} = \frac{\Sigma f_i \cdot d_i}{\Sigma f_i} \, (m).$$

2.11 Wassergehalt

Die Bestimmung des Wassergehalts von Ausgangsstoffen sowie Arznei- und Darreichungsformen erfolgt mit unterschiedlichen Methoden.

Der **Trocknungsverlust** nach DAB 10 ist der in Prozent (m/m) angegebene Masseverlust.

Ausführung: Die vorgeschriebene Menge Substanz wird in ein tariertes Wägeglas, das zuvor unter den bei der Substanz angegebenen Bedingungen getrocknet wurde, eingewogen. Die Substanz wird bis zur Massekonstanz oder während der vorgeschriebenen Zeit bei der angegebenen Temperatur getrocknet. Die Ausführung erfolgt nach einem der nachfolgend angegebenen Verfahren:

a) Im Exsikkator über Phosphor(V)-oxid R bei Atmosphärendruck und Raumtemperatur („im Exsikkator“);
b) im Vakuum über Phosphor(V)-oxid R bei einem Druck zwischen 1,5 und 2,5 kPa und Raumtemperatur („im Vakuum“);
c) wie b), jedoch bei dem in der Monographie angegebenen Temperaturbereich („im Vakuum, mit Angabe der Temperatur“);
d) im Trockenschrank bei einer in der Monographie vorgeschriebenen Temperatur („im Trockenschrank, mit Angabe der Temperatur“).

Für wasserhaltige halbfeste Arzneiformen wird die Ausführung d) häufig durch die **Seesandmethode** modifiziert. Dazu werden 5 g der halbfesten Arzneiform mit 5 g getrocknetem Seesand in einem tarierten 50 ml-Becherglas erhitzt. Diese Mischung wird so lange im Trockenschrank bei 105 °C erhitzt, bis das Gewicht konstant ist.

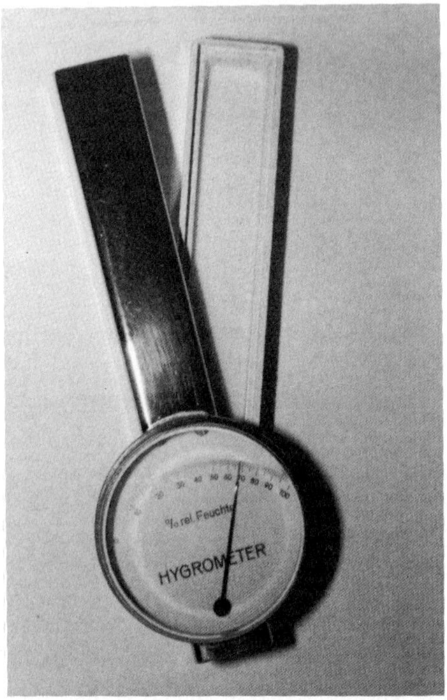

Abb. 2.9. Bestimmung der Gleichgewichtsfeuchte von Pulvern und Granulaten aus 8)

Die Bestimmung des Wassergehalts ist für viele Substanzen des DAB 10 mit einer **Karl-Fischer-Titration** durchzuführen. Eine weitere Möglichkeit besteht im DAB 10 in der **Bestimmung von Wasser durch Destillation**.

Die **Gleichgewichtsfeuchte** von Pulvern und Granulaten ist eine wichtige Kennzahl für ihre Eignung zur weiteren Verarbeitung. Die Gleichgewichtsfeuchte stellt sich in einem geschlossenen Prüfgefäß zwischen dem Pulver oder Granulat und der darüber befindlichen Luft ein und wird mit einem Hygrometer gemessen (Abb. 2.9). Die Bestimmung wird bei Raumtemperatur durchgeführt, da das Material meist bei dieser Temperatur weiterverarbeitet wird.

2.12 Gleichförmigkeit einzeldosierter Arzneiformen

Die Gleichförmigkeit einzeldosierter Arzneiformen stellt die Einheitlichkeit der Dosierung des Arzneistoffs sicher (DAB 10). Arzneiformen, die einen Arzneistoff in einer Dosierung von 2 mg oder weniger enthalten, bzw. dessen Arzneistoffanteil 2 % oder kleiner ist, werden der Prüfung auf Gleichförmigkeit des Gehalts unterzogen. Arzneiformen mit mehr als 2 mg Arzneistoff oder mehr als 2 % Arzneistoffanteil unterliegen der Prüfung auf Gleichförmigkeit der Masse (Abb. 2.10).

Wenn die Prüfung auf Gleichförmigkeit des Gehalts für alle Arzneistoffe einer Arzneiform vorgeschrieben ist, wird die Prüfung auf Gleichförmigkeit der Masse nicht verlangt.

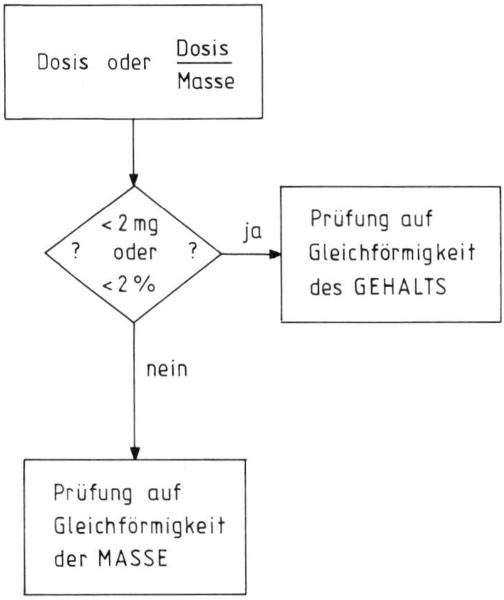

Abb. 2.10. Entscheidungsschema zu den Prüfungen auf Gleichförmigkeit einzeldosierter Arzneiformen

2.12.1 Gleichförmigkeit der Masse

20 willkürlich nach dem Stichprobenverfahren entnommene Einheiten oder bei Arzneiformen in Einzeldosisbehältnissen der Inhalt von 20 Behältnissen werden einzeln gewogen und deren Durchschnittsmasse errechnet. Bei höchstens 2 der 20 Einheiten darf die Einzelmasse um einen höheren Prozentsatz, als in Tab. 2.4 angegeben ist, von der Durchschnittsmasse abweichen, jedoch darf bei keiner Einheit die Masse um mehr als das Doppelte dieses Prozentsatzes abweichen.

Tabelle 2.4. Gleichförmigkeit der Masse einzeldosierter Arzneiformen nach DAB 10

Arzneiform	Durchschnittsmasse in Milligramm	Höchstzulässige Abweichungen von der Durchschnittsmasse in Prozent
Nichtüberzogene Tabletten, Filmtabletten	80 oder weniger	10
	mehr als 80 und weniger als 250	7,5
	250 und mehr	5
Kapseln, nichtüberzogene Granulate und Pulver	weniger als 300	10
	300 und mehr	7,5
Pulver zur Herstellung von Parenteralia	mehr als 40	10
	40 oder weniger	Prüfung auf Gleichförmigkeit des Gehalts
Suppositorien und Vaginalkugeln	ohne Unterscheidung der Massen	5

2.12.2 Gleichförmigkeit des Gehalts

Die Prüfung auf Gleichförmigkeit des Gehalts einzeldosierter Arzneiformen beruht auf der Bestimmung des einzelnen Arzneistoffgehalts einer Anzahl einzeldosierter Einheiten, um festzustellen, ob der Einzelgehalt innerhalb der festgesetzten Grenzen liegt, bezogen auf den Durchschnittsgehalt eines Musters. Die Prüfung wird für Multivitamin- und Spurenelementzubereitungen sowie in anderen begründeten und zugelassenen Fällen nicht verlangt (DAB 10).

Ausführung: In 10 willkürlich nach dem Stichprobenverfahren entnommenen Einheiten wird einzeln der Arzneistoffgehalt mit Hilfe eines geeigneten analytischen Verfahrens bestimmt.

Tabletten, Pulver zur Herstellung von Parenteralia und Suspensionen zur Injektion: Die Arzneiform entspricht der Prüfung, wenn jeder einzelne Gehalt zwischen 85 und 115 Prozent des Durchschnittsgehalts liegt. Sie entspricht nicht, wenn mehr als ein Einzelgehalt außerhalb dieser Grenzen liegt oder wenn ein Einzelgehalt außerhalb der Grenzen 75 bis 125 Prozent des Durchschnittsgehaltes liegt.

Wenn nicht mehr als ein Einzelgehalt außerhalb der Grenzen 85 bis 115 Prozent und keiner außerhalb der Grenzen 75 bis 125 Prozent liegt, werden erneut 20 Einheiten willkürlich nach dem Stichprobenverfahren entnommen und bei diesen einzeln der Arzneistoffgehalt bestimmt. Die Zubereitung entspricht der Prüfung, wenn nicht mehr als ein Einzelgehalt der 30 Einheiten außerhalb 85 bis 115 Prozent des Durchschnittsgehaltes und keiner außerhalb der Grenzen 75 bis 125 Prozent des Durchschnittsgehaltes liegt.

Kapseln, Pulver und Granulate zur oralen Anwendung, Suppositorien und Vaginalkugeln: Die Arzneiform entspricht der Prüfung, wenn nicht mehr als ein Einzelgehalt außerhalb der Grenzen 85 bis 115 Prozent des Durchschnittsgehaltes und keiner außerhalb der Grenzen 75 bis 125 Prozent des Durchschnittsgehaltes liegt.

Wenn nicht mehr als 3 Einzelgehalte außerhalb der Grenzen 85 bis 115 Prozent und keiner außerhalb der Grenzen 75 bis 125 Prozent liegen, werden erneut 20 Einheiten willkürlich nach dem Stichprobenverfahren entnommen und bei diesen einzeln der Arzneistoffgehalt bestimmt.

Die Arzneiform entspricht der Prüfung, wenn nicht mehr als 3 Einzelgehalte der 30 Einheiten außerhalb der Grenzen 85 bis 115 Prozent des Durchschnittsgehaltes und keiner außerhalb der Grenzen 75 bis 125 Prozent des Durchschnittsgehaltes liegen.

2.13 Zerfallszeit

Brausegranulate DAB 10

Sechs Einzeldosen Granulate werden je in ein 250 ml-Becherglas, welches 100 ml Wasser von 15 bis 25 °C enthält, gegeben; zahlreiche Gasblasen entweichen. Wenn die Entwicklung von Gasblasen in der Umgebung der einzelnen Granulatkörner beendet ist, sind diese zerfallen, d. h. im Wasser gelöst oder dispergiert.

Brausetabletten DAB 10

Sechs Brausetabletten werden in je ein 250 ml-Becherglas mit 200 ml Wasser von 15 bis 25 °C gegeben; dabei entwickeln sich zahlreiche Gasblasen. Wenn die Gasentwicklung um die Tablette oder ihre Bruchstücke aufgehört hat, sollte sie zerfallen, im Wasser gelöst oder dispergiert sein, so daß keine größeren Teilchen mehr vorhanden sind.

Kapseln DAC 86

Sechs Hartgelatinekapseln werden mit je 2 – 3 Drahtwindungen zur Beschwerung (z. B. Lötzinn) umwickelt und in je einen mit 50 ml Wasser von 37 °C gefüllten 100 ml-Erlenmeyerkolben gegeben. Die Kolben werden in Abständen von 1 min leicht geschwenkt. Als Zerfall gilt die (auch teilweise) Ablösung der Deckel von Ober- oder Unterteil der Kapseln. Die Prüfung entspricht der Vorschrift, wenn alle Kapseln innerhalb von 15 min zerfallen sind.

Tabletten und Kapseln DAB 10

Durch die Zerfallsprüfung wird festgestellt, ob die Tabletten oder Kapseln in der vorgeschriebenen Zeit unter den nachfolgend aufgeführten Bedingungen in einem flüssigen Medium zerfallen. Der Zerfall einer Tablette oder Kapsel ist erreicht, wenn

a) kein Rückstand mehr auf dem Siebboden verbleibt, oder
b) ein doch verbliebener Rückstand höchstens aus einer weichen Masse besteht, die keinen fühlbar festen, trockenen Kern enthält, oder
c) nur noch Bruchstücke des Überzugs (Tablette) oder Bruchstücke der Hülle (Kapsel) vorhanden sind, die auf dem Siebboden liegen oder an der Unterseite der Scheibe kleben können, falls eine solche verwendet wird (Kapsel).

Apparatur: Der Hauptteil der Apparatur (Abb. 2.11) besteht aus einem starren Gestell mit Siebboden, das 6 zylindrische Prüfröhrchen aus Glas festgelegter Abmessungen enthält. Jedes Röhrchen ist mit einer zylindrischen Scheibe aus durchsichtigem Kunststoffmaterial versehen, die bestimmte Bohrungen und V-förmige Einkerbungen haben. Die Prüfröhrchen werden senkrecht gehalten durch eine obere und eine untere durchsichtige Platte aus Kunststoffmaterial. Die Platten haben 6 Bohrungen.

An der Unterseite der unteren Platte befindet sich ein Netz aus rostfreiem Stahldraht mit 2,00 mm Maschenweite. Das Gerät wird durch einen Motor gleichmäßig 28- bis 32 mal je Minute 50 bis 60 mm hoch auf- und abbewegt.

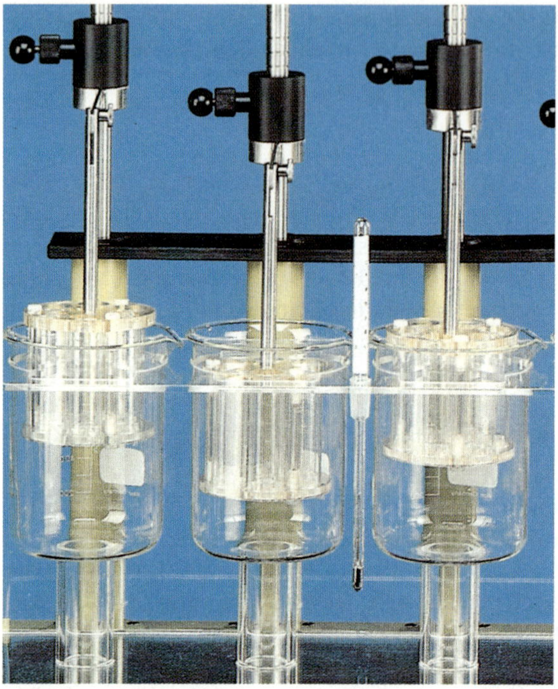

Abb. 2.11. Apparatur zur Bestimmung der Zerfallszeit von Tabletten und Kapseln (Werkfoto Erweka Apparatebau)

Das Gerät wird in einem geeigneten Gefäß, vorzugsweise in einem 1-Liter-Becherglas, aufgehängt, das die vorgeschriebene Flüssigkeit enthält. Das Gefäß sollte so viel Flüssigkeit enthalten, daß das Drahtnetz am obersten Punkt seines Weges noch mindestens 15 mm unter die Flüssigkeitsoberfläche eintaucht und am untersten Punkt mindestens 25 mm vom Gefäßboden entfernt ist und die Öffnungen der Röhrchen über der Flüssigkeitsoberfläche bleiben. Mit Hilfe einer geeigneten Vorrichtung wird die Flüssigkeit bei einer Temperatur zwischen 36 und 38 °C gehalten.

Ausführung: In jedes der 6 Röhrchen wird eine Tablette oder eine Kapsel und darauf, falls vorgeschrieben, eine Scheibe gelegt; das Gerät wird dann in das Becherglas mit der vorgeschriebenen Flüssigkeit gehängt und während der vorgeschriebenen Zeit auf- und abbewegt. Anschließend wird das Gerät herausgenommen und der Zustand der Tabletten oder Kapseln untersucht. Die Anforderungen der Prüfung sind erfüllt, wenn alle Prüflinge zerfallen sind.

Suppositorien und Vaginalkugeln DAB 10

Durch die Zerfallsprüfung wird festgestellt, ob die Suppositorien oder Vaginalkugeln in der vorgeschriebenen Zeit unter den nachfolgend aufgeführten Bedingungen in einem flüssigen Medium erweichen oder zerfallen.

Der Zerfall eines Suppositoriums oder einer Vaginalkugel ist erreicht, wenn

a) die Auflösung vollständig ist,
b) die Bestandteile des Suppositoriums oder der Vaginalkugel sich getrennt haben,
c) ein Erweichen des Prüflings eintritt,
d) die Hülle der Rektal- oder Vaginalgelatinekapsel einen Riß zeigt, durch den der Inhalt austritt,
e) kein Rückstand auf der perforierten Platte zurückbleibt oder ein etwa verbliebener Rückstand aus einer weichen oder schaumigen Masse besteht, in der beim Druck mit einem Glasstab kein fester Kern (Vaginaltablette) festzustellen ist.

Apparatur: Das Gerät (Abb. 2.12) besteht aus einem durchsichtigen Glas- oder Kunststoffzylinder geeigneter Wandstärke, in dem mit Hilfe von Haltern ein Metalleinsatz aus 2 runden, etwa 30 mm voneinander entfernten Lochplatten aus rostfreiem Metall mit je 39 Löchern von 4 mm Durchmesser befestigt ist. Jedes Gerät wird in ein Behältnis mit mindestens 4 l Wasser von 36 bis 37 °C, falls nichts anderes vorgeschrieben ist, gebracht.

Ausführung: 3 Suppositorien oder Vaginalkugeln werden geprüft. Sie werden jeweils einzeln auf die untere Lochplatte eines Metalleinsatzes gelegt, der hierauf im Zylinder des Gerätes befestigt wird. Die Geräte werden (im Wasser) alle 10 min um 180° gedreht.

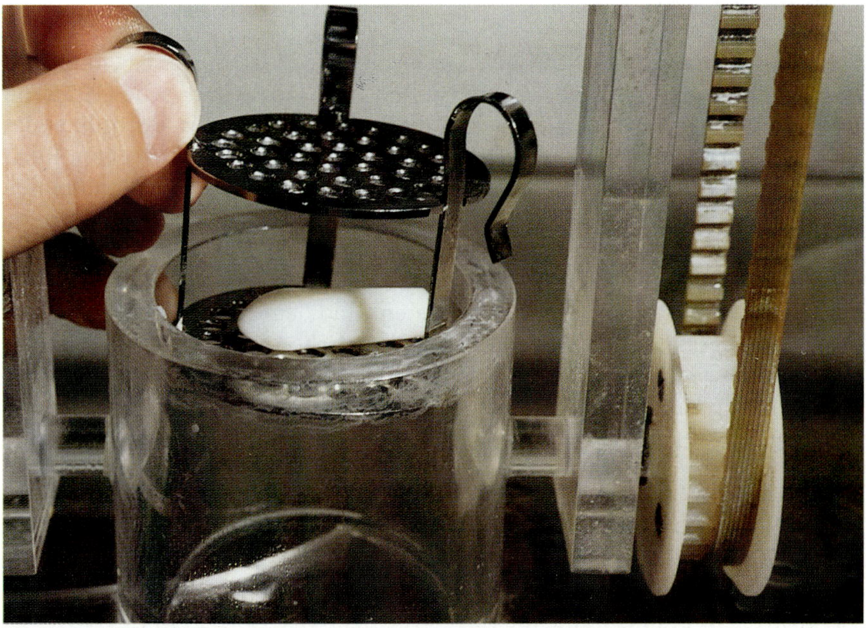

Abb. 2.12. Apparatur zur Bestimmung der Zerfallszeit von Suppositorien

2.14 Wirkstofffreisetzung aus festen oralen Arzneiformen

Diese Prüfung dient der Bestimmung der Auflösungsgeschwindigkeit von Wirkstoffen aus festen oralen Arzneistoffen wie Tabletten oder Kapseln, denn nur der gelöste Arzneistoff kann im Magen-Darm-Trakt resorbiert werden und in den systemischen Kreislauf gelangen. Allgemein gilt die Anforderung, daß ein Arzneistoff aus einer peroralen Arzneiform unter festgelegten Prüfbedingungen innerhalb von 45 min zu 75 % aufgelöst sein muß, um optimal verfügbar zu sein (USP XXII).
Nach DAB 10 kann eine der nachstehend beschriebenen Apparaturen verwendet werden:

- Blattrührer-Apparatur
- Drehkörbchen-Apparatur

In bestimmten Fällen kann auch die Durchflußzellen-Apparatur verwendet werden. Folgende Angaben sind für jede Darreichungsform, die dieser Prüfung unterzogen wird, aufzuführen:

- zu verwendende Apparatur
- Zusammensetzung und Menge der Prüfflüssigkeit
- Drehzahl bzw. Durchflußgeschwindigkeit
- Zeitpunkt, Art der Probeentnahme und Menge der zu prüfenden Lösung oder die Bedingungen zur fortlaufenden Registrierung
- zu verwendendes Analysenverfahren
- Menge oder Mengen der Arzneistoffe, die sich nach einer vorgeschriebenen Zeit gelöst haben müssen.

Blattrührer-Apparatur: Die Apparatur (Abb. 2.13) besteht aus einem Gefäß, einem Rührer und einem thermostatisierten Bad. Das zylindrische Gefäß mit halbkugelförmigem Boden und 1 000 ml Inhalt besteht aus Borosilikatglas oder aus einem anderen durchsichtigen geeigneten Material. Der obere Rand ist mit einem Flansch versehen, auf dem ein passender Deckel das Verdampfen der Prüfflüssigkeit verhindert. Der Deckel weist neben der zentralen Öffnung für den Rührerstab geeignete Öffnungen auf, um das Einbringen eines Thermometers und die Probeentnahmen zu ermöglichen. Der Rührer besteht aus einem senkrechten Stab, an dessen unterem Ende ein Rührblatt befestigt ist. Der Rührer muß gleichmäßig und ohne wesentliche Schwingung rotieren. Die Distanz zum Gefäßboden beträgt 25 ± 2 mm. Das thermomatisierte Bad, in das das Gefäß eintaucht, muß die Temperatur der Prüfflüssigkeit während der Prüfung auf 37 ± 0,5 °C halten.

Drehkörbchen-Apparatur: Die Apparatur besteht aus einem Gefäß, einem Rührer und einem thermostatisierten Bad. Das Gefäß ist das gleiche wie das für die Blattrührer-Apparatur. Der Rührer aus rostfreiem Stahl besteht aus einem senkrechten Stab, an dessen unterem Ende ein zylindrisches Körbchen aus rostfreiem Stahlgewebe mit einer Maschenweite von 381 µm befestigt ist (Abb. 2.13).

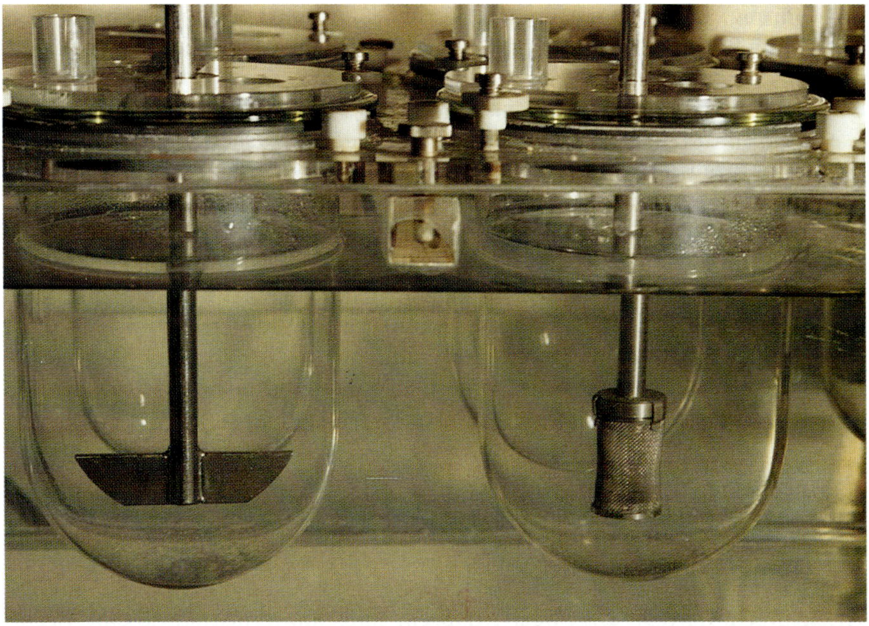

Abb. 2.13. Apparatur zur Bestimmung der Wirkstofffreisetzung aus festen oralen Arzneiformen. **links** Blattrührer; **rechts** Drehkörbchen

Der Abstand zwischen Körbchen und Gefäßboden muß 25 ± 2 mm betragen.

Ausführung: Wenn die Prüfflüssigkeit gepuffert ist, wird der pH-Wert auf ± 0,05 Einheiten genau eingestellt. Eine Einheit der Darreichungsform wird in die betriebsfertige Apparatur eingebracht.

In der Blattrührer-Apparatur muß die Darreichungsform auf den Boden des Gefäßes sinken, bevor der Blattrührer in Bewegung gesetzt wird. Falls sie schwimmt, wird sie mit einem geeigneten Stück Material, z. B. mit einer Draht- oder Glasspirale, beschwert, um sie auf dem Gefäßboden in waagerechter Lage festzuhalten.

In der Drehkörbchen-Apparatur wird die zu prüfende Darreichungsform vor Beginn der Prüfung in ein trockenes Körbchen eingebracht. Dieses wird bis zur vorgesehenen Tiefe eingetaucht, bevor das Rührelement in Betrieb gesetzt wird.

Durchflußzellen-Apparatur: Die Apparatur besteht aus einem Vorratsbehältnis für die Prüfflüssigkeit, einer Pumpe, die die Prüfflüssigkeit von unten nach oben durch die Zelle drückt, einer Durchflußzelle aus durchsichtigem Material, die in vertikaler Position befestigt und mit einem Filtersystem ausgestattet ist, welches den Durchtritt von ungelösten Bestandteilen verhindert und einem Wasserbad, das die Temperatur der Prüfflüssigkeit auf 37 ± 0,5 °C hält.

Ausführung: In die Durchflußzelle werden Glasperlen geeigneter Größe, vorzugsweise mit einem Durchmesser von 1 mm, gegeben. Eine Perle von 5 mm wird an den unteren Teil des Konus plaziert, um das Zuflußröhrchen zu schützen. Eine Einheit der Zubereitung wird in die Durchflußzelle auf oder zwischen die Glasperlen oder in einen Einsatz gegeben. Das Filtersystem und die Teile der Durchflußzelle werden zusammengesetzt und in geeigneter Weise fixiert. Um einen kontinuierlichen Durchfluß zu erhalten, wird die auf 37 °C erwärmte Prüfflüssigkeit mit der vorgeschriebenen Durchflußgeschwindigkeit durch das untere Zuflußröhrchen der Durchflußzelle eingeführt.

Zu einer oder mehreren festgelegten Zeiten oder auch kontinuierlich wird eine Probe entnommen. Die Proben werden bei 37 °C filtriert und mit einer angegebenen Analysenmethode untersucht.

Die Menge des in der vorgeschriebenen Zeit gelösten Arzneistoffs wird in Prozent des in der Kennzeichnung angegebenen Gehalts ausgedrückt.

2.15 Lagerungshaltbarkeit

Arzneimittel werden so gelagert, daß ein Substanzverlust sowie eine Beeinträchtigung der Reinheit und der Wirksamkeit nicht eintritt. Behältnisse, die zur Lagerung von Arzneimitteln dienen, einschließlich der Verschlüsse, sind so beschaffen, daß sie den Inhalt nicht verändern. Die Lagerungshaltbarkeit von Arzneimitteln wird durch besondere Hinweise und geeignete Behältnisse sichergestellt.

2.15.1 Lagerungsbedingungen

Dicht verschlossen: Ein dicht verschlossenes Behältnis schützt seinen Inhalt vor Verunreinigungen durch fremde feste und flüssige Stoffe und vor Beeinträchtigung des Inhalts unter Normalbedingungen der Lagerung und des Transports.

Luftdicht verschlossen: Ein luftdicht verschlossenes Behältnis ist für feste, flüssige und gasförmige Stoffe undurchlässig unter Normalbedingungen der Lagerung und des Transports. Behältnisse zur mehrfachen Entnahme müssen so beschaffen sein, daß die geforderte Dichtigkeit nach dem Wiederverschließen jeweils gewährleistet ist.

Vor Feuchtigkeit geschützt: Diese Angabe bedeutet, daß das Arzneimittel in einem dicht verschlossenen Behältnis zu lagern ist. Eine Atmosphäre geringer Feuchtigkeit darf in dem Behältnis enthalten sein, wenn gleichzeitig ein Trokkenmittel vorhanden ist, jedoch unter der Bedingung, daß jeder Kontakt zwischen Trockenmittel und Arzneimittel vermieden wird. Wenn das Behältnis bei hoher Luftfeuchtigkeit geöffnet wird, müssen Vorsichtsmaßnahmen ergriffen werden.

Vor Licht geschützt: Diese Angabe bedeutet, daß das Arzneimittel in einem Behältnis zu lagern ist, dessen Material genügend Licht absorbiert, um den Inhalt vor strahlenbedingten Veränderungen zu schützen, oder daß das Behältnis eine äußere Umhüllung erhält, welche denselben Schutz bietet, oder daß die Lagerung an einem Ort erfolgt, wo jedes schädigende Licht ausgeschlossen ist.

2.15.2 Behältnisse (DAB 10)

Behältnisse für pharmazeutische Zwecke sind dazu bestimmt, Arzneimittel aufzunehmen. Sie sind in direktem Kontakt mit diesen oder können es sein. Der Verschluß ist ein Teil des Behältnisses.

Das Behältnis muß so beschaffen sein, daß der Inhalt, je nach Verwendung des Arzneimittels, in geeigneter Weise entnommen werden kann. Die Behältnisse sollen den Inhalt vor Verlust und Veränderung schützen. Sie dürfen keine physikalischen oder chemischen Einwirkungen auf den Inhalt ausüben. Die Qualität des Inhalts darf durch den Kontakt mit dem Behältnis nicht so verändert werden, daß die geforderten Grenzwerte überschritten werden.

Einzeldosis-Behältnis: Enthält die für eine einmalige – ganze oder aufgeteilte – Verabreichung bestimmte Dosis eines Arzneimittels.

Mehrdosen-Behältnis: Enthält mehrere, mindestens aber zwei Einzeldosen.

Zugeschmolzen: Ein durch Schmelzen des Behältnismaterials dicht verschlossenes Behältnis.

Behältnis mit Sicherheitsverschluß: Ein mit einer Vorrichtung verschlossenes Behältnis, die eindeutig erkennen läßt, ob das Behältnis geöffnet worden ist.

Kunststoffbehältnisse sind aus einem oder mehreren Polymeren und eventuell aus bestimmten Hilfsstoffen zusammengesetzt. Dieses Material enthält keine Substanz, welche an das Füllgut in solcher Menge abgegeben werden könnte, daß der Inhalt in seiner Wirksamkeit oder Haltbarkeit verändert oder seine Toxizität erhöht werden könnte.

Die Bestandteile des Füllguts dürfen nicht in nennenswerter Menge von der Oberfläche des Kunststoffs adsorbiert werden und nicht in oder durch den Kunststoff wandern.

Folgende Polymere können verwendet werden: Polyethylen (Niederdruck- oder Hochdruck-), Polypropylen, Polyvinylchlorid, Polystyrol und, weniger häufig, Polymethylmethacrylat, Polyethylenterephthalat und Polytetrafluorethylen. Andere Kunststoffe können verwendet werden, sofern sie behördlich zugelassen sind.

Glasbehältnisse für Darreichungsformen zur Injektion können wie folgt eingeteilt werden:

Ampullen sind dünnwandige Glasbehältnisse, die nach dem Füllen zugeschmolzen werden. Der Inhalt wird nach dem Abbrechen des Ampullenhalses für eine einmalige Verwendung entnommen.

Flaschen sind mehr oder weniger dickwandige Behältnisse, die nach dem Füllen mit einem Stopfen aus anderem Material als Glas, z. B. Kunststoff, verschlossen werden. Der Inhalt kann in einer Einzeldosis oder in mehreren entnommen werden. Bei manchen Flaschen kann auch der Boden mit einem Stopfen versehen sein.

Glasbehältnisse für Injektionszubereitungen entsprechen hinsichtlich ihrer hydrolytischen Resistenz einer der unten beschriebenen Qualitäten.

Die hydrolytische Resistenz ist die Wasserbeständigkeit, d. h. der Widerstand gegen das Herauslösen mineralischer Substanzen aus dem Glas durch frisch destilliertes Wasser.

Glasart I:
Behältnis aus Glas, allgemein bekannt als „Neutralglas", mit einer hohen hydrolytischen Resistenz aufgrund seiner chemischen Zusammensetzung.

Glasart II:
Glasbehältnis mit einer hohen hydrolytischen Resistenz, bedingt durch eine geeignete Oberflächenbehandlung.

Glasart III:
Glasbehältnis mit mittlerer hydrolytischer Resistenz.

Glasart IV:
Glasbehältnis mit geringer hydrolytischer Resistenz.

Behältnisse für Injektionspräparate werden aus farblosem Glas hergestellt; nur für extrem lichtempfindliche Substanzen kann gefärbtes Glas verwendet werden. Die Farbe solcher Zubereitungen darf sich während der Lagerung nicht verändern. Die Behältnisse der Glasarten I und II können für die verschiedenen Injektionspräparate, entsprechend ihrer physikalisch-chemischen Eigenschaften, verwendet werden. Diejenigen der Glasart III werden nur für flüssige nichtwäßrige Präparate und **Pulver zur Bereitung von Parenteralia (Pulveres parenterales)** gebraucht. Bis auf Glasflaschen der Glasart I dürfen Behältnisse für Injektionspräparate nur einmal verwendet werden.

Glasbehältnisse der Glasart IV sind im allgemeinen für feste und einige flüssige oder halbfeste Zubereitungen zur nichtparenteralen Anwendung geeignet. Glasbehältnisse mit einer größeren hydrolytischen Resistenz als diejenige, die für die Zubereitung vorgeschrieben ist, können jederzeit benutzt werden. Für nichtparenterale Zubereitungen können sowohl farblose als auch gefärbte Glasbehältnisse verwendet werden.

2.16 Biologische Sicherheitsprüfungen DAB 10

2.16.1 Sterilität

Diese Prüfung ist bei Substanzen, Zubereitungen oder Gegenständen durchzuführen, für die Sterilität vorgeschrieben ist. Ein den Vorschriften entsprechendes Ergebnis beweist jedoch nur, daß unter den Prüfbedingungen keine verunreinigenden Mikroorganismen nachweisbar waren.

Bei den im verschlossenen Endbehältnis sterilisierten Produkten sind physikalische Meßwerte (Druck-Zeit-Diagramme), die auf mikrobiologischen Versuchen basieren und automatisch während des Sterilisationsprozesses registriert wurden, hinsichtlich der korrekten Behandlung einer Charge aussagekräftiger als die „Prüfung auf Sterilität".

Die „Prüfung auf Sterilität" bleibt hingegen die einzige Analysenmethode, die sich für aseptisch hergestellte Produkte eignet, und ist außerdem in allen Fällen die einzige verfügbare Analysenmethode für Institutionen, die ein Produkt auf Sterilität zu prüfen haben.

Antimikrobielle Vorsichtsmaßnahmen

Die Prüfung auf Sterilität ist unter Bedingungen durchzuführen, die eine zufällige Kontamination des Produktes während der Prüfung ausschließen, so zum Beispiel unter Verwendung einer Werkbank mit turbulenzarmer Verdrängungsströmung (Laminarflow-Bank). Alle zur Vermeidung einer Kontamination ergriffenen Maßnahmen dürfen jedoch keineswegs jene Mikroorganismen schädigen, die mit der Prüfung erfaßt werden sollen.

Auswahl der Nährmedien

Im DAB 10 sind Nährmedien und deren Herstellungsmethoden angegeben, die sich zum Nachweis von aeroben und anaeroben Bakterien sowie von Pilzen eignen. Die Verwendung anderer Nährmedien ist erlaubt, wenn der Nachweis erbracht wurde, daß sie das Wachstum eines breiten Mikroorganismenspektrums ermöglichen.

Durchführung der Prüfung auf Sterilität

Die Prüfung kann unter Verwendung der Membranfilter-Methode oder durch Direktbeschickung der verwendeten Nährmedien mit dem zu prüfenden Produkt vorgenommen werden.

Wenn das zu prüfende Produkt es erlaubt, sollte der Membranfilter-Methode der Vorrang eingeräumt werden, so bei filtrierbaren, wäßrigen Zubereitungen, bei ethanolischen oder öligen Zubereitungen und bei Produkten, die in Wasser oder Öl löslich bzw. damit mischbar sind und unter den Prüfbedingungen keine antimikrobielle Wirkung besitzen.

Membranfilter-Methode

Hierfür sind Membranfilter mit einem nominalen Porendurchmesser von höchstens 0,45 μm (∅ 50 mm), deren Rückhaltevermögen für Mikroorganismen geprüft wurde, geeignet. Für wäßrige und ölige Flüssigkeiten sowie für Flüssigkeiten mit geringem Ethanolgehalt sollten beispielsweise Cellulosenitratfilter und für Flüssigkeiten mit hohem Ethanolgehalt Celluloseacetatfilter verwendet werden.

Das im DAB 10 beschriebene Verfahren erstreckt sich auf wäßrige Lösungen, lösliche Pulver, Salben, Cremes sowie Öle und ölige Lösungen.

Direktbeschickungs-Methode
Von der zu prüfenden Zubereitung werden festgelegte Mindestproben-Mengen direkt in das Nährmedium übertragen, wobei das Verhältnis von Zubereitung zu Nährmedium bei flüssigen Zubereitungen, falls nichts anderes vorgeschrieben ist, etwa 1 zu 10 und bei festen Stoffen etwa 1 zu 100 betragen soll.

Auswertung
Während und nach Abschluß der Bebrütungszeit werden die Kulturen auf makroskopisch sichtbares Wachstum von Mikroorganismen überprüft. Wird dabei kein Wachstum festgestellt, so entspricht das zu prüfende Produkt der „Prüfung auf Sterilität“. Ist aber Wachstum von Mikroorganismen nachweisbar, so genügt das Produkt den Anforderungen nicht, es sei denn, daß durch eine Wiederholungsprüfung oder auf andere Weise die Ungültigkeit der Prüfung aus Gründen, die nicht mit dem geprüften Produkt selbst in Zusammenhang stehen, nachgewiesen wird.

2.16.2 Mikrobielle Verunreinigung bei nicht sterilen Produkten

Die Zählung der gesamten, lebensfähigen, aeroben Keime erfolgt durch Membranfiltration, durch Zählung auf Agarplatten oder durch Zählung mit Hilfe von Verdünnungsreihen nach gegebenen Vorschriften.

Die Bestimmung der Koloniezahl ist unter Bedingungen durchzuführen, die eine versehentliche Kontamination des Produkts während der Prüfung vermeiden. Die Vorsichtsmaßnahmen dürfen jedoch keinen Einfluß auf die nachzuweisenden Mikroorganismen haben.

Um die Anzahl koloniebildender Einheiten festzustellen, die im Rahmen der empfohlenen Grenzen für die anzuwendende Methode liegt, werden geeignete Verdünnungen hergestellt. Die zulässigen Keimzahlen für Arznei- und Darreichungsformen sind im DAB 10 festgelegt.

Mikrobiologische Reinheit von Fertigarzneimitteln
Im DAB 10 ist die „Mikrobiologische Reinheit von Fertigarzneimitteln“ festgelegt. Dort heißt es: Fertigarzneimittel sollten, falls im Arzneibuch nichts anderes vorgeschrieben ist, den in der Tabelle (Tab. 2.5) angegebenen mikrobiologischen Reinheitsanforderungen genügen. Die mikrobiologische Reinheit der Ausgangsstoffe sowie die Herstellungsbedingungen einschließlich des zur Herstellung verwendeten Wassers sollten derart sein, daß die mikrobiologischen Reinheitsanforderungen an das Endprodukt eingehalten werden.

Tabelle 2.5. Mikrobiologische Reinheitsanforderungen an Fertigarzneimittel

Zubereitung		
Kategorie	Typ	Anforderungen
1	Parenteralia, Ophthalmica, sonstige Zubereitungen, die laut Arzneibuch steril sein müssen.	Müssen der „Prüfung auf Sterilität" entsprechen.
2	Zubereitungen zur topischen oder andersartigen lokalen Anwendung, die laut Arzneibuch nicht steril sein müssen.	Je Gramm oder Milliliter: – höchstens 10^2 aerob wachsende Mikroorganismen – keine Enterobakterien – kein Pseudomonas aeruginosa – kein Staphylococcus aureus
3	Zubereitungen zur oralen, rektalen und transdermalen Anwendung	Je Gramm oder Milliliter: – höchstens 10^3 aerob wachsende Bakterien bzw. höchstens 10^4 aerob wachsende Bakterien, wenn die Zubereitung Ausgangsstoffe pflanzlichen und/oder tierischen Ursprungs enthält, die nicht mit Verfahren zur Verminderung der Keimzahl behandelt werden können – höchstens 10^2 Hefen und Schimmelpilze – kein Escherichia coli – keine Salmonellen
	Zusätzlich bei flüssigen Zubereitungen zur oralen Anwendung	– höchstens 10^2 andere Enterobakterien – kein Pseudomonas aeruginosa – kein Staphylococcus aureus
4 a	Drogen und Drogenmischungen für Arzneitees, die vor Anwendung eine Keimzahlverminderung erfahren (z. B. durch Überbrühen mit siedendem Wasser), und äußerlich anzuwendende, ganze oder zerkleinerte Droge enthaltende Zubereitungen	Je Gramm: – höchstens 10^7 aerob wachsende Bakterien – höchstens 10^4 Hefen und Schimmelpilze – höchstens 10^2 Escherichia coli – höchstens 10^4 andere Enterobakterien – keine Salmonellen
4 b	Sonstige innerlich anzuwendende, ganze oder zerkleinerte Droge enthaltende Zubereitungen.	Je Gramm: – höchstens 10^5 aerob wachsende Bakterien – höchstens 10^3 Hefen und Schimmelpilze – höchstens 10^1 Escherichia coli – höchstens 10^3 andere Enterobakterien – keine Salmonellen

2.16.3 Pyrogene

Pyrogene sind Stoffe, die bei parenteraler Applikation bei Mensch und Tier Fieberreaktionen erzeugen. Es gibt exogene und endogene Pyrogene biologischer Herkunft sowie pyrogenartig wirksame Stoffe nicht mikrobieller Herkunft. Exogene Pyrogene entstehen durch Stoffwechsel und Zerstörung von Bakterien, Pilzen und Viren, endogene Pyrogene durch Zerfall körpereigener Zellen. Pyrogenartig wirksame Stoffe nicht mikrobieller Herkunft sind wasserlösliche Verbindungen wie z. B. Bestandteile aus Kunststoffverschlüssen und auch Metallionen wie Al^{3+} und Zn^{2+}. Pyrogene biologischer Herkunft werden auch als Endotoxine bezeichnet. Qualitätsprüfungen auf Pyrogene bzw. Endotoxine sind im DAB 10 bei den Parenteralia bzw. bei Wasser für Injektionszwecke vorgeschrieben.

Prüfung auf Bakterien-Endotoxine

Für die Prüfung auf Bakterien-Endotoxine (LAL-Test) wird ein aus dem Pfeilschwanzkrebs (**L**imulus polyphemus) gewonnenes **A**möbozyten-**L**ysat verwendet. Die Zugabe einer endotoxinhaltigen Lösung zu einer Lösung dieses Lysats führt zur Trübung, Ausfällung oder Gelbildung des Gemisches.

Der Grenzwert für ein bestimmtes Produkt wird als maximal zulässige Endotoxinkonzentration in Endotoxin-Einheiten (E. E.) je Milliliter für eine definierte Lösung dieses Produktes angegeben.

Prüfung auf Pyrogene

Bei der Prüfung wird der Anstieg der Körpertemperatur bei Kaninchen gemessen, der nach intravenöser Injektion einer sterilen Lösung der zu prüfenden Substanz hervorgerufen wird (Kaninchentest). Auswahl und Haltung der Tiere sowie die Materialien für den Kaninchentest unterliegen definierten Voraussetzungen.

Die Prüfung wird zunächst mit einer Gruppe von 3 Kaninchen durchgeführt. Sie kann, falls erforderlich, an weiteren Gruppen mit jeweils 3 Kaninchen, unter Verwendung von höchstens 4 Gruppen, wiederholt werden.

Tabelle 2.6. Auswertung des Temperaturanstiegs bei der Prüfung auf Pyrogene im Kaninchentest

Anzahl der Kaninchen	Die Substanz entspricht der Prüfung, wenn die Summe der Einzelwerte nicht größer ist als	Die Substanz entspricht nicht der Prüfung, wenn die Summe der Einzelwerte größer ist als
3	1,15 °C	2,65 °C
6	2,80 °C	4,30 °C
9	4,45 °C	5,95 °C
12	6,60 °C	6,60 °C

Ist die Summe der Einzelwerte des Temperaturanstiegs innerhalb der 1. Gruppe nicht größer als der in der 2. Spalte der Tab. 2.6 angegebene Wert, gilt die Prüfung als bestanden. Ist die Summe der Einzelwerte über dem in der 2. Spalte angegebenen Wert, jedoch nicht größer als in der 3. Spalte der Tabelle angegebene Wert, wird die Prüfung, wie oben beschrieben, wiederholt. Überschreitet die Summe der Einzelwerte den in der 3. Spalte der Tabelle genannten Wert, entspricht die Substanz nicht der Prüfung (DAB 10).

3 Feste Arznei- und Darreichungsformen

3.1 Pulver

3.1.1 Definition

Pulver sind Arzneiformen aus festen, losen, trockenen und mehr oder weniger feinen Teilchen. Abhängig von der Teilchengröße werden grobe (800 – 2000 µm), mittelfeine (250 – 800 µm), feine (100 – 250 µm) und sehr feine Pulver (< 100 µm) unterschieden. Pulver enthalten einen oder mehrere Wirkstoffe mit oder ohne Hilfsstoffe und, falls erforderlich, zugelassene Farb- und Aromastoffe.

Einfache, ungemischte Pulver enthalten einen einzigen Bestandteil, während gemischte Pulver aus Mischungen von zwei oder mehr Bestandteilen bestehen.

Pulver sind je nach Darreichungsform zu Einzeldosenbehältnissen abgeteilt (dispensiert) oder nicht abgeteilt in Mehrdosenbehältnissen verpackt (Abb. 3.1).

3.1.2 Verwendungszweck

Pulver werden häufig peroral – selten als solches, meist gelöst oder suspendiert bzw. extrahiert – eingenommen oder lokal auf der Haut oder Schleimhaut angewendet. Spezieller Art sind pulmonale, subcutane oder intraperitoneale Applikationen.

Bei Pulvern zur peroralen Anwendung (DAB 10) mit stark wirksamen Bestandteilen ist die einzeldosierte Darreichungsform vorzuziehen, während solche Pulver mit unbedenklichen Bestandteilen und breiterem Dosierungsschema in Mehrdosenbehältnissen abgepackt werden können, denen ein Meßgefäß für eine Entnahme nach Dosierungsanleitung beigefügt wird (DAB 10-Vorschrift).

3.1.3 Herstellungsverfahren

Zur Herstellung von Pulvern werden meist die Grundoperation Mischen, Zerkleinern, Sieben und Trocknen angewendet. Der oder die Bestandteile werden auf die gewünschte Teilchengröße durch Vermahlung zerkleinert, gegebenen-

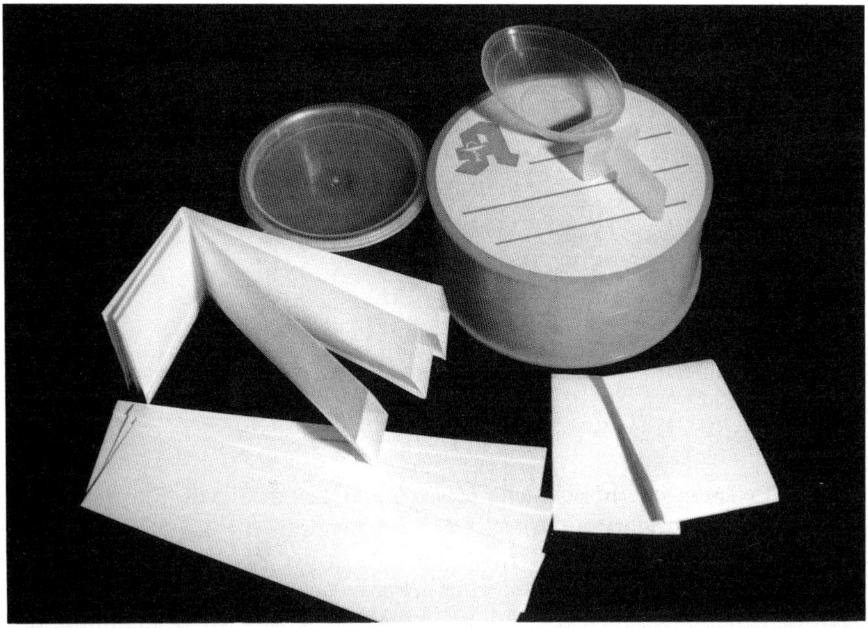

Abb. 3.1. Pulver in Einzeldosis- und Mehrfachdosenbehältnissen; Meßgefäß, Meßlöffel, Trockenmittelpatrone

falls durch Siebung klassiert, gemischt und auf eine einheitliche Teilchengröße egalisiert sowie, falls erforderlich, in geeigneter Weise getrocknet (Abb. 3.2). Bei den einfachen Pulvern schließt sich die Verpackung in Einzel- oder Mehrdosenbehältnisse unmittelbar an.

Gemischte Pulver werden zu homogenen Mischungen verarbeitet. Dabei werden die Bestandteile mit niedrigen Anteilen vorgelegt und zunächst mit einem gleich großen Anteil eines in höherem Anteil vorgesehenen weiteren Bestandteils homogen gemischt. Darauf wird dieser Menge erneut nur ein gleich großer Anteil hinzugefügt und gemischt. Dieses Vorgehen wird nötigenfalls mehrfach wiederholt, bis die Gesamtmenge der Bestandteile verarbeitet ist

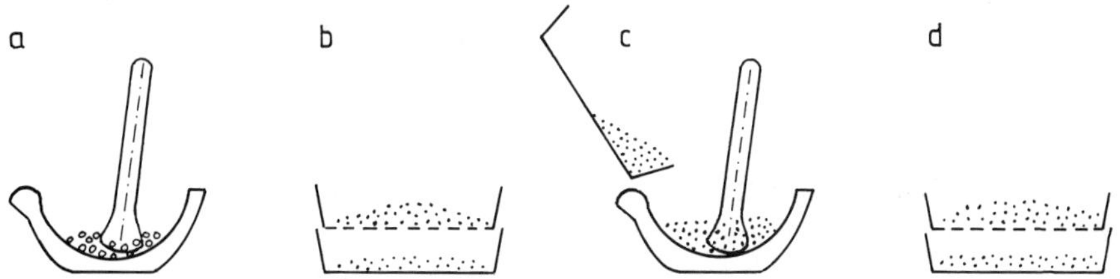

Abb. 3.2. Reihenfolge der Herstellung von Pulvern. **a** Zerkleinern; **b** Sieben oder Klassieren; **c** Mischen; **d** Sieben oder Klassieren

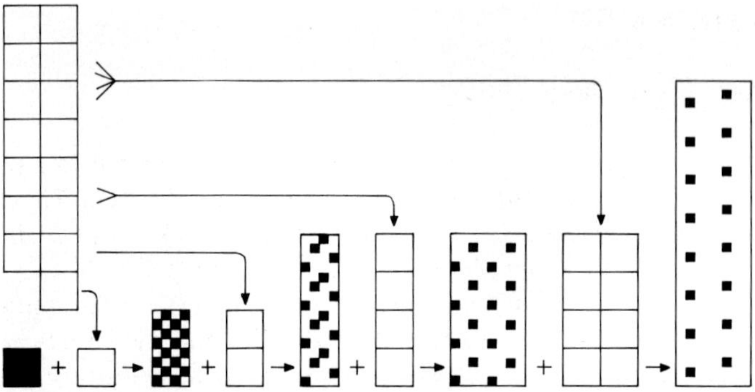

Abb. 3.3. Verfahrensschema des Mischens einer kleinen (Arzneistoff-) Menge mit einer großen (Hilfsstoff-) Menge

(Abb. 3.3). Intensive, maschinelle Mischer reduzieren diesen Verfahrensaufwand auf weniger Schritte.

Die Dispensierung zu abgeteilten Pulvern in der Rezeptur und Defektur wird durch Einzelwägungen mit einer Handwaage oder einer entsprechend empfindlichen elektronischen Waage vorgenommen. Nach Bestimmung des Volumens der Masse einer Einzeldosis kann bei homogenen Mischungen z. B. mit einem zangenähnlichen Dosierlöffel (Pulverschere) defekturmäßig dispensiert werden (Volumendosierungsverfahren).

Industrielle Verfahren zur Großherstellung wenden meist ebenfalls das Volumendosierungsverfahren in unterschiedlichen technischen Varianten an.

Die Primärverpackung für apothekenübliche, abgeteilte Pulver ist traditionell die Pulverkapsel (Convolut) aus Papier (Abb. 3.1). Daneben sind auch klein dimensionierte Papier- und Kunststofftüten geeignet; bei Tees und Teemischungen sind Filterbeutel geeignete Einzeldosenbehältnisse. Mit Hilfe von Folienschweißgeräten ist auch die Vorbereitung und die Dispensierung in beschichtete Folien zu Sachets möglich.

Die vorgesehene Anzahl von Einzeldosen wird in geeignete Kartonagen, Schachteln oder Dosen zu einer Verpackungseinheit überführt.

Mehrdosenbehältnisse für Pulver sind Weithalsgefäße aus Braunglas oder Kunststoff (meist Polypropylen) sowie Metalldosen, für Tees und Teemischungen sind Papierbeutel oder Metalldosen üblich. Pulver in Mehrdosenbehältnissen erfordern die Beifügung eines Meßgefäßes, um die zur Anwendung vorgesehene Menge abmessen zu können (DAB 10-Vorschrift).

Behältnisse für Pulver mit hygroskopischen Bestandteilen oder solchen, die mit Wasser reagieren (z. B. in Brausepulvern), enthalten meist im Verschlußstopfen oder -deckel eine integrierte Trockenmittelpatrone.

Pulver für Parenteralia sind aufgrund der Sterilitätsanforderungen und der Handhabung durch den Arzt in speziellen Behältnissen im Handel.

3.1.4 Darreichungsformen

Pulver zur peroralen Anwendung

Pulver zur peroralen Anwendung werden im allgemeinen in oder mit Wasser oder anderen geeigneten Flüssigkeiten eingenommen. In bestimmten Fällen können sie als solche geschluckt werden. Sie liegen entweder als Pulver im Einzeldosenbehältnis oder als Pulver im Mehrdosenbehältnis vor.

Pulver zur peroralen Anwendung enthalten neben den wirksamen Bestandteilen auch nicht wirksame Bestandteile (Tab. 3.1). Zur Erzielung eines dosierfähigen Volumens mit einem Meßlöffel werden vorzugsweise Füllstoffe wie Sorbitol oder Mannitol zugesetzt. Das Fließverhalten beim Mischen und Dispensieren wird durch Zusatz von etwa 0,5 – 1 % hochdispersem Siliciumdioxid verbessert.

Ein typisches Pulver zur peroralen Anwendung ist das Adsorbierende Pulver NRF zur Säurebindung und Adsorption bei Übersäuerung des Magens (Hyperacidität) und bei Durchfallerkrankungen (Diarrhöen).

Adsorbierendes Pulver NRF

Bestandteile

Getrocknetes Aluminiumhydroxidgel	15,0 g
Medizinische Kohle	35,0 g
	50,0 g

Herstellung

Die Bestandteile werden in einer Reibschale mit einem Pistill oder in einem mechanischen Rührwerk bei einer Rührgeschwindigkeit von 30 – 60 Upm homogen gemischt.

Verpackung

Dichtschließende Behältnisse aus Braunglas mit Meßlöffel.

Dispensierung

Die Dispensierung eines größeren Ansatzes erfolgt durch Einzeleinwaagen der Pulvermischung in die vorgesehenen Behältnisse.

Tabelle 3.1. Hilfsstoffe für Pulver zur peroralen Anwendung

Stoffe	Eigenschaft
Sorbitol DAB 10	leicht wasserlöslich rel. Süßkraft = 0,48
Mannitol DAB 10	leicht wasserlöslich rel. Süßkraft = 0,45
Saccharose DAB 10	leicht wasserlöslich rel. Süßkraft = 1
Glucose DAB 10	leicht wasserlöslich rel. Süßkraft = 0,5
Lactose DAB 10	wasserlöslich rel. Süßkraft = 0,1

Pulver zur Herstellung von Flüssigkeiten zur peroralen Anwendung

Diese Pulver werden zu Lösungen oder Suspensionen in einer vorgeschriebenen Menge Wasser (auch Tee oder Saft) gelöst oder dispergiert und als Flüssigkeit peroral eingenommen. Die Zusammensetzung gleicht den Pulvern zur peroralen Anwendung im wesentlichen. Zur Stabilisierung von Suspensionen (s. Kap. 4.4) werden Verdickungsmittel und Peptisatoren zugesetzt (Tab. 3.2). Die trocken gelagerten Pulver sind gegenüber der flüssigen Darreichungsform länger haltbar; sie werden auch als **Trockensäfte** bezeichnet.
Brausepulver sind demgegenüber Pulver im Einzeldosisbehältnis oder Pulver im Mehrdosenbehältnis, die saure Substanzen wie Zitronensäure, Weinsäure oder deren Salze und Carbonate oder Hydrogencarbonate enthalten, die in Wasser rasch Kohlendioxid freisetzen (Tab. 3.3). Sie werden vor der Einnahme in Wasser gelöst oder dispergiert.

Tabelle 3.2. Hilfsstoffe für Trockensäfte

Hilfsstoff	Eigenschaft
Natriumalginat	Viskositätserhöhung
Guarmehl	Viskositätserhöhung
Natriumcarboxymethylcellulose	Viskositätserhöhung
di-Natriumhydrogencitrat	Peptisator

Tabelle 3.3. Hilfsstoffe für Brausepulver

Hilfsstoff	Eigenschaft
Citronensäure	H^+-Ionendonator
Weinsäure	H^+-Ionendonator
Natriumhydrogencarbonat	CO_2-Freisetzung
Natriumcarbonat	CO_2-Freisetzung

Ein typisches Pulver zur Herstellung einer Flüssigkeit zur peroralen Anwendung ist Glucose-Elektrolyt-Mischung zur oralen Elektrolyt- und Flüssigkeitszufuhr als Ausgleich von Salz- und Wasserverlusten bei Durchfallerkrankungen.

Glucose-Elektrolyt-Mischung NRF

Bestandteile

Kaliumchlorid DAB 10	1,5 g
Hochdisperses Siliciumdioxid DAB 10	0,01 g
Natriumcitrat-Dihydrat DAB 10	2,9 g
Natriumchlorid DAB 10	3,5 g
Wasserfreie Glucose DAB 10	20,0 g
	27,91 g
	etwa 32 ml

Herstellung

Verklumpungen der Bestandteile werden durch Sieben durch Sieb 500 entfernt. Die Kornverteilung einzelner Bestandteile kann größer als Sieb 500 sein, so daß eine weitere Zerkleinerung in einem Porzellanmörser notwendig wird.

Der Mischvorgang gliedert sich in 3 Teile:

1. Kaliumchlorid wird mit dem hochdispersen Siliciumdioxid gemischt.
2. Natriumcitrat und Natriumchlorid werden vollständig hinzugefügt und sorgfältig vermischt.
3. Die wasserfreie Glucose wird abschließend zugegeben und sorgfältig vermengt.

Eine homogene Mischung wird durch die Mischdauer von jeweils 3–5 Minuten bei den 3 Teilmischungen erzielt. Rasches Arbeiten ist bei feuchter Luft notwendig.

Verpackung

Möglichkeit 1: Dichtschließende Behältnisse aus Braunglas, gegebenenfalls mit integrierter Trockenpatrone im Verschluß, 8 ml-Meßlöffel.

Möglichkeit 2: Kruke mit Schraubverschluß zur Aufnahme von 5 Einzeldosen in Papierbeuteln.

Dispensierung

Die Dispensierung erfolgt durch Einzeleinwaagen der Pulvermischung in die vorgesehenen Behältnisse.

Möglichkeit 1: Einwaage von je 139,55 g in die Weithalsgläser, sofern das Schüttvolumen dieser Menge bei 160 ml liegt.

Möglichkeit 2: Einwaage von je 27,91 g in die Papierbeutel.

Als Beispiel für ein Brausepulver ist ein Calcium-Brausepulver zur Anwendung bei Calciummangelzuständen und Allergien mit Herstellungsvorschrift aufgeführt.

Calcium-Brausepulver

Bestandteile

Calciumlactat wasserfrei		49,05 g
Hochdisperses Siliciumdioxid DAB 10		0,25 g
Natriumhydrogencarbonat DAB 10		15,0 g
Citronensäure wasserfrei DAB 10		15,0 g
ggf. Orangentrockenaroma		2,25 g
Sorbitol DAB 10	zu	115,0 g
		etwa 240 ml

Hinweis

Werden Meßlöffel mit anderem Fassungsvolumen verwendet, wird die Sorbitolmenge dem Volumen der dafür erforderlichen Verpackungseinheit angepaßt.

Herstellung

Der Mischvorgang gliedert sich in 3 Teile:

1. Calciumlactat wird mit dem Hochdispersen Siliciumdioxid gemischt und anschließend durch Sieb 500 gesiebt.
2. Das Orangentrockenaroma (falls erforderlich) wird in mehreren Anteilen mit der Gesamtmenge des Sorbitols angerieben, gesiebt (Sieb 500) und zum Calciumlactat-Ansatz gegeben.
3. Natriumhydrogencarbonat und Citronensäure werden durch Sieb 500 gesiebt und ebenfalls hinzugefügt.

Der gesamte Ansatz wird sorgfältig gemischt.

Verpackung

Dichtschließende Behältnisse aus Braunglas, gegebenenfalls mit integrierter Trockenpatrone im Verschluß, 8 ml-Meßlöffel.

Dispensierung

Die Dispensierung erfolgt durch Einzeleinwaagen von 115,0 g Pulvermischung in die vorgesehenen Behältnisse. Ein Feuchtigkeitseinfluß ist auf ein Minimum zu begrenzen.

Ein Trockensaft für Antibiotika hat z. B. folgende Standardzusammensetzung, in dem Guarmehl als Verdickungsmittel, Natriumhydrogencitrat als Peptisator und ebenso wie Saccharin und ein Aromastoff als Geschmackskorrigentien eingesetzt sind.

Amoxicillin-Trockensaft

Bestandteile

Amoxicillin Trihydrat DAB 10		12,0 g
di-Natriumhydrogencitrat		3,75 g
Guarmehl		0,6 g
Saccharin-Natrium		0,01 g
künstliches Aroma	etwa	0,75 g
		15,11 g

Pulver zur lokalen Anwendung

Pulver zur lokalen Anwendung liegen als Pulver im Einzeldosenbehältnis oder als Pulver im Mehrdosenbehältnis vor. Sie werden im allgemeinen Sprachgebrauch als Puder oder Streupuder bezeichnet. Wenn die Darreichungsform ausschließlich zur Anwendung auf großen, offenen Wunden oder auf schwer erkrankter Haut bestimmt ist, muß sie steril sein.

Pulver zur lokalen Anwendung sind entweder einfache oder gemischte Pulver. Die gemischten Pulver setzen sich aus den wirksamen Bestandteilen und den Pudergrundlagen als sonstige Bestandteile zusammen.
Die gebräuchlichsten dermatologischen Pudergrundstoffe sind zusammen mit ihren Eigenschaften in Tab. 3.4 aufgeführt.

Tabelle 3.4. Grundstoffe für Pulver zur lokalen Anwendung

Anorganische Stoffe	Zusammensetzung	Eigenschaft
Talkum DAB 10	Magnesiumsilikate	Schichtstruktur; fühlt sich fettig an, stark haftend und gleitend nicht auf offene Wunden auftragen (Gefahr von Talkumgranulomen); Aufsaugvermögen für Wasser: schlecht für Fette und Öle: besser chemisch indifferent
Zinkoxid DAB 10	ZnO	kühlend, adstringierend; schwach desinfizierend durch Neutralisation bakteriell bedingter saurer Zersetzungsprodukte des Schweißes (Desodorans); schlecht haftend; Wasseraufnahmefähigkeit
Weißer Ton DAB 10	wasserhaltiges Aluminiumsilikat wechselnder Zusammensetzung	wasserunlöslich, chemisch indifferent, Aufsaugvermögen für Wasser und Öle: austrocknend
Magnesiumoxid DAB 10	MgO	gut haftend, gutes Aufsaugvermögen für Wasser
Titandioxid DAB 10	TiO_2	ausgeprägte Deckkraft (Weißpigment)
Hochdisperses Siliciumdioxid DAB 10	SiO_2	sehr hohes Wasseradsorptionsvermögen; Saugfähigkeit für Wasser und Öle (Fette); Verbesserung der Fließ- bzw. Streufähigkeit („Kugellagereffekt“)
Stärkearten (Reis-, Weizen-, Maisstärke)	polymer verknüpfte Glucoseeinheiten; Amylose (unverzweigt) und Amylopektin (verzweigt)	reizfrei, resorbierbar; gut haftend, gut streufähig, Absorptionsvermögen für Wasser und Öle; nachteilige Quellung mit Wasser (Kleisterbildung); nicht sterilisierbar (für Wundpuder ungeeignet)
Stärkederivate	a) physikalisch durch Druck modifizierte S. b) chemisch durch Veretherung oder Veresterung modifizierte S.	nicht quellende Arten; sonst wie Stärke

Tabelle 3.4. (Fortsetzung)

Organische Stoffe	Zusammensetzung	Eigenschaft
Mikrokristalline Cellulose	polymer verknüpfte Glucose	gut haftend, gut streufähig, gut saugfähig, nicht quellend; Absorptionsvermögen für Feuchtigkeit; sterilisierbar
Lactose	Disaccharid aus Glucose und Galactose	resorbierbar, sterilisierbar (für Wundpuder geeignet)
Metallseifen	Stearate von Al, Zn, Ca, Mg	wasserabweisend, kühlend, matt glänzend auf der Haut; Verbesserung der Haftfähigkeit sowie der Gleitfähigkeit

Traditionell am bekanntesten ist eine Mischung von Zinkoxid und Talkum zu gleichen Teilen, welche zusammen erst die Eigenschaften von Haftfähigkeit und Wasseraufnahme zeigt. Aus heutiger Sicht sind Stärkederivate und mikrokristalline Cellulose zu bevorzugen, weil deren Eigenschaften vielfältiger sind.

Sterilisierbare und resorbierbare Hilfsstoffe für Pulver zur lokalen Anwendung auf offenen Wunden sind Lactose und mikrokristalline Cellulose.

Neben den Trägerstoffen werden in geringerer Konzentration (0,5 – 2 %) Hilfsstoffe wie hochdisperses Siliciumdioxid oder Magnesiumstearat zur Verbesserung der Fließfähigkeit und der Mischbarkeit zugesetzt. Die Teilchengröße der Bestandteile soll, um Hautreizungen zu vermeiden, kleiner als 100 µm sein, so daß beim Herstellungsverfahren ein Sieben durch Sieb 90 DAB 10 die Qualität sichert.

Pulver im Mehrdosenbehältnis zur lokalen Anwendung werden vorzugsweise in Streudosen oder Flaschen mit Streueinsätzen verpackt (Abb. 3.4). Industriell hergestellte Pudersprays werden im Kapitel 4.5 Aerodispersionen behandelt.

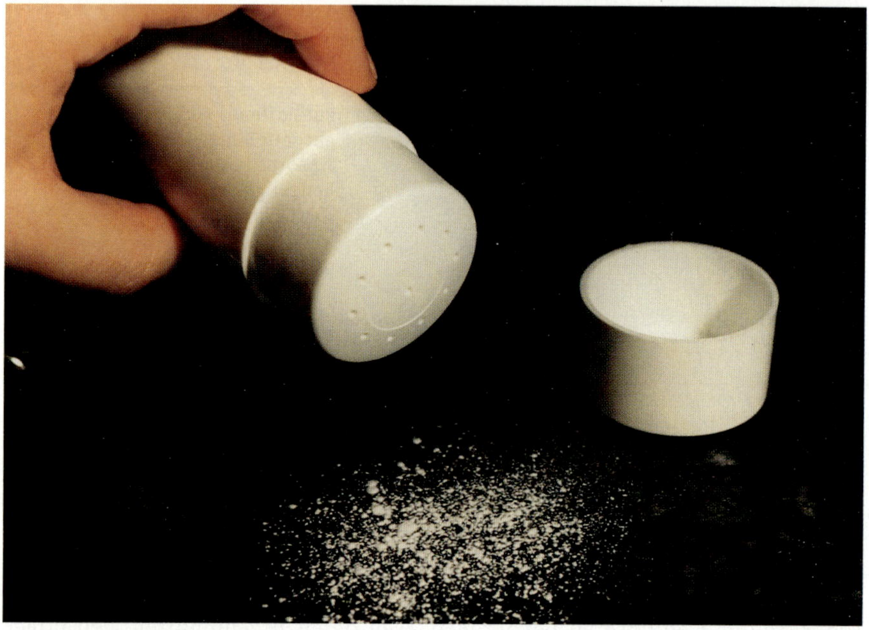

Abb. 3.4. Streudosen für Pulver zur lokalen Anwendung

Ein typisches Pulver zur lokalen Anwendung ist das Kolloidale Schwefelpuder (FNA) mit folgender Herstellungsvorschrift:

Kolloidales Schwefelpuder FNA

Bestandteile

Kolloidaler Schwefel		1,0 g
Roter Ton		3,0 g
Rosenöl		2 gtt.
Zinkstearat		5,0 g
Zinkoxid DAB 10		20,0 g
Talkum DAB 10	zu	100,0 g

Herstellung

Die Bestandteile mit Ausnahme des Rosenöls werden in einer Reibschale mit Pistill oder in einem mechanischen Rührwerk bei einer Rührgeschwindigkeit von 30 – 60 Upm homogen gemischt. Anschließend wird das Rosenöl in der Mischung verteilt und erneut gemischt. Die Pulvermischung wird durch Sieb 90 gesiebt und nochmals gemischt.

Verpackung

Streudose aus Polypropylen.

Dispensierung

Die Dispensierung eines größeren Ansatzes erfolgt durch Einzeleinwaagen der Pulvermischung in die vorgesehenen Behältnisse.

Pulver zur Herstellung von Parenteralia

Pulver zur Herstellung von Parenteralia sind feste, sterile Substanzen, die sich in ihren Endbehältnissen befinden. Nach Schütteln mit dem vorgeschriebenen Volumen einer geeigneten, sterilen Flüssigkeit muß sich entweder rasch eine klare Lösung, die praktisch frei von Teilchen ist, oder eine gleichmäßige Suspension bilden. Gefriergetrocknete Substanzen zur Herstellung von Parenteralia gelten als Pulver zur Herstellung von Parenteralia.

Arten der Anwendung dieser Darreichungsformen sind häufig intravenöse Injektionslösungen oder intramuskuläre Suspensionen.

Der wirksame Bestandteil ist durch diese Art der Zubereitung vor einer Zersetzungsreaktion mit dem Lösungsmittel (meist Wasser) weitgehend geschützt, da nur eine kurze Reaktionszeit bis zur Applikation besteht. Sonstige Bestandteile wie Stoffe zur Isotonisierung oder Pufferung können enthalten sein.

Spezielle Behältnisse für Pulver zur Herstellung von Parenteralia sind vielfach kleine Flaschen mit Durchstechstopfen, durch die das Dispersionsmittel zur Bereitung der Lösung oder Suspension injiziert wird (Abb. 3.5). Nach dem Lösen oder Dispergieren wird die Zubereitung mit der Injektionsspritze auf gleichem Weg entnommen. Maßnahmen zur Vereinfachung dieses Verfahrens sind in Zweikammersystemen verwirklicht.

Pulver als Vor- und Zwischenprodukte

In der Industrie besitzen Pulver als Vor- und Zwischenprodukte bei der Herstellung von Granulaten, Tabletten, Kapseln, Suspensionen, Trockensäften, Pasten usw. eine weitaus größere Bedeutung als die beschriebenen pulverförmigen Darreichungsformen.

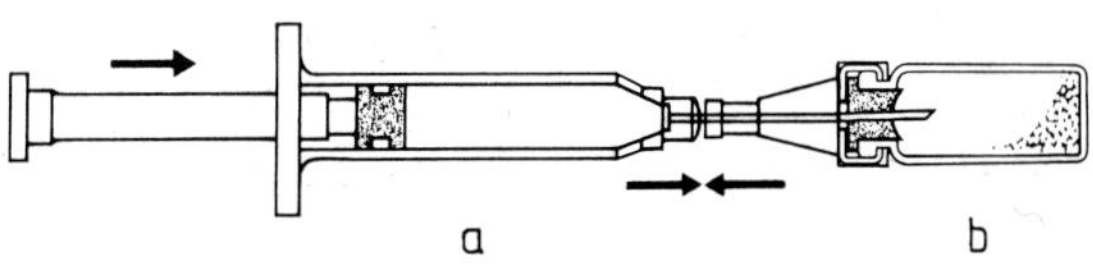

Abb. 3.5. Zweikammer-Verpackung für Pulver zur Bereitung von Parenteralia. **a** flüssiges Dispersionsmittel; **b** Pulver

Ungeachtet dessen sind die Verfahrenstechniken bei der Herstellung dieser Pulver eine wesentliche Grundlage für die Herstellung von Vor- und Zwischenprodukten der weiteren genannten Arznei- und Darreichungsformen.

Tees, Teemischungen und Drogenpulver

Tees bestehen aus Einzeldrogen. Teemischungen sind Gemenge von unzerkleinerten oder angemessen zerkleinerten Arzneidrogen, denen Drogenextrakte, ätherische Öle oder andere Arzneistoffe zugesetzt sein können.

Stark zerkleinerte Tees oder Teemischungen werden als Drogenpulver oder Pulvertees bezeichnet. Bei Drogen mit stark wirkenden Inhaltsstoffen kann die Einstellung auf einen vorgeschriebenen Wirkstoffgehalt mit einem indifferenten Hilfsstoff notwendig sein (eingestellte Drogenpulver).

Ausgangsprodukte für Tees, Teemischungen und Drogenpulver sind Drogen. Diese sind als getrocknete ganze Pflanzen oder Teile davon und getrocknete Tiere, Teile von Tieren oder Ausscheidungen von Tieren definiert.

Anders als bei den Pulvern im allgemeinen werden Tees aus Ganzdrogen, geschnittenen oder zerschnittenen Drogen sowie Teemischungen in besonderen Teilchengrößen klassifiziert (Tab. 3.5).

Tees und Teemischungen werden im häuslichen Gebrauch des Patienten mit kaltem oder heißem Wasser, in der Apotheke oder industriell auch mit orga-

Tabelle 3.5. Bestandteile und Zerkleinerungsgrade von Tees, Teemischungen und Drogen

Arzneiform	Zerkleinerungsgrad	(μm)
Tee Einzeldroge	grob zerschnitten mittelfein zerschnitten fein zerschnitten grob gepulvert mittelfein gepulvert fein gepulvert	5000
Teemischung Blätter, Blüten, Kräuter	grob zerschnitten	5000
Blätter, Blüten, Kräuter mit über 300 μm dicken Blattorganen	mittelfein zerschnitten	3150
Früchte, Samen, Hölzer, Rinden, Wurzeln, Rhizome	mittelfein zerschnitten	3150
Früchte und Samen mit ätherischem Öl	gequetscht	abhängig vom Ausgangsprodukt
einzeldosierte Packungen oder Kataplasmen (Breiumschlag)	–	250 ... 2000

nischen Lösungsmitteln oder (wäßrigen) Gemischen davon behandelt, wobei wirksame und sonstige Bestandteile gelöst und aus dem unlöslichen Trägermaterial der Droge extrahiert werden. Dabei entstehen die Arzneiformen der Drogenauszüge (s. Kap. 4.2). Drogenpulver können auch als Pulver zur peroralen Anwendung vorgesehen sein.

Die übliche Anwendung durch den Patienten ist die perorale Applikation des wäßrigen Drogenauszugs aus Tees und Teemischungen. Die einzelnen Bestandteile einer Teemischung sollen möglichst gleichmäßig zerteilt sein, um die Dosierungsgleichförmigkeit zu halten. Falls sie sich leicht entmischen, sind sie vor der Abgabe oder der Anwendung erneut durchzumischen.

Ein typisches Beispiel für eine Teemischung aus den Standardzulassungen ist nachfolgend aufgeführt.

Beruhigungstee I

Bestandteile

Baldrianwurzel DAB 10	40,0 g
Pomeranzenschale	10,0 g
Hopfenzapfen	20,0 g
Melissenblätter DAB 10	15,0 g
Pfefferminzblätter DAB 10	15,0 g
	100,0 g

Herstellung

Die für die Herstellung einer Charge benötigten Mengen der Bestandteile werden gemischt und anschließend in die vorgesehenen Behältnisse abgefüllt.

Verpackung

Geklebte Blockbodenbeutel bzw. Seitenfaltbeutel aus einseitig glattem, gebleichtem Natronkraftpapier 50 g/m^2, gefüttert mit gebleichtem Pergamyn 40 g/m^2.

Dispensierung

Die Dispensierung eines größeren Ansatzes erfolgt durch Einzeleinwaagen der Teemischung in die vorgesehenen Behältnisse.

3.1.5 Pharmazeutisch-technologische Qualität

Die pharmazeutisch-technologische Qualität von Pulvern wird wesentlich durch die Homogenität der Mischung, die Fließeigenschaften, den Wassergehalt, die Gleichförmigkeit der Dosierung einzeldosierter Pulver und (bei Pudern) durch das Haftvermögen sowie das Wasseraufsaugvermögen und die Sterilität bestimmt.

Zur Prüfung und Beurteilung der pharmazeutisch-technologischen Qualität von Pulvern werden physikalische Meßverfahren herangezogen.

Teilchengröße und Teilchengrößenverteilung

Die Teilchengrößenbestimmung ist eine Reinheitsprüfung des DAB 10; sie wird im allgemeinen mit Hilfe der Siebanalyse oder mikroskopisch vorgenommen (s. Kap. 2).

Die Teilchengröße eines Pulvers wird bei der Siebanalyse durch eine oder zwei Siebnummern charakterisiert. Die mikroskopische Teilchengrößenbestimmung fordert die Angabe eines Grenzwertes und der Anzahl der Teilchen, deren Größe über diesem Grenzwert liegt.

Die Teilchengrößenverteilung eines Pulvers wird mit den Rückstandsanteilen auf einem Siebturm mit absteigenden Siebnummern ermittelt und tabellarisch oder graphisch dargestellt (Abb. 3.6).

Fließeigenschaft

Die Fließeigenschaft von Pulvern wird mit standardisierten Methoden (s. Kap. 2) bestimmt, die zur Angabe eines Böschungswinkels führen.

Abhängig vom Verwendungszweck, z. B. als Pulver zur peroralen oder lokalen Anwendung oder als Zwischenprodukt zur Kapselfüllung, wird ein möglichst kleiner Böschungswinkel als Maß für eine gute Fließeigenschaft gefordert.

Der Einfluß einer Trocknung von Lactose und eines Zusatzes von hochdispersem Siliziumdioxid auf die Fließeigenschaft ist als Beispiel in Abb. 3.7 dargestellt.

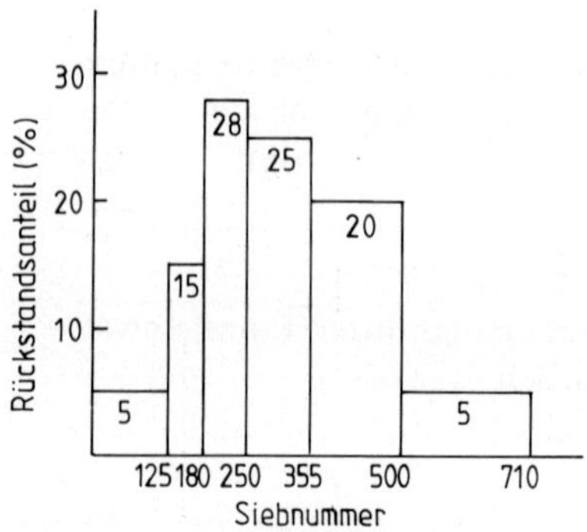

Abb. 3.6. Beispiel einer Teilchengrößenverteilung eines Pulvers, dargestellt als Rückstandsanteile einer Siebreihe

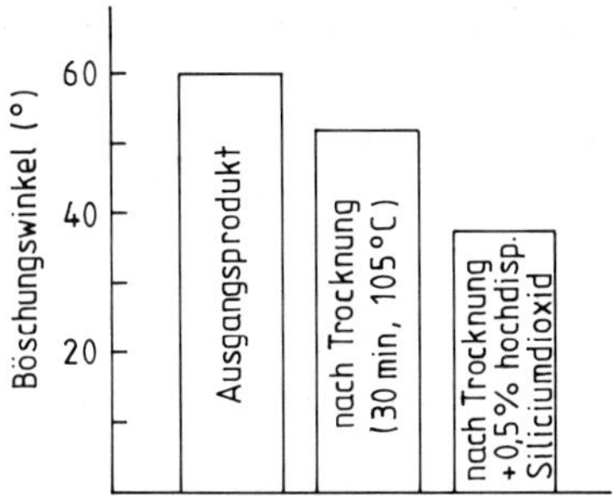

Abb. 3.7. Einfluß von Trocknung und Zugabe von hochdispersem Siliciumdioxid auf die Fließeigenschaft von Lactose (Bestimmungsmethode: Dose/Winkelmesser)

Dichte

In der Praxis bewährte Methoden sind die Bestimmung der Schüttdichte und der Stampfdichte (in g/ml) bzw. ihrer reziproken Größen Schütt- bzw. Stampfvolumen (ml/g), deren Verfahrensweisen in Kap. 2 beschrieben sind.

Im Hinblick auf eine Einheitlichkeit der Dosierung von einzeldosierten Pulvern oder bei der Füllung von Kapseln nach dem Volumendosierungsverfahren muß der Unterschied zwischen Stampf- und Schüttvolumen gering gehalten werden, d. h. daß der Quotient aus beiden gegen 1,0 strebt. Eine Maßnahme dafür kann z. B. die Fraktionierung der Teilchengrößen eines Pulvers sein (Abb. 3.8).

Wassergehalt

Der Wassergehalt eines Pulvers beeinflußt häufig dessen Fließ- und Mischeigenschaften negativ, ungeachtet möglicherweise auch nachteiliger chemischer Einflüsse auf wirksame Bestandteile (Hydrolysegefahr). Ein einfaches, ausgewähltes Verfahren zur Bestimmung des Wassergehalts stellt die Kenntnis des Trocknungsverlustes dar (s. Kap. 2). Je nach Höhe des Trocknungsverlustes der Ausgangsstoffe oder des Endproduktes können Trocknungsmaßnahmen in einer Herstellungsvorschrift festgelegt werden.

Bei bestimmten Pulvern zur Kapselfüllung oder zur Tablettierung beispielsweise sowie auch zur Behebung von elektrostatischen Aufladungen ist eine

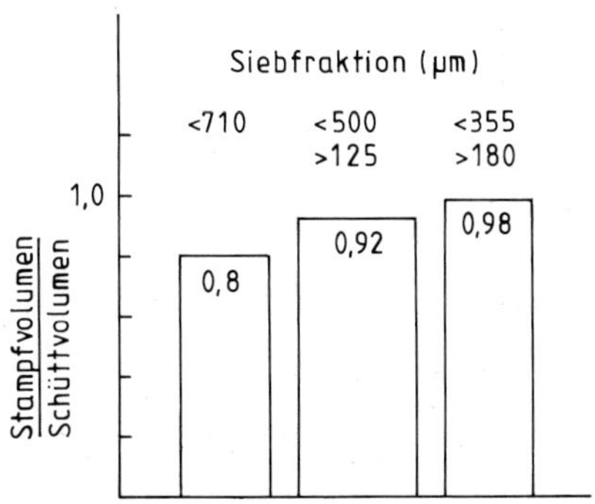

Abb. 3.8. Einfluß der Teilchengröße und der Siebfraktion auf das Verhältnis Stampfvolumen/Schüttvolumen

Restfeuchte durchaus erwünscht. Dieser Wassergehalt führt zu einer Gleichgewichtsfeuchte mit der überstehenden Luft. Die Größenordnung der Gleichgewichtsfeuchte von Pulvern als Zwischenprodukte für Kapselfüllungen sollte im Bereich von 40–60 % r.F. liegen (s. Kap. 3.3).

Gleichförmigkeit einzeldosierter Arzneiformen

Die Gleichförmigkeit einzeldosierter Arzneiformen gewährleistet die Arzneimittelsicherheit für den Patienten und ist nach DAB 10 eine Reinheitsanforderung. Sie wird mit einfachen statistischen Mitteln bestimmt (s. Kap. 2). Neben der Angabe des Mittelwerts ist die Ergänzung der Standardabweichung und der Variationsbreite sinnvoll.

Tab. 3.6 zeigt eine Gegenüberstellung zweier Chargen einzeldosierter Pulver, die beide die DAB 10-Anforderung erfüllen, jedoch hinsichtlich ihrer Standardabweichungen und Variationsbreiten in ihrer Qualität unterschiedlich zu beurteilen sind.

Tabelle 3.6. Prüfung auf Gleichförmigkeit der Masse

Einheit x_i	Masse der Einzeldosis (mg) Muster 1	Muster 2	Einheit x_i	Masse der Einzeldosis (mg) Muster 1	Muster 2
1	400	425	11	394	388
2	412	432	12	398	398
3	406	426	13	402	412
4	396	386	14	404	416
5	399	382	15	398	410
6	392	377	16	410	390
7	404	418	17	400	396
8	402	412	18	398	392
9	405	408	19	404	410
10	396	380	20	402	408

Berechnungen	Muster 1	Muster 2
nach DAB 10:		
N ( )	20	20
Σx_i (mg)	8022	8066
$\frac{\Sigma x_i}{N} = \bar{x}_i$ (mg)	401,1	403,3
$\pm$ 7,5 % v. $\bar{x}_i$	$\pm$30,1	$\pm$30,2
$\pm$15 % v. $\bar{x}_i$	$\pm$60,2	$\pm$60,4
Anzahl im Bereich:		
$\pm$ 7,5 %	20	20
$\pm$15 %	20	20
Anzahl außerhalb:		
$\pm$15 %	0	0
Beurteilung nach DAB 10	entspricht	entspricht

Tabelle 3.6. (Fortsetzung)

Berechnungen	Muster 1	Muster 2
nach statistischen Gesichtspunkten:		
Variationsbreite absolut:		
$x_{i\,max}$ (mg)	412	432
$x_{i\,min}$ (mg)	392	377
in Bezug auf $\bar{x}_i$:		
x_{max} (%)	+2,7	+7,1
x_{min} (%)	−2,3	−6,5
Standardabweichung		
s (mg)	±5,06	±16,35
s_{rel} (%)	±1,26	± 4,05
Beurteilung	gut	ausreichend

Mikrobieller Zustand

Der mikrobielle Zustand von Pulvern, die als Fertigarzneimittel gehandelt werden, unterliegt unterschiedlichen Anforderungen des DAB 10 (Tab. 3.7).

Pyrogene

Pulver zur Herstellung von Parenteralia: Wenn eine Prüfung auf Bakterien-Endotxine weder vorgeschrieben noch zugelassen ist, müssen die Zubereitungen der „Prüfung auf Pyrogene" (s. Kap. 2) entsprechen.

Tabelle 3.7. Anforderungen an den mikrobiellen Zustand von Pulvern

Darreichungsform	Kat.	Anforderung (Keime/g o. ml) (vereinfacht)
Pulver zur peroralen Anwendung	3	<1000 Bakterien < 100 Schimmelpilze u. Hefen
Pulver zur Herstellung von Flüssigkeiten zur peroralen Anwendung	3	<1000 Bakterien < 100 Schimmelpilze u. Hefen < 100 Enterobakterien
Pulver zur lokalen Anwendung	2	< 100 Mikroorganismen
Pulver zur lokalen Anwendung auf großen, offenen Wunden oder schwer erkrankter Haut	1	steril
Pulver zur Bereitung von Parenteralia	1	steril
Tees, Teemischungen, Drogen und Drogenpulver	3, 4a, 4b	(s. Tab. 2.5)

3.2 Granulate

3.2.1 Definition

Granulate sind Arzneiformen, die aus festen und trockenen Körnern bestehen, wobei jedes Korn ein Agglomerat aus Pulverteilchen mit genügender Festigkeit darstellt, um verschiedene Handhabungen zuzulassen.

Es werden stäbchenförmige, zylindrische, würfelförmige und kantig kugelartige Granulate mit aufgerauhter oder glatter Oberfläche von rein kugelförmigen Pellets mit glatter Oberfläche unterschieden (Abb. 3.9). Ihr Teilchengrößenbereich liegt zwischen 500 und 2 000 μm. Sie enthalten einen oder mehrere wirksame Bestandteile mit oder ohne Hilfsstoffe und, falls erforderlich, zugelassene Farb- und Aromastoffe.

3.2.2 Verwendungszweck

Granulate sind zur peroralen Anwendung bestimmt. Bestimmte Granulate werden geschluckt, denn die Einnahme ist im Vergleich zu einem Pulver wesentlich leichter. Andere werden gekaut oder wie Pulver vor der Einnahme in Wasser oder anderen geeigneten Flüssigkeiten gelöst oder zerfallen gelassen.

Granulate gibt es in Form von Einzeldosis- oder Mehrdosenzubereitungen. Mehrdosenzubereitungen erfordern die Verwendung eines Meßgefäßes, das die vorgeschriebene Menge abzumessen gestattet. Bei Einzeldosiszubereitungen ist jede Dosis in einem Einzelbehältnis, z. B. einer kleinen Tüte oder Beutel (Sachet) oder in einem Glasbehältnis, einzel- oder mehrfachdosiert, abgepackt (Abb. 3.10).

3.2.3 Herstellungsverfahren

Granulate werden meist aus der Pulvermischung der wirksamen und sonstigen Bestandteile entweder auf trockenem oder auf nassem Wege hergestellt.

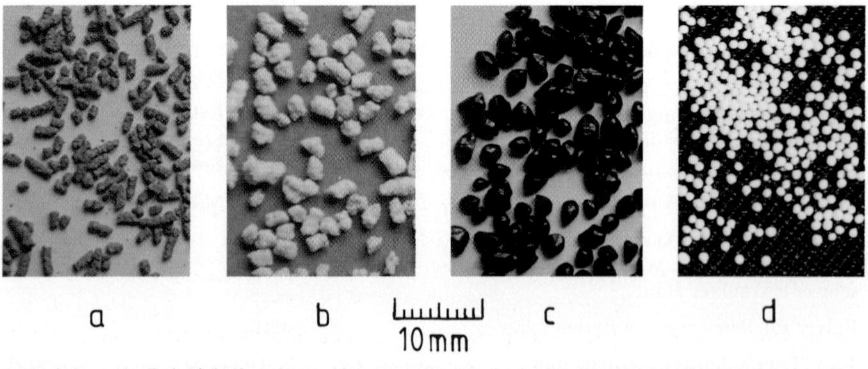

Abb. 3.9 a – d. Beispiele für Granulate. **a** zylindrisch, lang; **b** zylindrisch, kurz; **c** kantig, überzogen; **d** kugelförmig (Pellets)

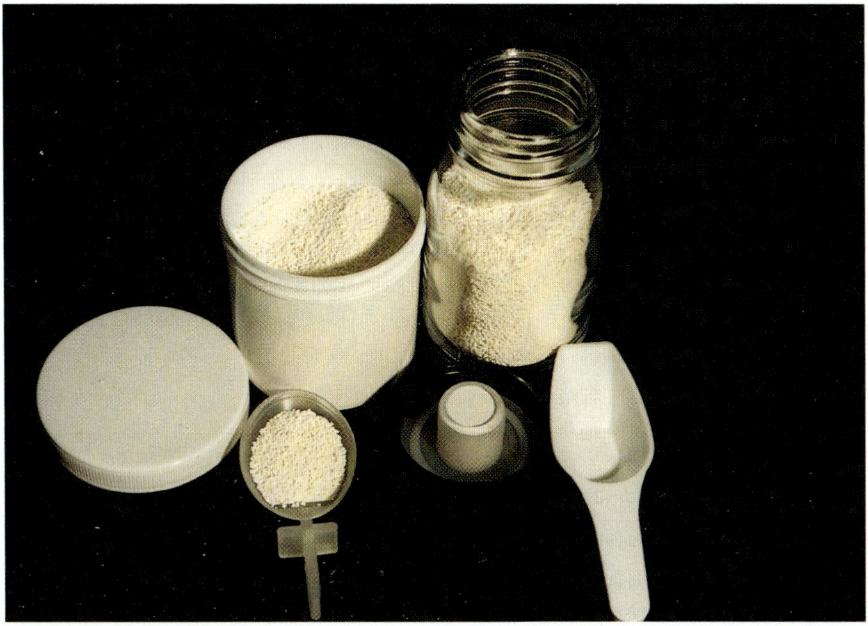

Abb. 3.10. Granulate in Mehrfachdosenbehältnissen und Meßlöffel

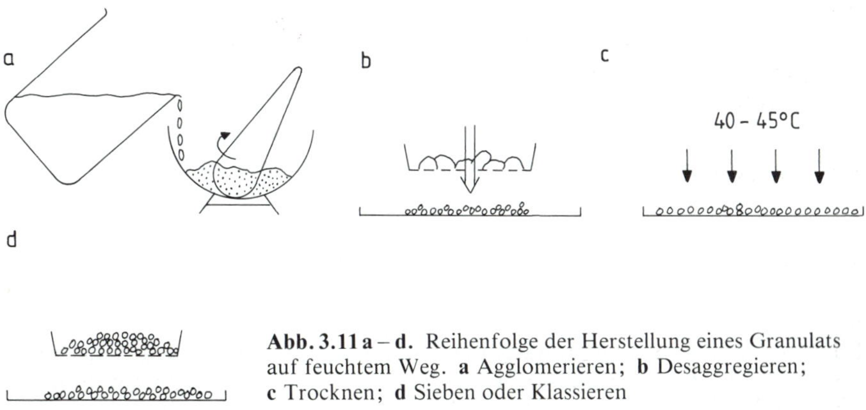

Abb. 3.11 a – d. Reihenfolge der Herstellung eines Granulats auf feuchtem Weg. **a** Agglomerieren; **b** Desaggregieren; **c** Trocknen; **d** Sieben oder Klassieren

Grundsätzlich gliedert sich die Herstellung in die Grundoperationen Aggregieren oder Agglomerieren, Desaggregieren auf die gewünschte Teilchengröße, Trocknen mit anschließendem Egalisieren bzw. Klassieren (Abb. 3.11).

Abhängig vom Verfahren wird eine abbauende von einer aufbauenden Granulierung unterschieden, je nachdem, ob das Vorprodukt zunächst zu größeren aggregierten Massen mit anschließender Zerkleinerung auf die gewünschte Agglomeratgröße abgebaut wird, oder ob das Vorprodukt in geeigneter Weise auf diese Größe der Agglomerate aufgebaut wird. Die Herstellungsverfahren der Granulate sind in Tab. 3.8 zusammengefaßt.

Tabelle 3.8. Herstellungsverfahren für Granulate

Feuchtgranulierung unter Verwendung von	
Klebstofflösungen	Lösungsmitteln
Formung	
Abbaugranulate	Aufbaugranulate
Mischen, Befeuchten und Agglomerieren zu größeren Agglomeraten	Mischen, Befeuchten, Agglomerieren und Trocknen bis zur gewünschten Granulatgröße
Desaggregieren oder Extrudieren zur gewünschten Granulatgröße	(1 Arbeitsgang)
Trocknung	
Klassierung	
Klebstoffgranulate	Krustengranulate
Trockengranulierung unter Verwendung von	
Druck	Wärme
Formung	
Mischen, Kompaktieren oder Brikettieren Aufbaugranulat: ohne Desaggregieren Abbaugranulat: mit Desaggregieren	Mischen, Schmelzen, Erstarren bei Abkühlung
Klassierung	
Brikettgranulate	Schmelzerstarrungsgranulate

Für die Rezeptur und Defektur in der Apotheke sind am ehesten feuchte, abbauende Granulationsverfahren geeignet. Dabei wird das pulverförmige Vorprodukt z. B. in einer Reibschale mit einer Klebstofflösung oder mit einem Lösungsmittelgemisch so homogen durchfeuchtet, daß diese Masse mit einem Pistill zu größeren Aggregaten verdichtet werden kann. Diese werden dann durch ein Sieb oder eine Lochscheibe auf die gewünschte Größe zerkleinert. Das noch feuchte zerkleinerte Granulat wird getrocknet und anschließend klassiert, indem der Pulveranteil abgetrennt wird. Auf diese Weise entstehen Klebstoff- und Krustengranulate. Beim Trocknungsvorgang werden das Haftwasser und z. T. das Kapillarwasser entfernt. Die Restfeuchte des Endprodukts resultiert aus dem Kapillarwasser zwischen den Pulverteilchen und dem absorbierten Wasser auf dessen Oberfläche (Abb. 3.12). Ist das Kapillarwasser bei Klebstoffgranulaten durch Klebstoffe gerüstartig stabilisiert, entsteht eine höhere Festigkeit dieser Granulatkörner als ohne Klebstoffe bei den durch Verkrustung gebildeten Krustengranulaten.

Industriell werden daneben häufig die Verfahren der Sprühgranulierung (feucht, aufbauend, gleichzeitige Trocknung), der Pelletisierung (feucht, aufbauend, anschließende Trocknung) und der Brikettierung (trocken, auf- oder abbauend) angewendet. Seltener wird die Herstellung von Schmelzerstarrungsgranulaten angetroffen. Auch bei diesen genannten Verfahren muß sich u. U. eine Klassierung anschließen.

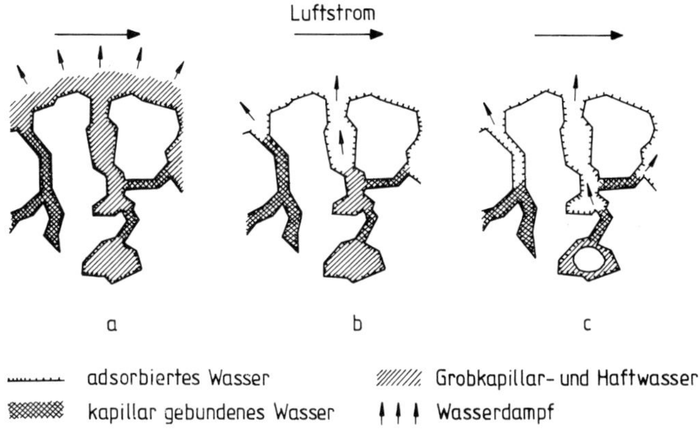

Abb. 3.12 a – c. Entfernung der Feuchtigkeit aus einem Granulat während des Trocknens. **a** Ausgangsstadium; **b** Zwischenstadium; **c** Endstadium

Die Dispensierung in Einzel- oder Mehrdosenbehältnisse wird nach Masse- oder Volumendosierverfahren vorgenommen. Im kleineren Apothekenmaßstab wird auch bei Granulaten eine Pulverschere oder ein anderes geeignetes Meßgefäß angewendet. Industriell sind Volumendosierungsverfahren unterschiedlicher Techniken die Regel.

Primärverpackungen für Mehrfachdosengranulate sind dichtschließende Behältnisse aus Glas oder Kunststoff vorzugsweise aus Polypropylen, ggf. mit Trockenmittelpatronen im Verschluß. Dieser Verpackung wird ein Meßgefäß oder -löffel beigefügt. Einzeldosisgranulate können wie die Pulver in Pulverkapseln (Konvoluten) oder in der Menge angepaßte Tüten aus Papier, Kunststoff, Verbundfolien dispensiert werden. Als Sekundärverpackung ist ein Umkarton üblich, für die Pulverkapseln traditionell auch eine Schiebeschachtel.

3.2.4 Darreichungsformen

Nicht überzogene Granulate

Einfache, nicht überzogene Granulate werden als solche oder in Wasser gelöst oder dispergiert peroral eingenommen. Sie enthalten neben den wirksamen Bestandteilen häufig Hilfsstoffe mit unterschiedlichen Funktionen: z. B. Füllstoffe zur Erhöhung der granulierfähigen Menge, Zerfallsbeschleuniger, Geschmacksstoffe, Aroma- und Farbstoffe. Bei Klebegranulaten wird ein Klebstoff entweder trocken zur Pulvermischung zugesetzt, um anschließend mit einem Lösungsmittel durchfeuchtet zu werden, oder unmittelbar in Form einer Klebstofflösung. Wie bei den Krustengranulaten wird das verwendete Lösungsmittel bei der Trocknung bis auf eine wasserbedingte Restfeuchte weitgehend entfernt.

Eine Auswahl häufig verwendeter Hilfsstoffe für Granulate enthält Tab. 3.9.

Tabelle 3.9. Hilfsstoffe zur Granulierung

Klebegranulate		Krustengranulate
Klebstofflösungen (meist wäßrig, z. T. alkoholisch-wäßrig)		Lösungsmittel
Gelatine	2 – 5 %	Ethanol
Arabisch-Gummi	10 – 15 %	Ethanol-Wasser-Gemische
Stärkearten	5 – 20 %	Zuckersirupe 50 – 66 %
Celluloseether	1 – 6 %	

Ein typisches apothekengerechtes, nicht überzogenes Klebegranulat ist nachfolgend im Detail aufgeführt. Ein Krustengranulat ist unter Brausegranulaten näher beschrieben.

Brausegranulate

Brausegranulate sind nicht überzogene Granulate, die saure Substanzen und Carbonate oder Hydrogencarbonate enthalten, die im Wasser rasch Kohlendioxid freisetzen. Diese Reaktion bewirkt eine Zerfallsbeschleunigung. Sie werden vor der Einnahme in Wasser gelöst oder dispergiert.

Die Hilfsstoffe sind in Tab. 3.3 (s. Kap. 3.1.4) bereits genannt. Eine Feuchtgranulierung der sauren Substanzen und der Carbonate bzw. Hydrogencarbonate wird getrennt vorgenommen. Zur Verminderung der Schaumentwicklung bei Wasserzugabe kann ein Hydrogencarbonat-Granulat mit einem Lösungsverzögerer wie Polyvinylpyrrolidon zugesetzt werden. Empfehlenswert ist eine separate Granulierung aller Bestandteile auf gleiche Teilchengröße.

Ein für die Apotheke geeignetes Brausegranulat ist eine Mischung von Krustengranulaten aller Bestandteile zu einem Paracetamol-Brausegranulat, dessen Herstellung nachfolgend beschrieben ist.

Granulate zur Herstellung von Flüssigkeiten zur peroralen Anwendung

Diese Arzneiform dient zur Herstellung der Darreichungsformen Lösungen, Suspensionen oder Emulsionen zur peroralen Anwendung und fällt somit unter die sog. Trockensäfte. Sie werden meist aus Gründen der Haltbarkeit eines oder mehrerer Bestandteile erst unmittelbar vor der Anwendung in ihre Darreichungsform überführt. Die einzeln oder gemeinsam granulierten Bestandteile haben dabei die gleichen Funktionen wie die in Kap. 3.1.4 beschriebenen Trockensäfte aus pulverförmigen Bestandteilen.

Tannin-Albumin-Granulat

Bestandteile

Tannin-Albumin		0,5 g
Propylbenzoat DAB 10		0,002 g
Ethacridinlactat DAB 10		0,1 g
Weizenstärke DAB 10		0,15 g
Polyvinylpyrrolidon (Kollodin 25)		0,02 g
Ethanol 70 % DAB 10	etwa	1,33 g
	feucht etwa	2,102 g
	trocken etwa	0,82 g

Herstellung

Tannin-Albumin wird mit einer 10 %igen Lösung des Propylbenzoats in Ethanol 96 % durchfeuchtet und gemischt. Nach Trocknen dieser Mischung bei 45 °C werden das Kollidon, das Ethacridinlactat und die Weisenstärke nacheinander untergemischt. Diese Mischung wird mit dem Ethanol 70 % befeuchtet und durchgeknetet. Dabei soll die Masse als relativ feuchter Teig zusammenhaften.

Die Masse wird sofort durch ein Sieb 2 000 gepreßt oder durch eine Lochscheibe mit etwa gleich großen Öffnungen extrudiert und auf ein Filterpapier ausgebreitet. Das feuchte Granulat wird bei 45 °C im Trockenschrank getrocknet, bis kein Ethanolgeruch mehr wahrnehmbar ist.

Die Klassierung erfolgt durch Zerteilen zusammenhaftender Granulatpartikel auf Sieb 2 800 und durch Abtrennen des Pulveranteils mit Sieb 710.

Der Restwassergehalt des Granulats soll bei 6 % liegen (Bestimmung nach Trocknung im Trockenschrank bei 110 °C über 2 h). Ggf. muß die Einzeldosis dem ermittelten Restwassergehalt angepaßt werden.

Verpackung

Dichtschließende Behältnisse aus Braunglas, 2 ml-Meßlöffel.

Dispensierung

Die Dispensierung erfolgt durch Einzeleinwaagen von einem Vielfachen der Einzeldosis der Pulvermischung in die vorgesehenen Behältnisse.

Möglichkeit 1: Einwaage von einem Vielfachen von je etwa 0,82 g in die Weithalsgläser.

Möglichkeit 2: Einwaage von je etwa 0,82 g in die Papierbeutel.

Acetylsalicylsäure-Brausegranulat

Bestandteile

	I	X
Acetylsalicylsäure-Granulat*) (500)	0,5 g	5,0 g
Natriumhydrogencarbonat-Granulat (500)	1,43 g	14,3 g
Citronensäure krist. (500)	1,1 g	11,0 g
Sorbitol-Granulat*) (500)	zu 10,0 ml	zu 100,0 ml

*) Handelsprodukte, ggf. klassieren.

Herstellung

Das Natriumhydrogencarbonat wird auf feuchtem Weg unter Zusatz von 5 % Polyvinylpyrrolidon 30000 mit Ethanol 70 % zu einem Granulat mit der Teilchengröße 500 µm hergestellt.

Die kristalline Zitronensäure wird ggf. klassiert oder, falls ihre Teilchengröße zu klein ist, mit Ethanol 50 % zu einem Krustengranulat mit der Teilchengröße 500 µm verarbeitet.

Bei trockener Umgebungsluft werden Acetylsalicylsäure-Granulat, Natriumhydrogencarbonat-Granulat und Citronensäure krist./-Granulat gemischt. Die Mischung wird locker in einen Meßzylinder geschüttet. Mit Sorbitol-Granulat wird zum Nennvolumen aufgefüllt. Dieser Ansatz wird erneut gemischt und das Nennvolumen kontrolliert. Ggf. wird erneut mit Sorbitol-Granulat auf das Nennvolumen aufgefüllt und nochmals gemischt.

Verpackung

Dichtschließendes Weithalsbehältnis aus Braunglas, 10 ml-Meßlöffel.

Überzogene Granulate

Überzogene Granulate sind im allgemeinen Darreichungsformen in Mehrdosenbehältnissen, die aus Granulatkörnern mit einer oder mehreren Überzugsschichten aus Mischungen verschiedener Substanzen bestehen. Die für den Überzug verwendeten Substanzen werden im allgemeinen in Form einer Lösung oder Suspension unter Bedingungen so aufgetragen, daß bereits während der Herstellung die Flüssigkeit verdunstet wird, um ein Durchfeuchten der Granulatkörner zu vermeiden.

Die Überzüge dienen bei dieser Art von Granulaten zur mechanischen Erhöhung der Festigkeit der Granulatkörner, dem Schutz eines oder mehrerer Bestandteile vor zersetzenden Einflüssen durch Licht, Luft oder Feuchtigkeit sowie der Geschmacksüberdeckung unangenehm schmeckender Bestandteile. Die Hilfsstoffe für überzogene Granulate sind im wesentlichen mit denen für überzogene Tabletten identisch (s. Kap. 3.4.4).

Die Darreichungsform der überzogenen Granulate ist in der kleinmaßstablichen Herstellung in der Apotheke nicht gebräuchlich, so daß typische Beispiele in Vorschriftensammlungen nicht angetroffen werden.

Magensaftresistent-überzogene Granulate

Magensaftresistent-überzogene Granulate sind Granulate, die mit einer oder mehreren Überzugsschichten überzogen sind. Diese Schichten sind im Magensaft beständig und zerfallen erst im Darm. Diese Maßnahme kann sowohl dem Schutz der Magenschleimhaut vor den Bestandteilen oder dem Schutz der Bestandteile vor dem sauren Milieu des Mageninhalts dienen. Um dies zu erreichen, werden Substanzen wie Celluloseacetatphthalat sowie anionische Copolymere der Methacrylsäure und deren Ester als Überzugsmaterial verwendet.

Die Herstellung der Überzüge erfolgt in gleicher Weise wie bei den überzogenen Granulaten oder den überzogenen Tabletten.

Die Hilfsstoffe für magensaftresistente Überzüge sind bei den überzogenen Tabletten in Kap. 3.4.4 aufgeführt, weil bei diesen ihre Verwendung erheblich häufiger ist als bei den Granulaten. So sind auch apothekenübliche Vorschriften zu dieser Darreichungsform nicht bekannt.

Granulate mit modifizierter Wirkstofffreisetzung

Granulate mit modifizierter Wirkstofffreisetzung sind überzogen oder nicht überzogen. Sie werden unter Einsatz von speziellen Hilfsstoffen oder besonderen Verfahren oder mit beidem hergestellt, um Geschwindigkeit oder Ort der Freisetzung des oder der Wirkstoffe gezielt im Magen-Darm-Trakt zu verändern.

Diese Granulate sind meist Füllmittel für Kapseln oder Zwischenprodukt der Tablettenherstellung und auch suspendierter Teil von Flüssigkeiten zur peroralen Anwendung mit verzögerter oder verlangsamter Wirkstofffreisetzung.

Überzogene Granulate mit modifizierter Wirkstofffreisetzung werden ebenso hergestellt wie derartige Tabletten mit gleicher Eigenschaft. Die Herstellungsverfahren sind dort beschrieben.

Eine andere Verfahrensweise geht vom Zusatz freisetzungsverzögernder oder verlangsamender Hilfsstoffe zu den wirksamen und sonstigen Bestandteilen in einer Pulvermischung aus, die granuliert, getrocknet und klassiert wird. Wichtige Hilfsstoffe für die genannten Maßnahmen sind die in Tab. 3.19 aufgeführten Derivate der Cellulose und von Polyacrylaten (s. Kap. 3.4.4).

3.2.5 Pharmazeutisch-technologische Qualität

Teilchengröße

Die pharmazeutisch-technologische Qualität eines Granulats wird durch eine homogene Teilchengröße bewirkt. Sie bewirkt unmittelbar die Fließeigenschaften und die Gleichförmigkeit der Masse bei Volumendosierungen sowohl in der Anwendung als auch bei der weiteren Verarbeitung z. B. als Kapselfüllgut oder Tablettenzwischenprodukt. Mit dem auf- oder abbauenden Herstellungsverfahren kann bereits eine weitgehend einheitliche Teilchengröße hergestellt werden. Eine notwendige Absiebung eines Pulveranteils von bis zu 10 % ist akzeptabel für eine gute Ausbeute.

Fließeigenschaften

Die Fließeigenschaften von Granulaten sind gegenüber Pulvern durch die sehr viel geringere Kontaktfläche der Teilchen untereinander deutlich verbessert. Auch bei Granulaten kann der Böschungswinkel als Meßgröße herangezogen werden. Böschungswinkel unter 40° sind die Regel.

Dichte

Bedingt durch die einheitliche Teilchengröße von Granulaten ist der Unterschied zwischen Schütt- und Stampfvolumen noch geringer als bei Pulvern. Diese Größen sind qualitätssteuernd, da sie sich auf die Einheitlichkeit der Dosierung während der Dispensierung mit vibrierenden Maschinen auswirken. Die Angabe von Schütt- und Stampfvolumen ist als Qualitätsmerkmal in der Dokumentation der Herstellung obligatorisch.

Wassergehalt

Für die durch Feuchtgranulierung gewonnenen Granulate ist eine Restfeuchte für den Zusammenhalt notwendig, während dies bei den Trockengranulaten unerheblich ist. Die Feuchtigkeitsgehalte von Zu- und Abluft beim Trocknen sind Größen zur Steuerung und Beendigung des Trocknungsprozesses, wie in Abb. 3.13 dargestellt ist. Als Zielgrößenbereich gilt auch bei den Granulaten eine Gleichgewichtsfeuchte zwischen 40 und 60 % r.F.

Mechanische Festigkeit

Eine ausreichende mechanische Festigkeit von Granulaten ist ein Qualitätsmerkmal für die Anwendung als Endprodukt z. B. beim Transport oder der Lagerung und die Verwendung als Zwischenprodukt z. B. Dispensieren mit vibrierenden Maschinen.

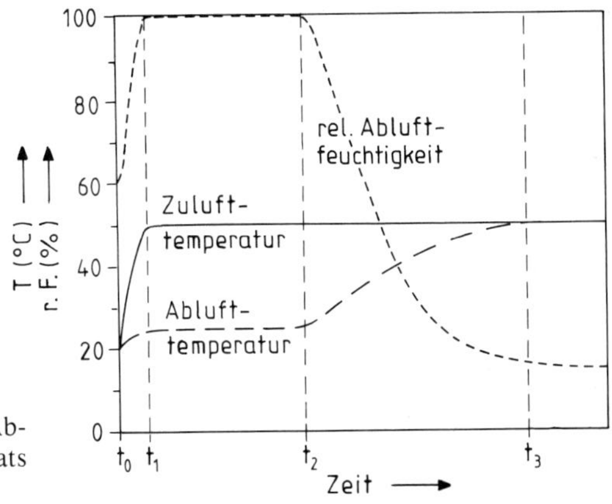

Abb. 3.13. Temperatur der Zu- und Abluft sowie Feuchtigkeit des Granulats beim Trocknen im Luftstrom

Die mechanische Festigkeit wird in der industriellen Praxis über den Rollabrieb in einer speziellen Apparatur, die das Granulat einer mechanischen Belastung aussetzt und der entstandene Pulveranteil festgestellt wird, ermittelt. Bei Granulaten sind Rollabriebsanteile von bis zu 5 % vertretbar.

Für die Apothekenpraxis sind normierte Schwenkbewegungen in einem zu einem Drittel gefüllten Behältnis und die anschließende Bestimmung des Pulveranteils ersatzweise möglich.

Gleichförmigkeit einzeldosierter Arzneiformen

Einzeldosierte Granulate unterliegen nach DAB 10 der Prüfung auf Gleichförmigkeit der Masse oder des Gehalts, je nachdem ob die Wirkstoffdosis bzw. der Wirkstoffanteil an der Einzeldosis die Grenze von 2 mg bzw. 2 % unterschreitet (s. Kap. 2). Eine Prüfung auf Gleichförmigkeit der Masse ist nach DAB 10 bei einzeldosierten überzogenen Granulaten von dieser Pflicht ausgenommen, da der Überzugsanteil von Granulatkorn zu Granulatkorn variieren kann.

Zerfallszeit

Eine Prüfung der Zerfallszeit ist nach DAB 10 nur für Brausegranulate obligatorisch (s. Kap. 2). Brausegranulate entsprechen dieser Prüfung, wenn jede der 6 geprüften Einzeldosen innerhalb von 5 min zerfallen ist.

Wirkstofffreisetzung

Das DAB 10 läßt die Prüfung auf Wirkstofffreisetzung aus festen oralen Arzneiformen für Granulate als zusätzliche Prüfung zu, ohne sie obligatorisch zu machen. Sinnvoll ist diese Prüfung sicher bei magensaftresistenten Granulaten und bei Granulaten mit modifizierter Wirkstofffreisetzung als für den Ver-

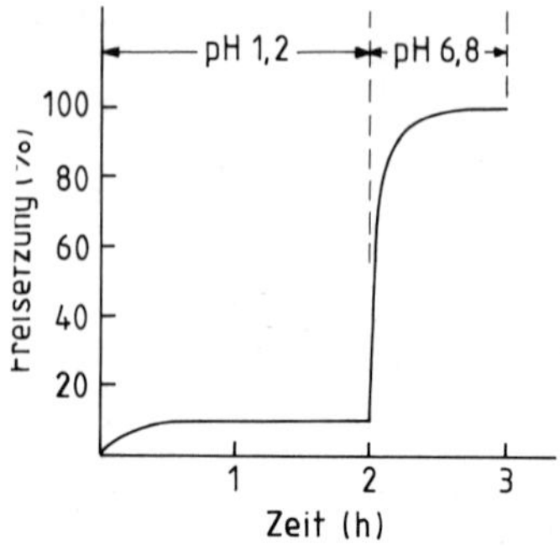

Abb. 3.14. Wirkstofffreisetzung aus einem magensaftresistenten Granulat (Bestimmung: Blattrührer-Methode)

braucher bestimmte endgültige Darreichungsform. Ein Ergebnis einer derartigen Prüfung eines magensaftresistenten Granulats zeigt Abb. 3.14.

Mikrobieller Zustand

Granulate fallen in die Kategorie 3 der Anforderungen des DAB 10 (s. Tab. 2.5). Besondere Vorsicht ist bei solchen Bestandteilen wie z. B. Gelatine oder Arabisch Gummi geboten, auf denen ein Keimwachstum erleichtert ist.

3.3 Kapseln

3.3.1 Definitionen

Zu den Kapseln zählen Arzneiformen verschiedenartiger Form, Größe und Zusammensetzung. Im Einzelnen werden Kapseln, Mikrokapseln und Nanopartikel unterschieden.

Kapseln sind feste Darreichungsformen mit einer harten, aus zwei Teilen zusammengesteckten oder mit einer weichen, einteiligen, geschlossenen Hülle von unterschiedlicher Form und Größe. Üblicherweise enthalten sie eine Einzeldosis eines oder mehrerer Arzneistoffe ggf. im Gemisch mit einem oder mehreren Hilfsstoffen (Abb. 3.15).

Mikrokapseln sind feste, pulverförmige Ein- oder Umhüllungen von festen, flüssigen oder gasförmigen Stoffen mit einem oder mehreren Polymeren als Hüllmaterial, während Mikrosphärulen feste, pulverförmige Matrixeinbettungen der gleichen Ausgangsstoffe sind. Der Teilchendurchmesser beider Formen liegt zwischen 1 und 1 000 µm (Abb. 3.16).

Nanopartikel sind feste, einen oder mehrere Arzneistoffe enthaltende Arzneiformen. Sie bestehen aus Polymeren, in denen diese Bestandteile gelöst, solubilisiert, eingebettet oder verkapselt oder an die sie adsorbiert sind. Der Teilchendurchmesser liegt in einer Größenordnung von 10 bis 1 000 nm (Abb. 3.17).

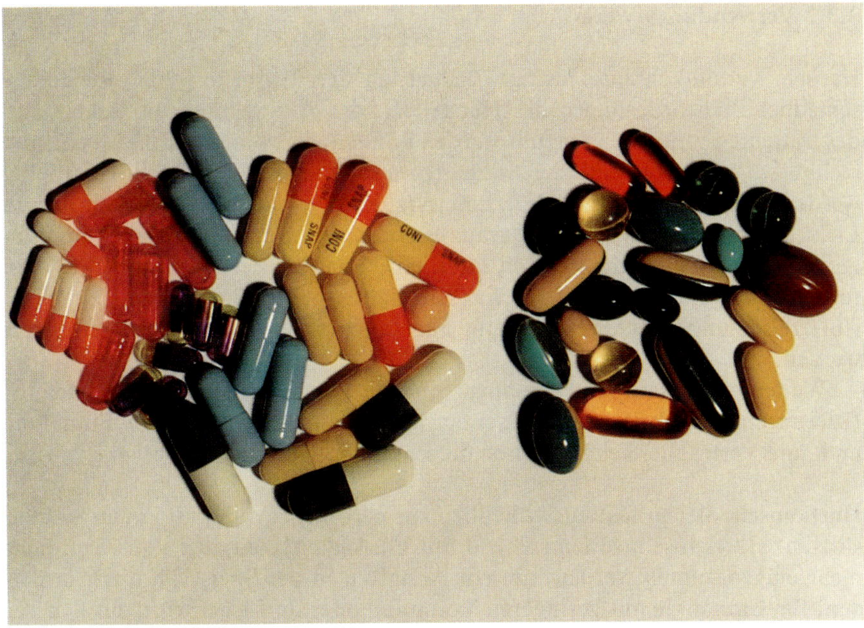

Abb. 3.15. Hart- und Weichkapseln

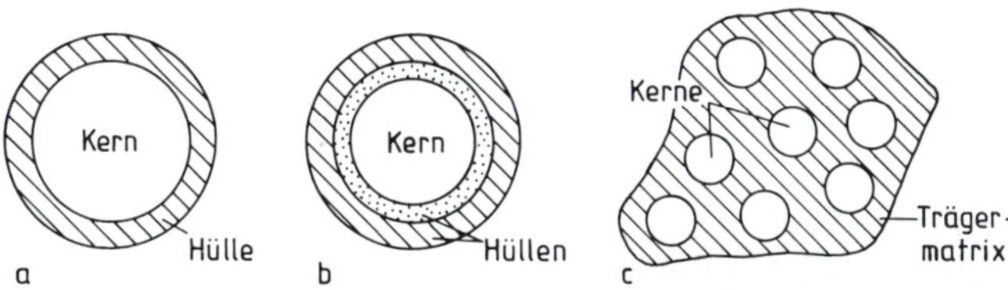

Abb. 3.16 a – c. Mikrokapseln und Mikrosphärulen. **a** einwandige; **b** doppelwandige Mikrokapsel; **c** Mikrosphärule

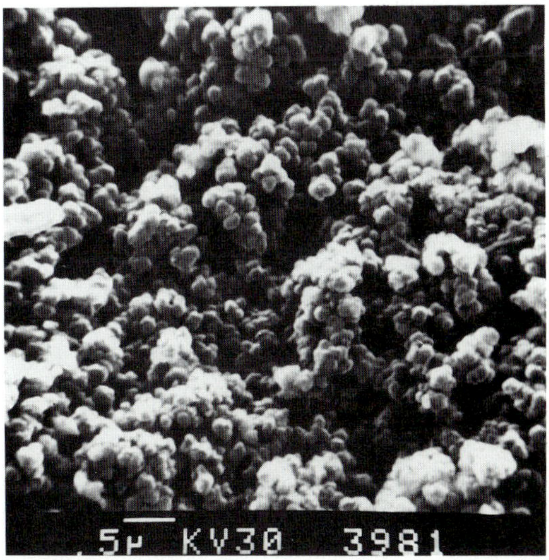

Abb. 3.17. Nanokapseln aus 20)

3.3.2 Verwendungszweck

Kapseln verdanken ihre heutige Bedeutung der Tatsache, daß ganz unterschiedliche Anforderungen des Herstellers, des Arztes, des Apothekers und des Patienten weitgehend erfüllt werden können. Es können empfindliche und technologisch problematische Arzneistoffe schonend und rationell verarbeitet werden. Die Gelatinehülle schützt die Arzneistoffe vor den Umwelteinflüssen Licht, Luft und Feuchtigkeit. Daraus ergibt sich eine gute Haltbarkeit und Lagerungsfähigkeit. Technologisch kann eine hohe Dosierungsgenauigkeit von festen, flüssigen und halbfesten Kapselfüllgütern realisiert werden. Die Wirkstofffreisetzung ist gesichert, kann aber auch zum Retardeffekt verlängert werden.

Weiter bedeutsam sind die ansprechende Form, Farbgebung und Identifizierungsmöglichkeit sowie Geschmacksneutralität, problemlose Einnahme und gute Verträglichkeit, wodurch die Patienten-Compliance verbessert wird.

Hartkapseln dienen fast ausschließlich zur peroralen Applikation von Arzneistoffen. Hartkapseln sollen stehend mit Flüssigkeitsvolumina von 75 ml oder mehr eingenommen werden, um ein Anhaften in der Speiseröhre zu vermeiden. Bei Einnahme mit geringeren Volumina oder im Liegen wird ein sicherer Transport in den Magen unwahrscheinlicher (Abb. 3.18). Das Anhaften rührt von den klebenden Eigenschaften der Gelatine und aus dem häufig geringen spezifischen Gewicht der Hartkapsel her. Durch den Lufteinschluß im halbkugeligen Oberteil erhalten Hartkapseln zusätzlichen Auftrieb, der erst mit viel Flüssigkeit überwunden wird und eine sichere Passage in den Magen gewährleistet.

Schließlich bietet die Hartkapsel dem Arzt und Apotheker die Möglichkeit z. B. der individuell angepaßten Zusammensetzung.

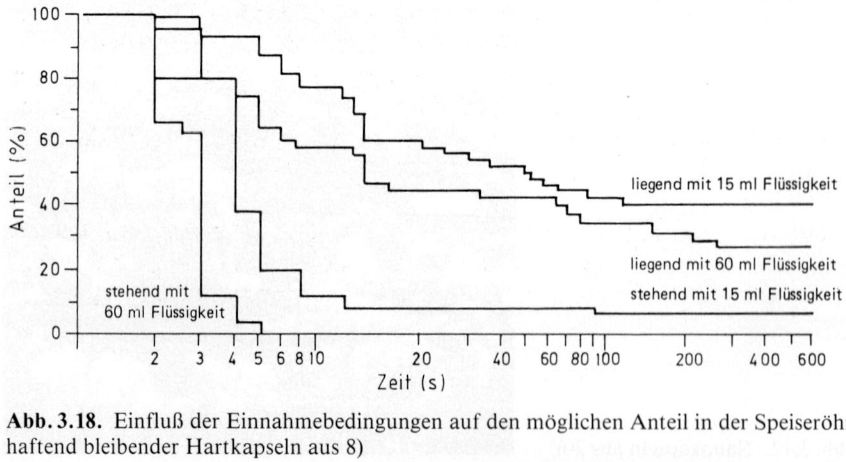

Abb. 3.18. Einfluß der Einnahmebedingungen auf den möglichen Anteil in der Speiseröhre haftend bleibender Hartkapseln aus 8)

Die nur noch vereinzelt auftretende **Stärkekapsel** soll vor der peroralen Einnahme gut befeuchtet werden, um ein Anhaften in der Speiseröhre zu vermeiden. Während die Gelatinehüllen sich im Gastrointestinaltrakt, Mund oder Rektum auflösen, wird die Stärkehülle dort verdaut, wodurch erst der Arzneistoff freigesetzt wird.

Weichkapseln haben gegenüber den Hartkapseln vielfältigere Anwendungen und Einsatzgebiete.

Perorale Weichkapseln sind unter den verschiedenen Weichkapselanwendungen die häufigsten. Grundsätzlich sind auch sie mit Flüssigkeit einzunehmen, jedoch sind Probleme des Anhaftens in der Speiseröhre wie bei den Hartkapseln nicht bekannt geworden.

Zerbeißkapseln sind Weichkapseln mit Arzneistoffen, die durch die Mundschleimhaut hindurch in den systemischen Kreislauf absorbiert werden. Sie werden spontan nach dem Zerbeißen freigesetzt, um den Wirkungseintritt zu beschleunigen. **Lutschkapseln** sind Weichkapseln und enthalten Arzneistoffe zur lokalen Behandlung von Mundschleimhauterkrankungen. Sie setzen den Arzneistoff meist aus der Hülle solange frei, wie diese erhalten bleibt.

Weichkapseln zur rektalen Anwendung sind Teil der Monographie „Suppositorien" DAB 10. Sie sind der Anwendung entsprechend zylindrisch, spitzkegelig oder torpedoartig geformt. Sie können sich von den Weichkapseln durch einen Überzug aus wachsartigen Silanolen unterscheiden, die das Einführen in das Rektum erleichtern, damit das Kleben oder Anhaften auf der Schleimhaut vermieden wird.

Weichkapseln zur vaginalen Anwendung sind Teil der Monographie „Vaginalkugeln" DAB 10. Sie unterscheiden sich nur durch ihre Form und Größe von anderen Weichkapselarten.

Die Bedeutung der pharmazeutisch verwendeten **Mikrokapseln** und Mikrosphärulen besteht im wesentlichen in der vorbereitenden Verarbeitung des Ausgangsstoffes, um z. B. den Geschmack zu überdecken, die Wirkstofffreisetzung zu verzögern, Flüssigkeiten zu verfestigen, Unverträglichkeiten zweier Stoffe zu vermeiden und die Haltbarkeit instabiler Stoffe zu verbessern. Nach der Mikroverkapselung erfolgt die eigentliche Verarbeitung zu den Arznei- und Darreichungsformen.

Nanopartikel besitzen gegenwärtig wissenschaftliches Interesse. Sie gelten als vielversprechende parenterale, ophthalmische und transdermale Arzneistoffträger für gezielte oder spezielle Anwendungen in oder an einigen Organen.

3.3.3 Herstellungsverfahren

Hartkapseln

Zur Herstellung der Hartkapselhüllen tauchen Metallstifte in der Form der Ober- und Unterteile in eine auf etwa 65 °C erwärmte, wäßrige Gelatinelösung ein und werden langsam wieder herausgezogen (Abb. 3.19). Dann werden sie rotierend weiterbewegt, um die Gelatinemasse in gleichmäßiger Schichtdicke erstarren zu lassen. Nach dem Trocknen in Trocknungstunneln werden die Rohlinge von den Metallstiften abgestreift und auf Länge abgeschnitten. Das Kapseloberteil mit dem größeren Innendurchmesser wird über das Kapselunterteil geschoben und lose zusammengefügt (Abb. 3.20).

Die zweiteiligen Kapselhüllen bestehen überwiegend aus Gelatine. Ein Restwassergehalt in der Hülle ist obligatorisch. Häufig verwendete Hilfsstoffe in der Hülle sind Lichtundurchlässigkeit vermittelnde Füllstoffe, zugelassene Farbpigmente und Farbstoffe (Tab. 3.10). Eine zur Kennzeichnung bedruckte Oberfläche der Kapselhülle ist zulässig. Die Materialstärke der Kapselhülle liegt bei Hartkapseln zwischen 100 und 150 μm.

Hartkapseln kommen vorgefertigt und lose zusammengefügt in den Handel und werden zwecks Füllung geöffnet, gefüllt und endgültig mechanisch verschlossen.

Hartkapseln mit flüssigen oder halbfesten Füllgütern sind durch Klebestreifen (Banderolen) aus einer Gelatine-Glycerol-Wasser-Mischung um die Naht oder durch Verkleben der zusammenliegenden Nahtfläche sicher abgedichtet.

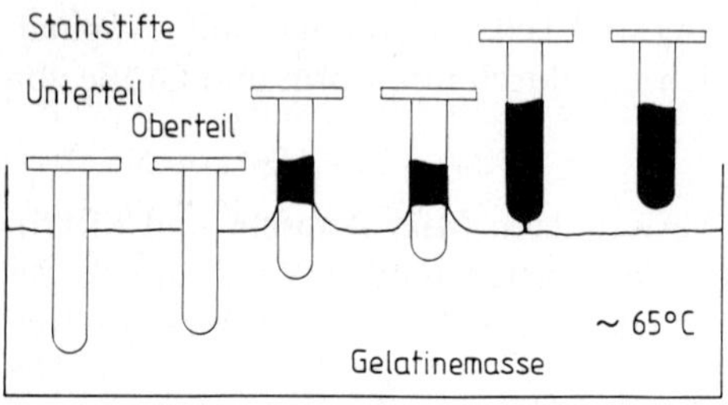

Abb. 3.19. Herstellung von Hartkapselhüllen im Tauchverfahren nach 22)

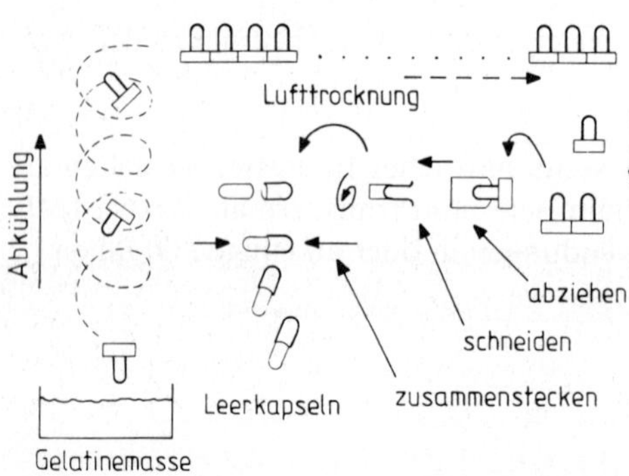

Abb. 3.20. Tauch-, Trocken- und Konditionierverfahren für Hartkapselhüllen nach 22)

Tabelle 3.10. Bestandteile der Kapselhüllen

Bestandteil	Hartkapsel (%)	Weichkapsel (%)
Gelatine	84 – 87	40 – 46
Glycerol (Sorbitol)	0	30 – 20
Wasser	16 – 13	30 – 34
Titandioxid, Farbpigmente, lösliche Farbstoffe	0,5 – 2 (max. 5)	0,5 – 2 (max. 5)

In der Apothekenpraxis eignen sich zur Füllung der Hartkapseln am ehesten Pulvermischungen oder Granulate aus Arzneistoff und Hilfsstoffen. Industriell gefertigte Hartkapselpräparate enthalten außer diesen Füllgütern auch Pellets, Mikrokapseln, kleine Tabletten sowie Mischungen der genannten Darreichungsformen. Daneben werden neuerdings flüssige und halbfeste Füllgüter in homogener oder disperser Form in Hartkapseln angetroffen (Abb. 3.21).

Eine modifizierte Wirkstofffreisetzung wird durch entsprechende Behandlung der Füllgüter wie das Überziehen von Pellets, Kristallen, Granulaten und Tabletten sowie das Inkorporieren in Fette oder Wachse erreicht. Eine Behandlung der Hülle der gefüllten Kapsel hat sich nicht durchgesetzt.

Weichkapseln

Das Hüllmaterial der Weichkapseln ist ebenfalls Gelatine, deren Konsistenz – also das mehr oder weniger ausgeprägte elastische Verhalten – durch Zusatz von „weichmachenden“ Substanzen wie Glycerol oder Sorbitol eingestellt wird. Ein Restwassergehalt in der Hülle ist auch bei diesen obligatorisch. Weitere Hilfsstoffe in der Hülle sind mit denen in der Hartkapselhülle identisch (s. Tab. 3.10). Die Materialstärke der Kapselhülle ist bei Weichkapseln häufig 0,8 mm, kann aber bis zu 2 mm betragen.

Bei den einteiligen Weichkapseln entfällt die Herstellung der Leerkapseln zwecks Zwischenlagerung. Vielmehr wird eine frisch bereitete, plastische Gelatinemasse in einem Arbeitsgang vorgeformt, gefüllt und verschlossen. Die Gelatinemasse für die Kapselhülle wird durch Erwärmen von Gelatine, Wasser und Weichmacher unter Vakuum bei 60 – 80 °C hergestellt. Farbstoffe, Pig-

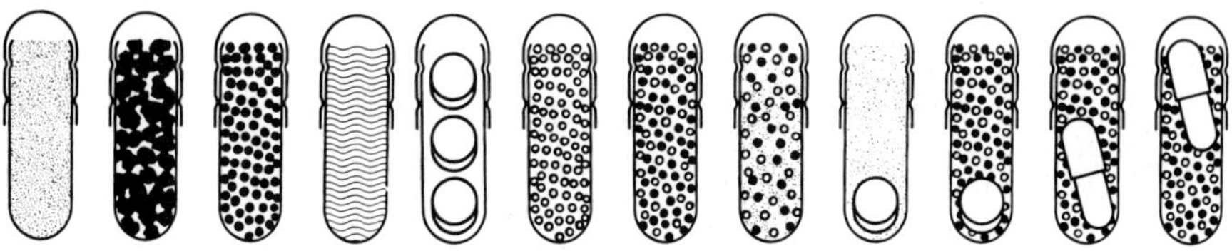

Abb. 3.21. Füllgüter in Hartkapseln aus 8)

mente, ggf. Arzneistoffe oder Aromen werden anschließend eingearbeitet. Zur weiteren Verarbeitung wird die Masse zu Flachplanen ausgegossen oder durch einen Spalt zu Flachbändern gezogen und abgekühlt. Die Gelatinemasse ist dann bei Raumtemperatur zu gummiartiger, elastischer Konsistenz erstarrt, die mittels unterschiedlicher Verfahren zur Aufnahme des Füllguts verformt und verschlossen wird.

Charakteristisch für das **Scherer-Verfahren** ist das kontinuierliche Formen, Füllen und Verschließen der Weichkapseln in einem Arbeitsgang mit Hilfe von rotierenden Formwalzen und mit Füllkanälen versehenen Füllkeilen. Der Ablauf setzt sich bei diesem Herstellungsverfahren wie folgt zusammen:

Die 65 °C warme Gelatineschmelze wird links und rechts simultan durch Schlitze auf rotierende Kühltrommeln aufgebracht, so daß zwei endlose Gelatineflachbänder entstehen. Die erkalteten Gelatineflachbänder werden zwischen zwei gegenläufig rotierenden Formwalzen und einem Füllkeil hindurchgeführt (Abb. 3.22). An der Spitze des Füllkeils und zwischen den Formwalzen bilden sich durch Verschweißen der unteren und seitlichen Teile taschenartige Hohlräume aus, die über Dosierpumpen mit dem Füllgut gefüllt werden. Das Verschweißen der seitlichen und oberen Teile schließt sich kontinuierlich an und ist gekoppelt mit einem Ausstanzvorgang. An einer Abstreifvorrichtung werden die Weichkapseln endgültig separiert; es bleibt ein Gelatinenetz übrig.

Das **Accogel-Verfahren** lehnt sich an das historische Plattenverfahren nach Upjohn an, da ebenfalls Mulden durch Tiefziehen in gefräste Hohlräume mit Vakuum erzeugt werden. Durch die Verwendung einer rotierenden Formwalze anstelle einer Formplatte wird ein kontinuierliches und automatisches Verfahren ermöglicht. Nach dem Füllen der Mulden mit festen, halbfesten oder flüssigen Füllgütern wird ein zweites Gelatineflachband zugeführt und so aufgepreßt, daß an den oberen Seitenrändern ein Verschließen und ein Ausstanzen erfolgt.

Hart- und Weichkapseln industrieller Herkunft sind häufig in Durchdrückpackungen im Handel. Daneben werden auch dichtschließende Behältnisse aus Glas oder Kunststoff angetroffen. Für Kapselpräparate aus Rezeptur oder

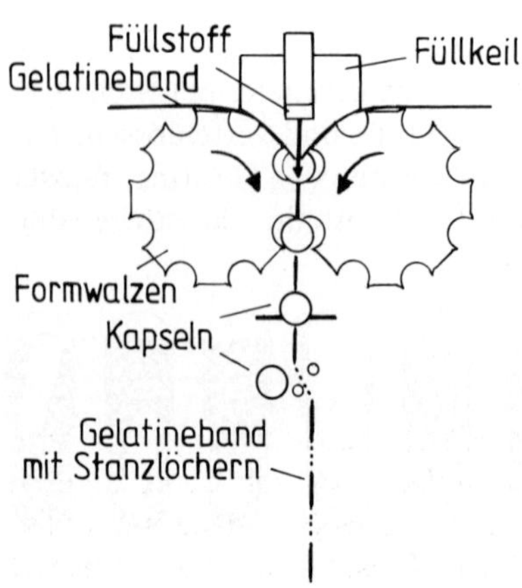

Abb. 3.22. Scherer-Verfahren zur Herstellung von Weichkapseln (Querschnitt)

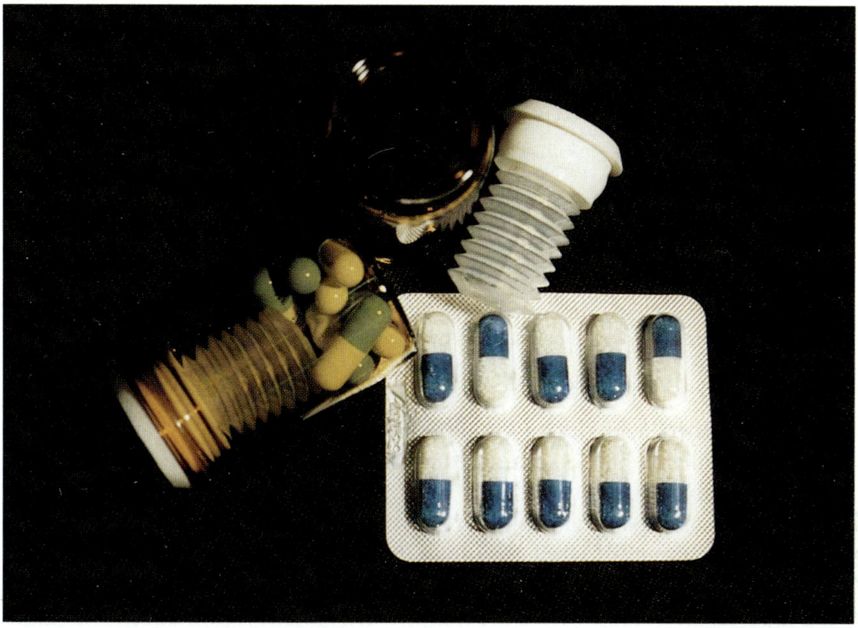

Abb. 3.23. Behältnisse für Hart- und Weichkapseln

Defektur der Apotheke sehen die Standardzulassungen (2), das Neue Rezeptur-Formularium (3) sowie weitere Fachliteratur (8, 19) teils dichtschließende Behältnisse aus Braunglas teils auch Tiefziehfolien aus Kunststoff, die mit Aluminium beschichteter Folie dicht verschweißt sind, vor (Abb. 3.23).

Dichtschließende Behältnisse aus Braunglas sind als Weithalsgläser mit Schraub- oder Schnappdeckel und mit Kunststoffstopfenverschluß erhältlich. In einigen Fällen ist ein kindergesicherter Verschluß vorgeschrieben, der durch spezielle Schließ- oder Öffnungsmechanismen oder auch durch eine opak gefärbte Durchdrückpackung erreicht wird.

Stärkekapseln

Stärkekapseln werden in Oblatenbäckereien aus Weizenstärke und Weizenmehl, die mit Wasser angeteigt sind, hergestellt und sind als Leerkapseln in verschiedenen Größen zu beziehen.

Mikrokapseln und Mikrosphärulen

Mikrokapseln und Mikrosphärulen werden nach unterschiedlichen Verfahren hergestellt. Das **Phasentrennverfahren** beruht auf der Koazervation, bei dem ein gelöster Polymer in eine polymerreiche, noch lösungsmittelhaltige Phase mittels Desolvatation überführt wird (Abb. 3.24). Dieses Koazervat verdichtet

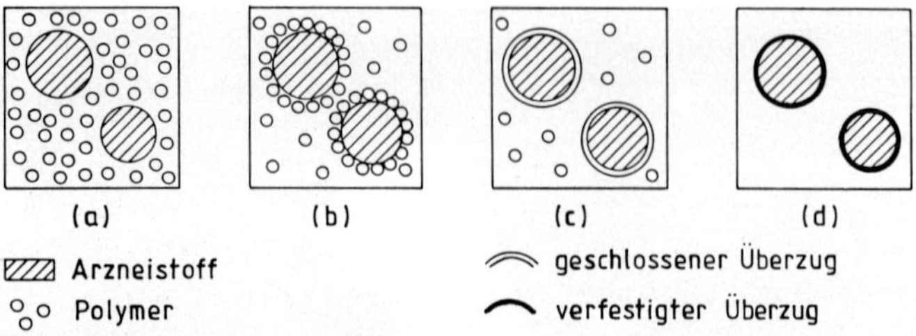

Abb. 3.24 a – d. Koazervationsverfahren zur Herstellung von Mikrokapseln aus 8). **a** Dispersion des Arzneistoffs in einer Polymerlösung; **b** Anreicherung des Polymeren an dem Arzneistoff durch Desolvatation; **c** Filmbildung des Polymeren um den Arzneistoff; **d** Verfestigung des Polymerfilms durch Entzug des Lösungsmittels

sich an der Oberfläche des zu verkapselnden, dispergierten Öls oder Kristalls und bildet schließlich eine zusammenhängende Kapselwand, die durch Trocknung oder Polymerisation verfestigt werden kann. Neben Wasser werden auch organische Lösungsmittel eingesetzt. Phasentrennverfahren lassen sich bequem unter Rühren im Dreihalskolben durchführen und führen im allgemeinen zu definierten Umhüllungen, also zu Mikrokapseln.

Die Phasentrennung wird bei der **einfachen Koazervation** durch Aussalzen mit Natrium- oder Ammoniumsulfat, Temperatur- oder pH-Änderung, sowie durch Alkoholzusatz zur Polymerlösung (z. B. Gelatine, Ethylcellulose oder Cellulosenitrat) erzielt.

Feste Teilchen werden häufig auch mit **mechanisch-physikalischen Verfahren** umhüllt. Der Arzneistoff liegt dann als Einbettung in Form von Mikrosphärulen vor.

Nanokapseln und Nanopartikel

Ausgangsmaterial für Nanokapseln und Nanopartikel ist eine wäßrige Arzneistofflösung, die durch Zusatz von Tensiden in einer hydrophoben Flüssigkeit wie n-Hexan oder n-Heptan solubilisiert oder feinst dispergiert ist. Nanokapseln und Nanopartikel können nun durch Phasentrennverfahren mittels Koazervation nach Zusatz von natürlichen Gelbildnern wie Gelatine oder Albumin hergestellt werden. Dabei entstehen sowohl definierte Umhüllungen zu Nanokapseln aber auch bei gegenseitiger Durchdringung von Arzneistoff und Polymer Nanopartikel.

Werden Monomere oder Oligomere zugesetzt, die sich an der Grenzfläche W/O anreichern, wird die Mizelle durch Polymerisation oder Polykondensation fixiert und anschließend gehärtet. Die Nanopartikel werden durch Ultrafiltration, Ultrazentrifugierung, Membran- oder Gelfiltration von der flüssigen Phase abgetrennt.

3.3.4 Darreichungsformen

Hartkapseln

Hartkapseln haben eine zylindrische Form mit halbkugeligen Enden. Im Handel sind international genormte Größen von Hartkapseln, die Füllvolumina von 0,13 ml bis 1,37 ml bereitstellen und die acht Größenbezeichnungen 5, 4, 3, 2, 1, 0, 00 und 000 haben (Abb. 3.25). Die Zuverlässigkeit des endgültigen Verschlusses der Hartkapselteile wird durch geeignete Mechanismen erhöht (Abb. 3.26). Dadurch wird der Gefahr durch unbeabsichtigtes Öffnen beim Verpacken und beim Transport oder durch beabsichtigtes Öffnen zwecks Veränderung oder Manipulation des Inhalts entgegengewirkt.

Die gleichmäßige Füllung aller Kapseln eines Herstellungsgangs wird durch die Dispensierung eines größeren Ansatzes vorgenommen. Diese Dispensierung erfordert vom Füllgut bestimmte Eigenschaften. Die Vorbereitung von festen Füllgütern zwecks Dispensierung befaßt sich abhängig von den technischen Gerätebedingungen mit der Optimierung seiner Fließeigenschaften und/oder seiner Komprimierbarkeit. Die prinzipiellen Einflußfaktoren auf die Fließeigenschaften sind bei den Arzneiformen Pulver und Granulate nachzulesen. Bei Pulvern und Granulaten als Füllgüter für Kapseln ist die Verbesserung des Fließverhaltens durch verschiedene gezielte Maßnahmen in Abb. 3.27 schematisch dargestellt.

Nr.	5	4	3	2	1	0	00	000
Größe								
Fassungsvermögen (cm^3)	0,13	0,20	0,30	0,37	0,50	0,68	0,95	1,37

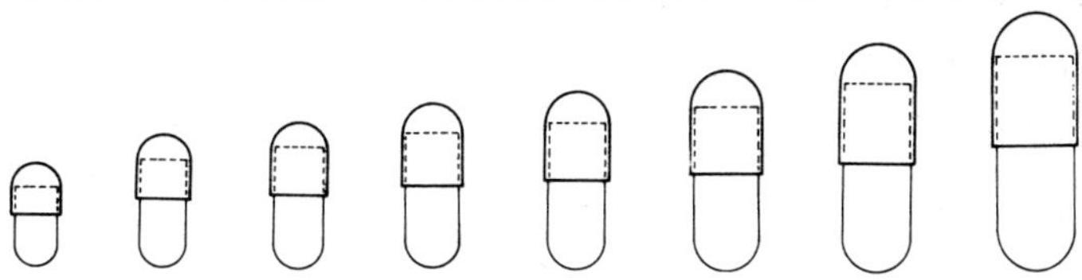

Abb. 3.25. Größen und Füllvolumina handelsüblicher Hartkapselhüllen aus 8)

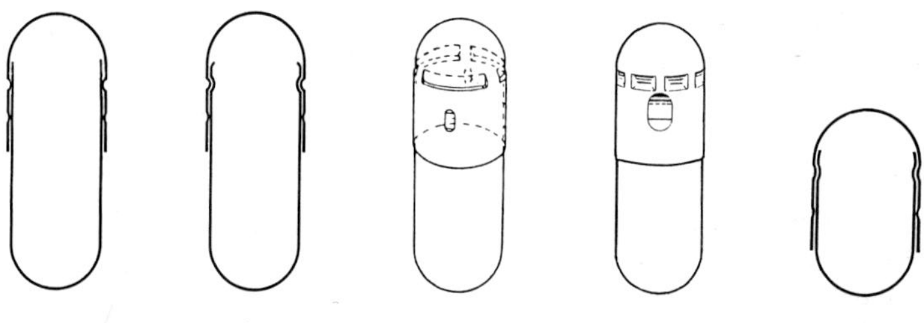

a b c d e

Abb. 3.26 a – e. Verschlußmechanismen von Hartkapseln aus 8). **a** SNAP-FIT; **b** CONI-SNAP mit SNAP-FIT; **c** LOK-CAPS; **d** STAR-LOCK; **e** CONI-SNAP SUPRO

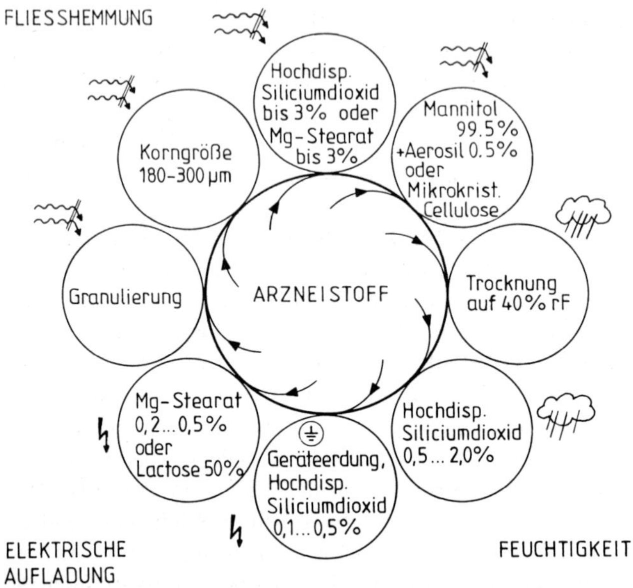

Abb. 3.27. Maßnahmen gegen Fließhemmung, Feuchtigkeit und elektrische Aufladung zur Verbesserung des Fließverhaltens pulverförmiger Füllgüter von Hartkapseln aus 8)

Das Schema ist eine Hilfestellung zur technologischen Bearbeitung und zum Hilfsstoffeinsatz. Es sind alternative Möglichkeiten symbolisiert, die einzeln oder gemeinsam angewendet werden können.

Zu den Maßnahmen einer Vorbehandlung des Arzneistoffs wie Korngrößenfraktionierung oder Trocknung gesellt sich die Auswahl geeigneter Füllstoffe und der Zusatz eines Fließregulierungsmittels und ggf. von Antistatika (Tab. 3.11). Schließlich können durch Granulierung der Arznei- und Füllstoffe mehrere der nachteiligen Einflüsse auf die Fließeigenschaften gleichzeitig behoben werden.

Tabelle 3.11. Hilfsstoffauswahl für feste Kapselfüllgüter

Hilfsstoff	Eigenschaft
Lactose Mannitol 99,5 % mit hochdisp. Siliciumdioxid 0,5 % Sorbitol Instant Mikrokristalline Cellulose	Füllstoff
Hochdisp. Siliciumdioxid bis 3 % Magnesiumstearat bis 3 %	Fließregulierung
Hochdisp. Siliciumdioxid 0,1 bis 0,5 % Magnesiumstearat 0,2 bis 0,5 % Dicalciumphosphat 5 % Lactose 50 %	Antistatikum

In neuerer Zeit sind auch flüssige bzw. halbfeste Füllgüter für Hartkapseln bekannt geworden. Als Hilfsstoff für ölige, flüssige Arzneistoffe wird z. B. Macrogol 20000 verwendet. Weiter kommt Bienenwachs mit oder ohne Zusatz von Hochdispersem Siliciumdioxid in Frage. Diese Füllgutmassen müssen bis zur Abfüllung ständig durch Rühren oder Scherung fließfähig gehalten werden. In der Kapsel verfestigt sich die Masse durch den Thixotropie-Effekt.

Für feste Arzneistoffe kann eine Suspension mit einem Ansatz aus Erdnußöl, Bienenwachs und Hochdispersem Siliciumdioxid (15 : 4 : 1) ebenfalls unter Ausnutzung des Thixotropie-Effekts dieser Masse herangezogen werden.

Die Arzneistoffdosierung für Hartkapseln wird nach dem Volumendosierungsverfahren vorgenommen. Die Arzneistoffdosis wird mit einem oder mehreren Hilfsstoffen zum Füllvolumen des Kapselunterteils oder eines Adäquats „aufgestockt", homogen gemischt, u. U. komprimiert und in das Kapselunterteil überführt (Abb. 3.28).

Das Verfahren der Volumendosierung erfordert die Kenntnis des Füllvolumens der Kapselunterteile für die Anzahl der herzustellenden Kapseln. Dabei sind zwei unterschiedliche Vorgehensweisen möglich.

Möglichkeit 1: Das Füllvolumen ist das Produkt aus der Anzahl herzustellender Kapseln und ihrem Nennvolumen. Dieses Verfahren führt in aller Regel zu optimalen Füllungen.

Möglichkeit 2: Das Füllvolumen wird nach DAC Anlage G durch die Ermittlung des Eichvolumens einer Anzahl der zu verwendenden Kapselunterteile mit dem vorgesehenen Füllmittel bestimmt.

An diese Vorbereitung schließt sich die eigentliche Herstellung des Füllguts an. Folgt man für Rezepturansätze der Anlage G des DAC, so sind zwei Methoden – A und B – möglich (Abb. 3.29 und 3.30), die auch unter Bezug auf das Nennvolumen angewendet werden können.

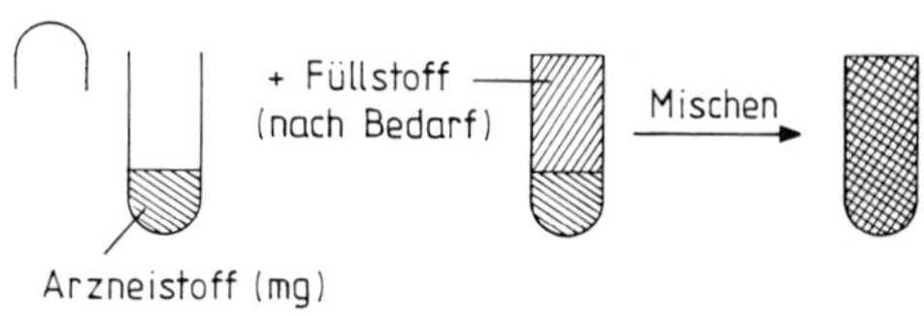

Abb. 3.28. Schema des Volumendosierungsverfahrens für Hartkapseln

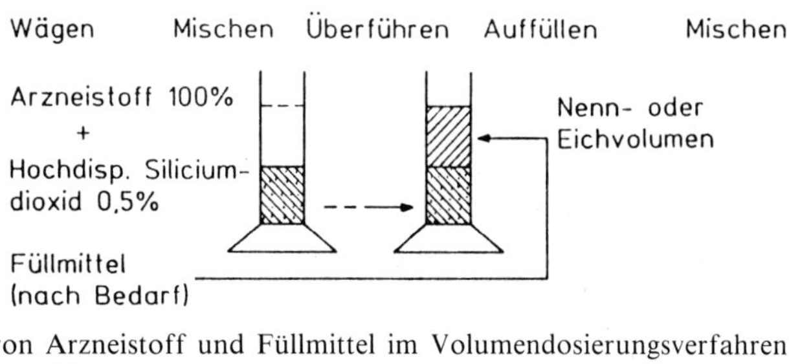

Abb. 3.29. Verarbeitung von Arzneistoff und Füllmittel im Volumendosierungsverfahren nach Methode A des DAC aus 8)

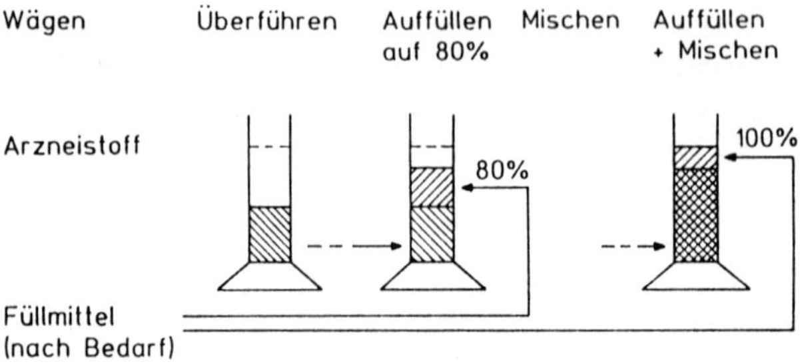

Abb. 3.30. Verarbeitung von Arzneistoff und Füllmittel im Volumendosierungsverfahren nach Methode B des DAC aus 8)

Bei größeren Ansätzen wie z. B. die defekturmäßige Herstellung von 1 000 Kapseln ist der Bezug auf das Nennvolumen das einfachste. Die Teilung des Gesamtansatzes auf die Kapazität des Kapselfüllgeräts erfolgt durch Wägung (Abb. 3.31).

Die Großherstellung in der Industrie verläuft im Prinzip genauso. Die größeren Ansätze erfordern allerdings die Umsetzung des Nennvolumens in eine Nennmasse, deren Beziehung zueinander beispielsweise auf der Basis des Füllguts für 1 000 Kapseln während der Entwicklungsphase ermittelt wird.

Verfahrensmäßig werden zur Dosierung direkte und indirekte Methoden unterschieden. Bei den direkten Methoden wird das Füllgut unmittelbar durch Einstreichen oder Einrieseln in die Kapselunterteile überführt (Abb. 3.32).

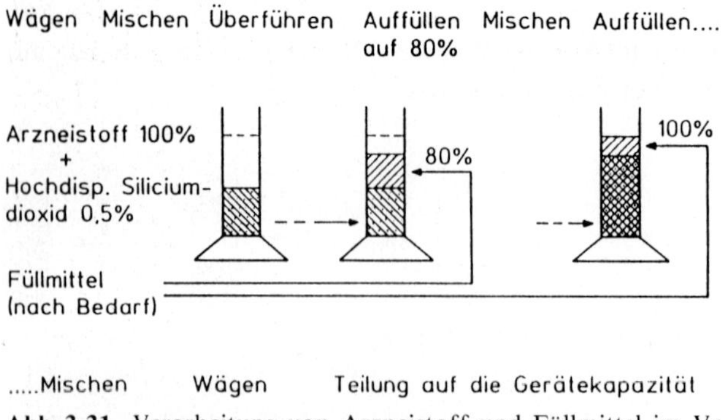

Abb. 3.31. Verarbeitung von Arzneistoff und Füllmittel im Volumendosierungsverfahren für kapazitätsbedingte Mehrfachansätze in der Defektur aus 8)

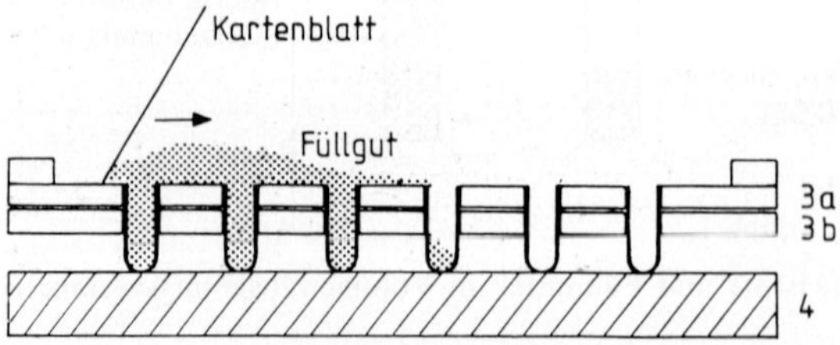

Abb. 3.32. Überführung des Füllguts in die Hartkapselunterteile

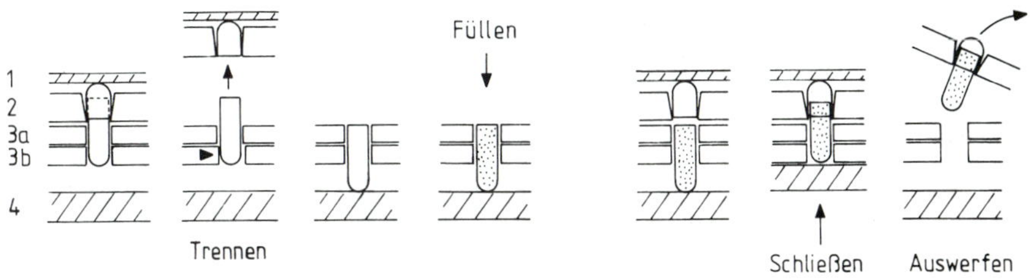

Abb. 3.33. Funktionsweise eines apothekenüblichen Kapselfüllgeräts

Dies ist bei den handbetriebenen Kapselfüllgeräten mit 30, 60 oder 100 Einheiten je Arbeitsgang in der Apotheke für Rezeptur oder Defektur ein diskontinuierliches Verfahren. Die Funktionsweise eines apothekenüblichen Kapselfüllgeräts ist in Abb. 3.33 dargestellt. Handelsübliche Geräte besitzen einen Rahmen mit beweglicher Grundplatte und mit Führungseinrichtungen, die zur Aufnahme von mehreren Lochplatten sowie einer Deckelplatte dienen (Abb. 3.34). Das Einstecken der Leerkapseln von Hand in die Lochplatten kann durch die Verwendung eines Kapselsortierers erleichtert werden (Abb. 3.35). Der Herstellungsprozeß wird dadurch erheblich beschleunigt.

Die Herstellung von Diphenhydraminhydrochlorid-Kapseln ist ein typisches Beispiel der Standardzulassungen.

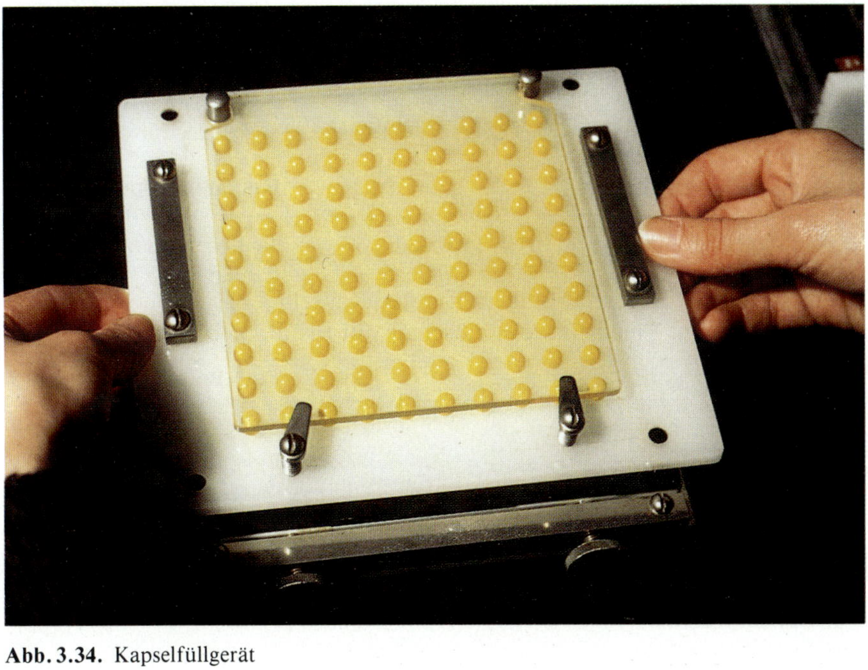

Abb. 3.34. Kapselfüllgerät

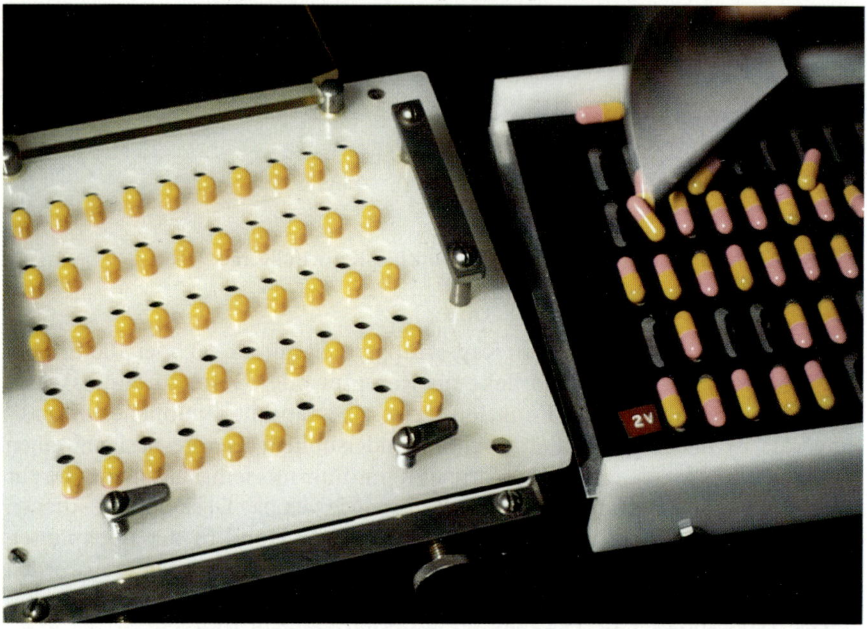

Abb. 3.35. Kapselsortierer zur Beschickung des Kapselfüllgeräts mit Leerkapseln

Dokumentation der Herstellung von Kapselpräparaten

Diphenhydraminhydrochlorid-Kapseln 50 mg **Ch.-Bez.: 07-06-86**

Standardzulassungen Verpackungseinheit: 20 Kapseln

Herstellungsanweisung **Herstellungsprotokoll**

Ansatzgröße: 1000 Kapseln Größe 1 Nennvolumen: 500 ml

Gerätschaften: Kapselabfüllgerät für 100 Kapseln, Meßzylinder, Reibschale mit Pistill, Sieb 180

	Soll	Ist	Prüf.-Nr.	Signum
Bestandteile				
1 Diphenhydramin-HCl (Sieb 180) 1000 × 0,05 g = 50,0 g	50,0 g			
2 Hochdisp. Siliciumdioxid 0,5 % von 50,0 g	0,25 g			
3 Füllmischung (Mannit 99,5 T. + Hochdisp. Siliciumdioxid 0,5 T.)	q. s. (ca. 225 g)			

4 Leerkapseln Größe 1	1000 St.
Farbe Oberteil:	
Farbe Unterteil:	
5 Dichtschließende Behältnisse aus Braunglas	50 St.
6 Etiketten St. zul.	100 St.
7 Packungsbeilagen dto.	50 St.
8 Faltschachtel	50 St.

Herstellung

1 mit 2 verreiben. Gemisch in einen tarierten Meßzylinder geben und Füllmischung 3 bis zu 80 % Nennvolumen auffüllen.	400 ml
Sorgältiges Mischen in einer Reibschale. Gemisch wieder in den Meßzylinder geben und Füllmischung 3 bis zum Nennvolumen auffüllen.	500 ml
Gewicht der Gesamtmenge	G
Sorgfältiges Mischen in einer Reibschale. Dispensieren der Mischung durch Abwiegen von 10 Portionen von je G/10 (g)	
Verteilung der Portionen auf die jeweils vorbereiteten 100 Kapselunterteile	10 × 100 St.
Verschließen der Kapseln. Kapseln von anhaftendem Pulver befreien.	frei
Verpackungseinheit	20 Kaps.
Chargengröße	50 Pack.
Etikett	100 Stck.
Packungsbeilage	50 Stck.
Faltschachtel	50 Stck.

Gemäß § 8 (3) ApBetrO wurde auf weitere Prüfungen verzichtet, da die Qualität des hergestellten Fertigarzneimittels durch die Art der Herstellung gesichert ist.

Herstellungsbeginn: ____________________ Herstellungsende: ____________

Chargenbezeichnung: ____________________ Unterschrift: ______________

(verantwortl. Apotheker/in)

Weichkapseln

Weichkapseln haben unterschiedliche Formen. Es können kugelige, zylindrische oder im Quer- oder Längsschnitt ellipsoide Formen hergestellt werden. Andere Anwendungen als die perorale führen zu zäpfchen- oder tubenartigen Formen (Abb. 3.36). Die genannten Formen gibt es in mehreren abgestuften Volumina von 1 bis 20 minims für perorale Zwecke und bis zu 250 minims für andere Anwendungen. Ein minim hat ein Volumen von 0,0616 ml.

Weichkapseln werden ausschließlich industriell gefertigt. Beim Scherer-Verfahren sind es häufig ölige Arzneistoffe allein bzw. ihre flüssigen oder halbfesten homogenen Mischungen mit fetten Ölen, Macrogolen, Emulgatoren und verfestigenden Fetten oder Wachsen. Feste Arzneistoffe werden zu einer öligen Suspension verarbeitet, sofern sie nicht in dem Öl oder anderen Hilfsstoffen gelöst werden können. Beispiele von Füllgutgundlagen sowie weiterer notwendiger Hilfsstoffe sind in Tab. 3.12 aufgezählt. Das Füllgut von Weichkapseln darf die Gelatinehülle nicht angreifen, auflösen oder durch sie hindurch diffundieren.

Demgegenüber läßt das Accogel-Verfahren auch pulverförmige Füllgüter wie bei den Hartkapseln zu.

Magensaftresistente Kapseln

Magensaftresistente Kapseln DAB 10 sind im Magensaft beständig und setzen den oder die Wirkstoffe im Darm frei. Die Hart- oder Weichkapseln haben eine magensaftresistente Hülle oder sind mit magensaftresistenten Granulaten oder Teilchen gefüllt.

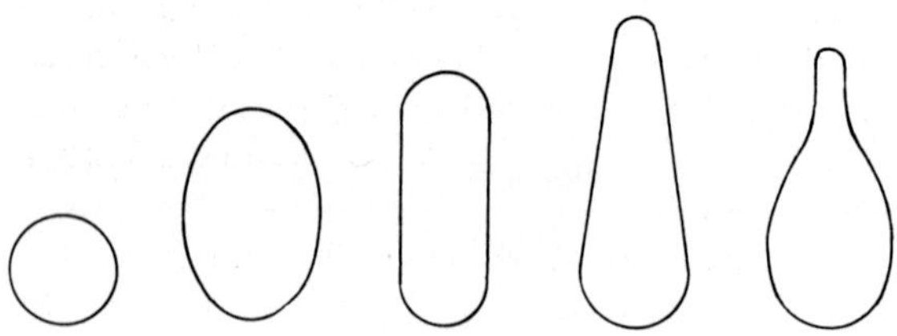

Abb. 3.36. Formen von Weichkapseln

Tabelle 3.12. Hilfsstoffe für Weichkapseln mit flüssigen oder halbfesten Füllgütern

Hilfsstoffe	Eigenschaft
flüssige Paraffine, Bienenwachs, fette Öle, partiell hydrierte Öle, mittelkettige Triglyceride	lipophile Füllgutgrundstoffe
Macrogole	hydrophile Grundstoffe
Lecithin	Fließregulierer
Mono- und Diglyceride, Sorbitantrioleat, Macrogolglycerolfettsäureester	Dispersionsförderer
Bienenwachs, Hochdisperses Siliciumdioxid	Gelverfestiger

Kapseln mit modifizierter Wirkstofffreisetzung

Kapseln mit modifizierter Wirkstofffreisetzung sind Hart- oder Weichkapseln, bei denen Umfang, Geschwindigkeit oder Ort der Wirkstofffreisetzung verändert sind. Dies wird dadurch erreicht, daß dem Kapselinhalt oder der Kapselhülle oder beiden gemeinsam Stoffe zugesetzt werden, die die Wirkstofffreisetzung modifizieren. Darüber hinaus kann auch die Kapsel selbst nach einem speziellen Verfahren hergestellt werden.

3.3.5 Pharmazeutisch-technologische Qualität

Gleichförmigkeit einzeldosierter Arzneiformen

Diese Prüfung wird allgemein auf einzeldosierte Darreichungsformen angewendet und ist im Abschnitt Eigenschaften beschrieben.

Zur Vorbereitung und Erleichterung des Prüfverfahrens kann die Prüfung der Gleichförmigkeit der Masse der leeren Hartkapseln herangezogen werden. Es wird in gleicher Weise vorgegangen wie im DAB 10 beschrieben. Für die Endkontrolle der Hartkapselpräparate können noch Abweichungen vom Mittelwert von $\pm 2{,}5\,\%$ der Leerkapseln akzeptiert werden, damit das Entleeren des Füllguts bei der Prüfung auf Gleichförmigkeit der Masse entfallen kann.

Zerfallszeit

Hart- und Weichkapseln müssen der Prüfung auf Zerfallszeit in der vorgeschriebenen Apparatur nach DAB 10 (s. Kap. 2) entsprechen. Als Prüfflüssigkeit wird Wasser oder in begründeten Ausnahmefällen 0,1N Salzsäure verwendet. Die Kapseln entsprechen der Anforderung des DAB 10, wenn das Füllgut innerhalb von 30 min auszutreten beginnt.

Wenn Hartkapseln auf der Prüfflüssigkeit schwimmen, kann die in der Apparatur vorgesehene Scheibe aufgesetzt werden. Bei Weichkapseln wird die Scheibe aufgesetzt außer in den Fällen, wenn der Kapselinhalt das Scheibenmaterial angreift, oder wenn andere zugelassene Ausnahmefälle vorliegen. Wenn die Weichkapseln der Prüfung nicht entsprechen, weil sie an der Scheibe kleben, wird die Prüfung ohne diese Scheiben wiederholt.

Magensaftresistente Kapseln unterliegen den gleichen Prüfbedingungen und Anforderungen wie magensaftresistente Tabletten.

Zerfallszeiten für zwei Kapselpräparate, die mit unterschiedlich gelagerten Leerkapseln hergestellt wurden, sind in Tab. 3.13 aufgeführt.

Ein geeignetes Verfahren für das Apothekenlabor stellt die Anwendung der Codex Probe des DAC 1986 dar. Sechs Kapseln werden mit je 2–3 Drahtwindungen zur Beschwerung (z. B. Lötzinn) umwickelt und in je einen mit 50 ml Wasser von 37 °C gefüllten 100 ml-Erlenmeyerkolben gegeben. Die Kolben werden in Abständen von 1 Minute leicht geschwenkt. Als Zerfall gilt die

Tabelle 3.13. Zerfallszeiten von zwei Kapselpräparaten

Präparat	Zerfallszeiten (min)						Mittelwert (min)
A	3	4	4	4	3	3	3,5
B	8	9	10	10	9	9	9,2

(auch teilweise) Ablösung der Deckel von Ober- oder Unterteil der Kapsel. Als obere Akzeptanzgrenze für Leerkapseln sollten 7 min angesehen werden, während nach DAC 1986 für das Endprodukt noch 15 min akzeptiert werden.

Teilchengröße der Füllgüter

Die Teilchengrößenbestimmung von Pulvern oder Granulaten erfolgt nach DAB 10 mit Hilfe der allgemeinen Methode der Siebanalyse.

Füllgüter mit einer Teilchengröße über 300 µm sind gewöhnlich frei fließend. Im Bereich zwischen 50 und 300 µm treten häufig bereits fließhemmende Kräfte auf. Teilchen unter 50 µm sind nicht mehr frei fließend, sondern allenfalls noch in Agglomeraten oder Klumpen fallend.

Fließverhalten fester Füllgüter

Das Fließverhalten von Pulvern und Granulaten oder Pellets ist für die Dosierungsgenauigkeit bedeutsam. Zur Bestimmung des Fließverhaltens gibt es verschiedene Versuchsanordnungen mit unterschiedlichem Aufwand und Aussagekraft. Eine apothekengerechte einfache Methode zur Charakterisierung des Fließverhaltens ist die Bestimmung des Böschungswinkels. Dazu wird eine Klarsichtdose von etwa 50 mm Durchmesser und etwa 15 mm Höhe zu etwa einem Viertel mit dem Füllgut gefüllt und gegen die Senkrechte stehend gedreht (Abb. 3.37). Der Winkel, bei dem das Füllgut erstmalig zu fließen beginnt, wird mit einem Winkelmesser bestimmt. Böschungswinkel unter 40° zeigen freies Fließen an. Der Bereich von 40° bis 60° weist bereits auf fließhemmende Kräfte. Füllgüter mit Böschungswinkeln über 60° sind nicht mehr frei fließend und sollten zur Kapselfüllung nicht verwendet werden.

Gleichgewichtsfeuchte fester Füllgüter

Die Gleichgewichtsfeuchte des Füllguts und der Kapselhülle beeinflußt mögliche nachteilige Wechselwirkungen zwischen beiden. Die Bestimmung der Gleichgewichtsfeuchte erfolgt zweckmäßig mit einem Hygrometer mit Probengefäß, mit dem innerhalb von 10 bis 15 Minuten verläßliche Werte erhalten werden. Die Gleichgewichtsfeuchte sollte bei Raumtemperatur in dem für die Füllung günstigen Bereich von 40 bis 60 % relative Feuchte liegen.

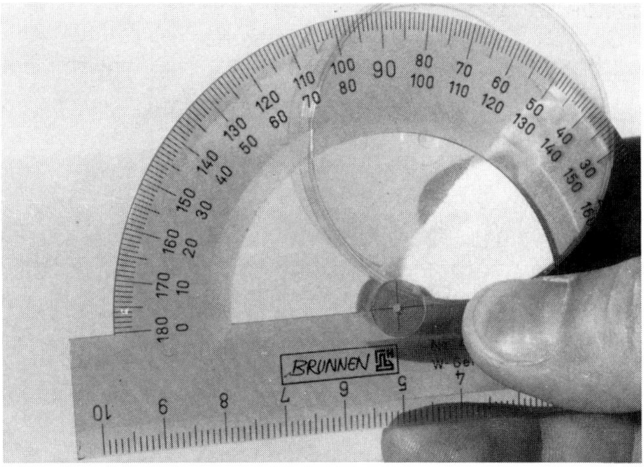

Abb. 3.37. Charakterisierung des Fließverhaltens pulverförmiger Füllgüter durch Bestimmung des Böschungswinkels mit Klarsichtdose und Winkelmesser

Schüttvolumen fester Füllgüter

Eine Entscheidungshilfe für die Wahl einer geeigneten Hartkapselgröße stellt die Bestimmung des Schüttvolumens des Füllguts dar. Dazu wird ein tariertes kleines, länglich zylindrisches Gefäß mit bekanntem Volumen locker mit dem Arzneistoff gefüllt und das Gewicht ermittelt. Nach Umrechnung in (ml/g) erfolgt die Bestimmung des Schüttvolumens in (ml/Dosis) und darauf unter Berücksichtigung weiterer Merkmale wie das Fließverhalten die Festlegung der einzusetzenden Kapselgröße.

Gießvolumen

Das Gießvolumen für flüssige und halbfeste Füllgüter wird bei der Temperatur der Abfüllung bestimmt. Es entspricht der reziproken Dichte und dient nach Umrechnung in (ml/Dosis) zur Auswahl der geeigneten Kapselgröße.

Wirkstofffreisetzung

Diese heute bei den Kapselpräparaten der Standardzulassungen obligatorische Prüfung ist im Kapitel Eigenschaften näher beschrieben. Sollten Kapseln auf der Prüfflüssigkeit schwimmen, so sind sie durch Umwickeln mit Draht oder einem anderen geeigneten inerten Material zu beschweren. Die Wirkstofffreisetzung von Dimenhydrinat aus zwei Kapselpräparaten, die mit unterschiedlich gelagerten Leerkapseln hergestellt wurden, ist in Abb. 3.38 dargestellt.

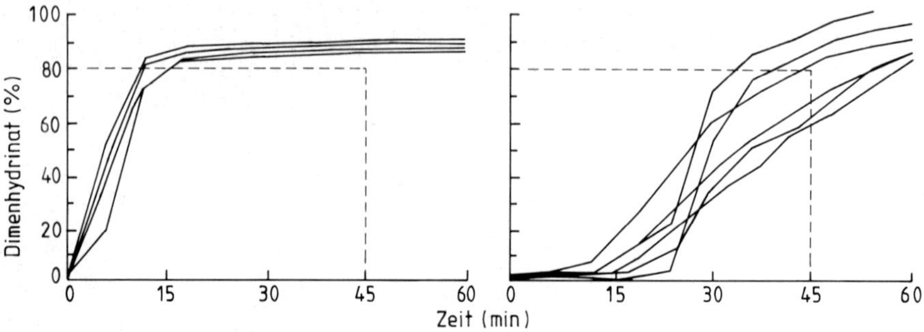

Abb. 3.38. Wirkstofffreisetzung von Dimenhydrinat aus unterschiedlich gelagerten Leerkapselhüllen aus 39). **Links** Lagerung dicht verschlossen bei 15 – 20 °C; **rechts** unverschlossen bei 25 – 35 °C

Mikrobieller Zustand

Kapseln fallen in die Kategorie 3 der Anforderung des DAB 10.

Da Gelatine-Wasser-Gemische als Nährboden für Bakterien und Pilze gut geeignet sind, können gerade bei der Herstellung besondere Probleme durch eine mikrobielle Kontamination entstehen.

3.4 Tabletten

3.4.1 Definition

Tabletten sind feste Arzneiformen. Jede Tablette enthält eine Einzeldosis aus einem oder mehreren Wirkstoffen. Tabletten werden durch Pressen eines konstanten Volumens von Substanzteilchen hergestellt.

Tabletten sind normalerweise fest und haben eine runde Form; ihre Oberflächen sind flach oder konvex und die Ränder können abgeschrägt sein, sie können Bruchkerben, Prägungen oder Markierungen haben. Tabletten können mit einem Überzug versehen sein. Sie müssen eine genügend große Festigkeit haben. Bei normaler Handhabung dürfen sie weder bröckeln noch zerbrechen (Abb. 3.39).

Tabletten bestehen aus einem oder mehreren Wirkstoffen, mit oder ohne Zusatz von Füll-, Binde-, Spreng-, Gleit- und Schmiermitteln, Mitteln, die das Verhalten im Ort der Anwendung oder in der Art ihrer Verwendung verändern können, zugelassenen Farbstoffen und, falls erforderlich, Geschmackskorrigentien.

3.4.2 Verwendungszweck

Tabletten sind in den meisten Fällen zur peroralen Anwendung bestimmt. Tabletten besitzen gegenüber Pulvern und Granulaten Vorzüge in der höheren

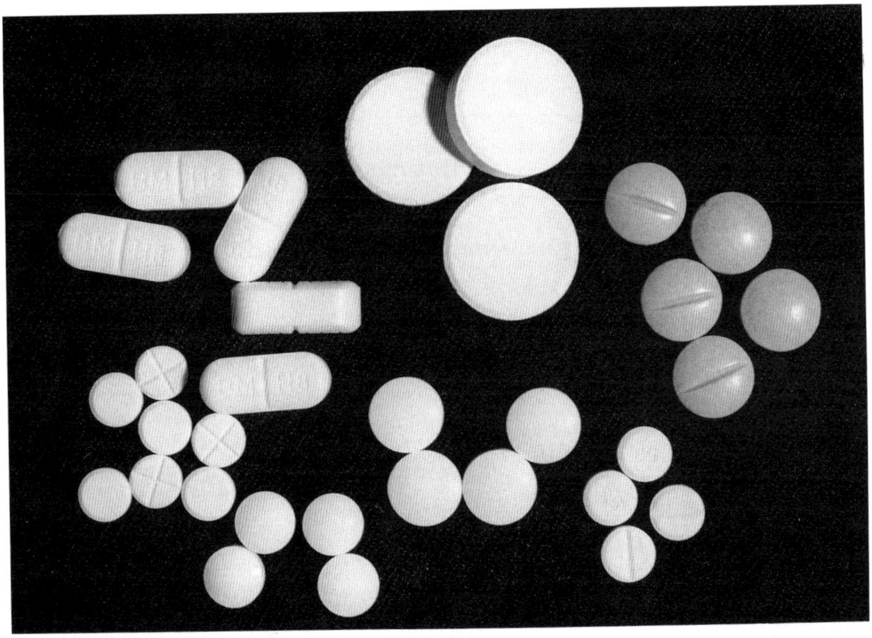

Abb. 3.39. Tabletten

Dosierungsgenauigkeit und der besseren Anwendungsart. Andere als perorale Anwendungsarten werden seltener angetroffen. Tab. 3.14 zeigt eine systematische Übersicht von Tabletten nach Applikationsart, Ort der Wirkstofffreisetzung und Eigenschaften.

Das DAB 10 führt in der Monographie „Tabletten" abhängig vom Verwendungszweck summarisch folgende sechs Teilmonographien auf:

- Nichtüberzogene Tabletten
- Brausetabletten
- Überzogene Tabletten
- Magensaftresistent-überzogene Tabletten
- Tabletten mit modifizierter Wirkstofffreisetzung
- Tabletten zur Anwendung in der Mundhöhle.

Vaginaltabletten sind in der Monographie „Vaginalkugeln" beschrieben, Implantationstabletten unter Implantate in der Monographie „Parenteralia" und Rektaltabletten unter „Suppositorien".

Tabelle 3.14. Systematische Übersicht von Tabletten nach Applikationsart, Ort der Wirkstofffreisetzung und Eigenschaften nach 12)

Art der Tablette	Applikationsart	Ort der Freisetzung	Eigenschaft
Nichtüberzogene Tabletten	peroral	im Magen oder im Darm	häufigste Form bzw. Normalform rascher Zerfall schnelle Freisetzung
Brausetabletten	nach Auflösung: peroral	vor der Applikation	rascher Zerfall sofortige Verfügbarkeit des Arzneistoffes
Überzogene Tabletten	peroral	im Magen oder im Darm	Überdeckung eines unangenehmen Geschmacks, Schutz vor Speichel, sonst wie nichtüberzogene Tabl.
Magensaftresistent überzogene Tabletten	peroral	im Darm	Schutz vor Magensaft, verzögerte Freisetzung
Tabletten mit modifizierter Wirkstofffreisetzung	peroral	im Magen und/ oder im Darm	verlängerte Freisetzung mit oder ohne Initialdosis
Mehrschichtentabletten Manteltabletten	peroral	im Magen oder im Darm	Trennung von miteinander unverträglichen Arzneistoffen, Trennung von Initial- und Erhaltungsdosis
Gerüsttabletten	peroral	im Magen oder im Darm	Polymer- oder Wachsgerüste bzw. -matrices mit eingebetteten Arzneistoffen
Lutschtabletten	oral	in der Mundhöhle	langsamer Zerfall, verlängerte Freisetzung
Kautabletten	oral	in der Mundhöhle und z. T.	
Sublingual- und Buccaltabletten	sublingual, buccal	unter der Zunge, in der Backentasche	
Lösungstabletten	nach Auflösung: oral, peroral, topisch, seltener parenteral	vor der Applikation	gut löslich, möglichst nur lösliche Hilfsstoffe
Implantationstabletten	subkutan	Gewebe	steril
Vaginaltabletten	intravaginal	in der Vagina	spezielle anwendungsbezogene Formen und Eigenschaften
Rektaltabletten	rektal	im Rektum	

3.4.3 Herstellungsverfahren

Tabletten werden aus Pulvern oder aus Granulaten durch Pressen hergestellt (Tablettieren). Dabei wird ein bei jedem Preßvorgang gleichbleibendes Volumen durch Druck komprimiert und in eine feste Form gebracht. Dieses Volumendosierungsverfahren stellt die Einzeldosierung des oder der Arzneistoffe in mg sicher. Das Tablettieren ist heute überwiegend ein industrielles Verfahren, das große Stückzahlen mit Hilfe von Rundlaufpressen, kleinere Ansätze mit Hilfe von Exzenterpressen bewältigt.

Das Tablettieren erfolgt in Tablettenpressen mit einem Satz von drei Preßwerkzeugen. Ein Satz dieser Präzisionswerkzeuge besteht aus einer zylindrischen Matrize mit Bohrung und je einem genau in die Bohrung passenden Ober- und Unterstempel (Abb. 3.40). Die Matrize wird dabei in einen Matrizentisch eingefügt und der Unterstempel so befestigt, daß er von unten in die Matritzenbohrung taucht. Dadurch entsteht ein Hohlraum für die Aufnahme des Tablettiergutes, der Matrizenfüllraum. Der Oberstempel wird oberhalb der Matrize montiert und taucht erst beim Preßvorgang in die Matrizenbohrung ein. Der Matrizenfüllraum wird aus einem Füllschuh oder Fülltrichter mit dem Tablettiergut gefüllt und Ober- und Unterstempel in einem bestimmten Rhythmus auf und ab bewegt.

Während bei der Exzenterpresse der Unterstempel nur als Gegendruck für den pressenden Oberstempel dient, wird er bei der Rundlaufpresse neben dem Oberstempel auch als zweites Preßwerkzeug benutzt. Der Ausstoß der gepreßten Tablette aus dem Matrizenfüllraum wird bei beiden Pressen vom Unterstempel vorgenommen.

Mit der Unterstempelhöheneinstellung wird die Füllraumtiefe in der Matrize und somit zusammen mit dem Durchmesser der drei Werkzeugteile die Tablettenmasse reguliert.

Exzenterpressen haben eine Stundenleistung von etwa 3000 Tabletten. Die Leistungen von Rundlaufpressen reichen von 10 000 bis zu 1 Million Tabletten je Stunde.

Für die gleichmäßige Füllung des Matrizenfüllraums werden eine gute Fließfähigkeit und eine hohe Schüttdichte des Tablettierguts vorausgesetzt. Zur Verdichtung sind dessen mechanische Festigkeit und Bindungsfähigkeit erforderlich. Schließlich darf das Tablettiergut weder an den Stempeln noch an der Matrizenwand kleben. Zusammen mit einer notwendigen mechani-

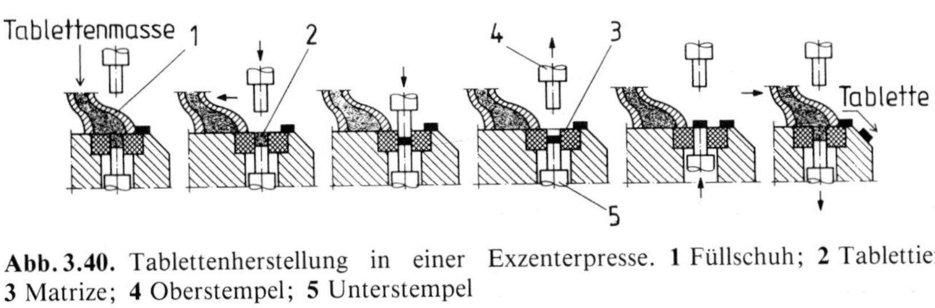

Abb. 3.40. Tablettenherstellung in einer Exzenterpresse. **1** Füllschuh; **2** Tablettiergut; **3** Matrize; **4** Oberstempel; **5** Unterstempel

Tabelle 3.15. Hilfsstoffe für Tabletten nach 12)

Funktion der Stoffe	Verwendungszweck	Beispiele
Füllstoff	Inerte und physiologisch gut verträglich zur Volumenauffüllung bei niedrigdosierten Arzneistoffen oder zur Dispergierung	Lactose, Cellulose, Mannitol, Ca-phosphat, Stärkearten
Zerfallsbeschleuniger (Sprengmittel)	In Wasser stark quellende Stoffe; gasbildende Stoffe; Hydrophilierungsmittel	Stärkearten, quervernetztes PVP, Na-Carboxymethylcellulose; Pektine, Alginate; $NaHCO_3$ mit organ. Säuren; Mg-peroxid; Tenside; Hochdisp. Siliciumdioxid
Bindemittel oder Klebstoffe zur Feuchtgranulierung	Zur Herstellung von Klebstofflösungen	Stärkekleister, Gelatine, PVP, Celluloseether, Zucker
Trockenbindemittel zur Trockengranulierung	Zur Verbesserung der plastischen Verformbarkeit, zur Ermöglichung formschlüssiger Bindungen	mikrokristall. Cellulose, sprühgetrocknete Stärke
Fließregulierungsmittel	Zur Verbesserung der Fließeigenschaften bzw. der Rieselfähigkeit	Hochdisperses Siliciumdioxid, Talkum, Mg-/Ca-stearat
Schmiermittel	Zur Reduktion der Reibung zwischen dem Tablettiergut und dem Tablettierwerkzeug	Mg-/Ca-stearat, Stearinsäure, Fettalkohole, Macrogole
Formtrennmittel	Zur Vermeidung des Klebens der Tabletten an den Tablettenstempeln	Talkum plus Schmiermittel
(sog. FST-Komplex)		

schen Stabilität und einer beabsichtigten Zerfallbarkeit sind an das Tablettiergut sowohl Anforderungen zu stellen als auch Kompromisse einzugehen. Beiden Zielsetzungen kann meist nur mit einer Mischung des Arzneistoffs mit geeigneten Hilfsstoffen, häufig unter Granulierung, begegnet werden.

Die **Direkttablettierung** erspart Zeit und Kosten, und sie umgeht – bei feuchteempfindlichen Arzneistoffen – mögliche Haltbarkeitseinbußen, da sie ohne feuchte und/oder warme Granulierung auskommt. Voraussetzung für die Direkttablettierung sind eine gute Fließ- und Bindungsfähigkeit des Tablettierguts.

Bei sehr vielen Arzneistoffen ist dagegen eine Granulierung zum Tablettiergut notwendig. Ihre Herstellung durch Aufbau oder Abbaugranulierung ist im Kap. 3.2 bereits beschrieben. Das so vorbereitete Granulat wird als **innere Phase** des Tablettierguts bezeichnet, die erst durch Zusatz einer **äußeren Phase** in Höhe von etwa 10 – 20 %, bezogen auf die innere Phase, tablettierfähig gemacht wird. Eine derartige Basisrezeptur hat beispielsweise folgende Zusammensetzung:

I Innere Phase (Granulat)	
Arzneistoff	bis 30 %
Zerfallsbeschleuniger	10 – 20 %
Bindemittel	1 – 15 %
Füllmittel	zu 100 %
II Äußere Phase (Pulver, bezogen auf I)	
Zerfallsbeschleuniger	bis 10 %
Fließregulierungsmittel Schmiermittel Formtrennmittel	bis 10 %

Die einzelnen Bestandteile bei Direkttablettierung und von innerer und äußerer Phase bei granulierten Tablettiergütern werden unter den in Tab. 3.15 genannten notwendigen Hilfsstoffen ausgewählt.

Tabletten werden durch das Pressen eines konstanten Volumens in die einzeldosierte Darreichungsform überführt, das Dispensieren wird also vom Hersteller vorweggenommen. Dieser nimmt auch das Dispensieren in Röhren, Schachteln, Gläser oder Blister zu Verpackungseinheiten vor (Abb. 3.41). Diese Primärverpackung wird mit der Gebrauchsinformation in einer Faltschachtel zur Spezialität.

Tabletten sind dicht verschlossen, vor Zerbrechen geschützt zu lagern, was durch die Wahl der Primärverpackung sichergestellt wird.

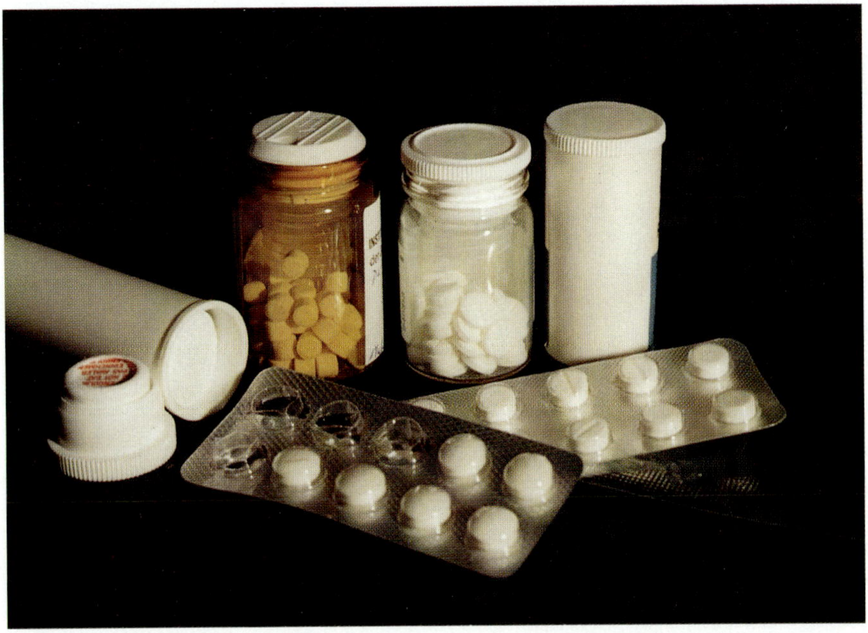

Abb. 3.41. Behältnisse für Tabletten

3.4.4 Darreichungsformen

Nichtüberzogene Tabletten

Nichtüberzogene Tabletten stellen die häufigste peroral angewendete Darreichungsform unter den Tabletten dar. Unter nichtüberzogenen Tabletten werden einschichtige Tabletten oder mehrschichtige Tabletten verstanden, deren Schichten parallel oder konzentrisch angeordnet sein können. Einschichtige Tabletten werden in einem einzigen Preßvorgang hergestellt, mehrschichtige durch aufeinanderfolgendes Pressen. Die Hilfsstoffe dienen im allgemeinen **nicht** dazu, die Freisetzung der Wirkstoffe in den Verdauungssäften zu beeinflussen.

Die Bestandteile setzen sich aus den in Tab. 3.15 genannten Stoffen zusammen. Apothekenübliche Beispiele für Tabletten werden in Formularien selten angetroffen und fast ausschließlich industriell hergestellt.

Eine Herstellungsvorschrift für eine nichtüberzogene Tablette ist nachfolgend aufgeführt.

Paracetamol-Tabletten 500 mg
Standardzulassungen

Bestandteile

	I	M
Paracetamol-Granulat*)	0,5555 g	555,5 g
Maisstärke DAB 10	0,0555 g	55,5 g
Hochdisp. Siliciumdioxid DAB 10	0,006 g	6,0 g
Magnesiumstearat DAB 10	0,003 g	3,0 g
		620,0 g

*) Handelspräparat bestehend aus:
Paracetamol 90 %, Maisstärke 10 %

Herstellung

Paracetamol-Granulat wird mit Maisstärke und hochdispersem Siliciumdioxid sorgfältig gemischt. Magnesiumstearat wird dieser Mischung zugefügt, dabei die Mischzeit auf 1 – 3 min begrenzen.
Der Ansatz wird direkt zu Tabletten von je 620 mg (13 mm ∅, 4 mm Steghöhe) tablettiert.

Verpackung

Glasbehältnis, kindergesicherte Verp.; Durchdrückpackung; Faltschachtel.

Brausetabletten

Brausetabletten stellen eine beliebte perorale Darreichungsform sowohl aus Sicht der Patienten als auch aus Gründen der sofortigen Verfügbarkeit des Arzneistoffes im Gastrointestinaltrakt dar.

Brausetabletten sind nichtüberzogene Tabletten; sie enthalten normalerweise sauer reagierende Substanzen und Carbonate oder Hydrogencarbonate, die in Gegenwart von Wasser schnell unter Freisetzung von Kohlendioxid reagieren. Vor der Anwendung werden Brausetabletten in Wasser gelöst oder zerfallen gelassen.

Die für eine Brausetablette typischen Bestandteile sind in Tab. 3.3 bereits beschrieben. Apothekenübliche Beispiele für Brausetabletten kommen in Formularien nicht vor, da für ihre Herstellung besondere klimatische Bedingungen (< 40 % r.F.) vorliegen müssen, die sich ganzjährig nur in speziellen Klimaräumen verwirklichen lassen.

Die Herstellungsvorschrift für eine Calcium-Brausetablette kennzeichnet ihre besondere Zusammensetzung aus 12).

Calcium-Brausetabletten-Mischung

I	Calciumgluconat		529,2 T
	Calciumcarbonat		54,0 T
	Puderzucker (Füllstoff)		121,2 T
	Natriumcyclamat (Süßstoff)		54,0 T
	Orangenaroma (Geschmackskorrigenz)		3,6 T
II	Citronensäure wasserfrei	(Brausemischung)	297,0 T
	Natriumhydrogencarbonat	(Brausemischung)	180,0 T
	Polyethylenglycol 4000 pulv.		36,0 T
			1275,0 T

Überzogene Tabletten

Überzüge über Tabletten dienen sowohl dem Schutz des Patienten gegenüber einem unangenehmen Geruch oder Geschmack der Arzneistoffe als auch dem Schutz der Arzneistoffe vor Licht, Luft, Feuchtigkeit und mechanischer Belastung bei der Verpackung und beim Transport.

Überzogene Tabletten sind Tabletten, die mit einer oder mehreren Schichten von Mischungen verschiedener Substanzen überzogen sind, z. B. mit natürlichen oder synthetischen Harzen, Gummen, inaktiven und unlöslichen Füllmitteln, Zuckern, Weichmachern, Polyolen, Wachsen, zugelassenen Farbstoffen sowie gegebenenfalls Geschmackskorrigenzien und Wirkstoffen. Die Substanzen, die als Überzug dienen, werden normalerweise in Lösung oder Suspension aufgebracht, wobei leicht flüchtige Lösungsmittel bevorzugt werden. Ist der Überzug dünn (etwa 20 – 200 µm), wird die Tablette als Filmtablette bezeichnet. Überzogene Tabletten mit dicken Überzügen (etwa 500 – 1500 µm) sind die klassischen Dragees.

Überzogene Tabletten werden aus der Nachbehandlung von nichtüberzogenen Tabletten gewonnen, deren prinzipielle Zusammensetzung bekannt ist. Die typischen Hilfsstoffe für Überzüge sind in Tab. 3.16 aufgeführt. Sie werden bei Tabletten und Granulaten angewendet. Ziel der Herstellung von überzogenen Tabletten ist eine lückenlose, gleichmäßige Hülle, die die Tablette z. B. gegen Feuchtigkeit oder Licht schützt, oder aber einen unangenehmen Geschmack der Bestandteile beim Einnehmen vermeidet.

Die klassische **Zuckerdragierung** im rotierenden Dragierkessel (Abb. 3.42) beginnt mit dem wiederholten Auftragen von flüssiger und fester Überzugsmasse (Andecksirup bzw. Andeckpuder) mit jeweiliger Trocknung. Das Andecken erhöht die mechanische Stabilität, rundet die Kanten der Drageekerne ab und schützt sie vor dem Eindringen von Feuchtigkeit. Dieses Verfahren wird beim Auftragen solange fortgesetzt, bis die Drageehülle 30 bis 50 % der Masse des Kerns erreicht hat. Es resultiert ein Drageezwischenprodukt mit rauher Oberfläche, das mit einem Gemisch aus Auftragsirup und Zuckersirup geglättet wird. Die geglätteten Dragees werden mit Poliermitteln wie Karnauba- oder Bienenwachs in mit Filz oder Textilien ausgekleideten, rotierenden Trommeln poliert. Sie erhalten dadurch den gewünschten Hochglanz und einen äußeren Schutz gegen Feuchtigkeit.

Tabelle 3.16. Hilfsstoffe für Überzüge von Tabletten und Granulaten

Stoffe	Eigenschaft	Anwendung
Saccharose DAB 10	Süßstoff wasserlöslich	Lösung: Andecksirup Pulver: Andeckpulver
Glycerol DAB 10, Macrogole	wasserlöslich	Weichmacher
Wachse	lösl. in organ. Lsg.m. und Verdauungssäften	Polier- und Glanzmittel für Dragees
Cellulosederivate (Methyl-, Hydroxypropyl-, Hydroxypropylmethyl-, Na-Carboxymethyl- cellulose)	wasserlöslich	Filmbildner
Polyacrylate (Eudragit E)	wasser- und speichelunlösl. magensaftlöslich	Filmbildner
Polyvinylpyrrolidon	wasserlöslich	Filmbildner
Tenside (Polysorbat 20)	wasserlöslich	Dispersions- und Glättmittel für Filmüberzüge
Titandioxid	unlöslich	Deckmittel
Farbstoffe	lösl. o. unlösl.	Färbung
Wasser, Ethanol		Lösungs- und Dispersionsmittel

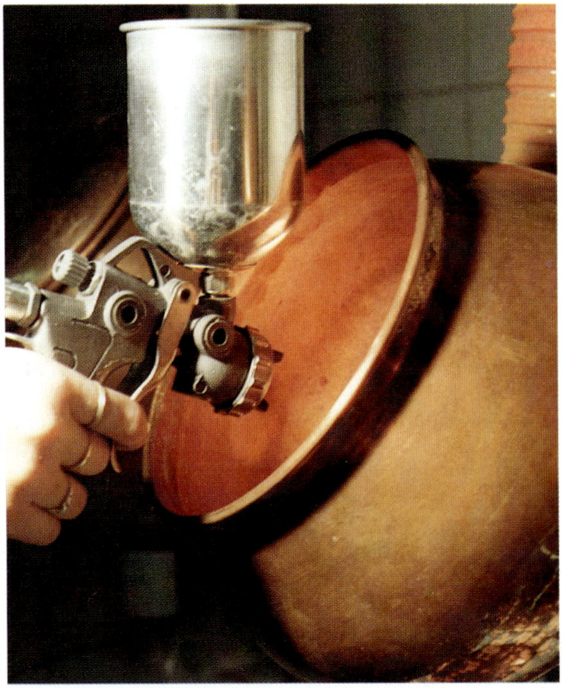

Abb. 3.42. Dragierkessel mit Auftrageinrichtung zur Herstellung von überzogenen Tabletten

Ein moderneres Überzugsverfahren ist die **Filmdragierung,** das zu Film- oder Lacktabletten führt, deren Überzug weniger als 1/10 der Gesamtmasse ausmacht und nur zwischen 40 und 200 μm stark ist. Die Überzüge können praktisch auf alle Formen von Tabletten, auch solche mit Prägungen oder Bruchkerben, die erhalten bleiben, aufgebracht werden.

Hilfsstoffe für Filmüberzüge sind makromolekulare Stoffe (Tab. 3.16), die in Lösungen oder dispergiert aufgetragen werden. Nach dem Trocknen verbleibt ein Film auf der Tablette.

Filmüberzogene Tabletten können im Dragierkessel, in Wirbelschichtgeräten oder in waschtrommelähnlichen Geräten hergestellt werden. Durch den hohen Luftdurchsatz bei den beiden letztgenannten Geräten sind die Verfahrenszeiten kürzer und das Aneinanderkleben der Tabletten untereinander vermindert.

Magensaftresistent-überzogene Tabletten

Magensaftresistent-überzogene Tabletten dienen z. B. dem Schutz von Arzneistoffen vor Zersetzung im sauren Magensaft oder dem Schutz der Magenschleimhaut vor Reizung durch Arzneistoffe.

Magensaftresistent-überzogene Tabletten sind Tabletten, die mit einer oder mehreren Schichten überzogen sind. Die Schichten sind im Magensaft beständig und zerfallen im Darm. Die magensaftresistenten Schichten können aus

Tabelle 3.17. Hilfsstoffe für magensaftresistente Überzüge von Tabletten und Granulaten

Hilfsstoff	Eigenschaft
Celluloseacetatphthalat (CAP)	löslich in organ. Lösungsmitteln, löslich in Wasser ab pH > 5,9
Hydroxypropylmethyl-cellulosephthalat (HPMCP)	löslich in EtOH unlöslich in H_2O löslich im Dünndarm ab pH > 5,0
Polyacrylate	
Eudragit®L	löslich in organ. Lösungsmitteln, löslich in Wasser ab pH > 6
Eudragit®L 30	wäßrige Lsg. pH > 5,5
Eudragit®S	wäßrige Lsg. pH > 7
Polyvinylacetatphthalat (PVAP)	löslich in Alkoholen u. Alkohol-Wasser-Mischungen

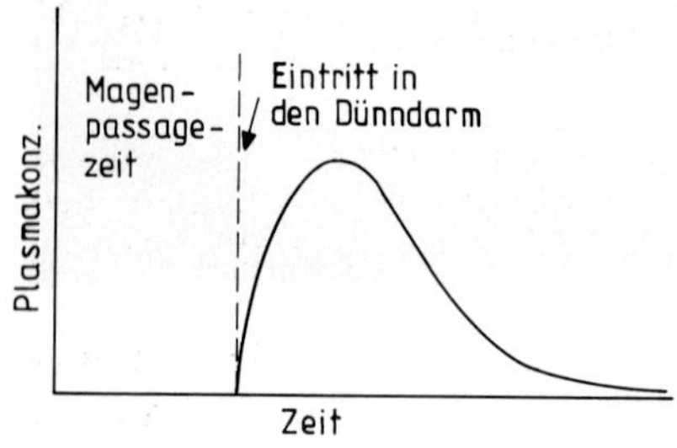

Abb. 3.43. Plasmaspiegel eines Arzneistoffs nach Applikation einer magensaftresistent-überzogenen Tablette

Substanzen wie Celluloseacetatphthalat und anionischen Copolymerisaten der Methacrylsäure und ihrer Ester bestehen (Tab. 3.17), die gleichermaßen für Tabletten und Granulate verwendet werden.

Magensaftresistent-überzogene Tabletten setzen den Arzneistoff erst nach Passage durch den Magen im Dünndarm frei, so daß erst nach dieser Zeit die Absorption zu einem Plasmaspiegel führt (Abb. 3.43).

Magensaftresistent-überzogene Tabletten werden auf gleiche Weise wie überzogene Tabletten hergestellt. Je nach Herstellungsverfahren werden magensaftresistente Dragees oder Filmtabletten erhalten.

Tabletten mit modifizierter Wirkstofffreisetzung

Eine modifizierte Wirkstofffreisetzung nach peroraler Applikation von entsprechend hergestellten Tabletten beeinflußt die Absorptionsgeschwindigkeit und den nachfolgenden Plasmaspiegel des Arzneistoffs. Eine verlängerte Absorption führt zu einer langsameren Ausscheidung und damit zu einer Wirkungsverlängerung, so daß die Häufigkeit der Einnahme reduziert werden kann. Für diese Tabletten mit modifizierter Wirkstofffreisetzung sind Be-

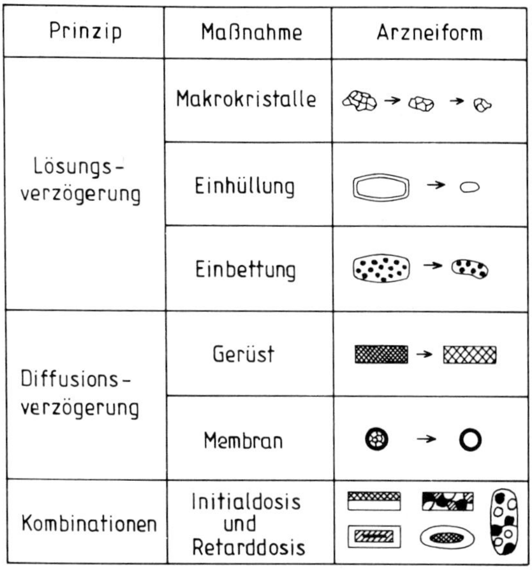

Abb. 3.44. Pharmazeutisch-technologische Möglichkeiten zur Herstellung von Tabletten mit modifizierter Wirkstofffreisetzung aus 40)

zeichnungen wie **Depot- oder Retardpräparate** gebräuchlich. Meist wird ein kleiner Teil des Wirkstoffs schnell freigesetzt (Initialdosis), während dies beim größeren Teil langsamer geschieht (Erhaltungsdosis) und eine über einen gewissen Zeitraum gleichbleibende Plasmakonzentration erzielt wird.

Die Freisetzung kann durch Überzüge, durch Einbettungen in ein Gerüst- oder eine matrixbildende Polymere sowie durch Bindung an Resinate oder durch Mikroverkapselung verzögert werden (Abb. 3.44).

Tabletten mit modifizierter Wirkstofffreisetzung sind überzogene und nichtüberzogene Tabletten, die mit speziellen Hilfsstoffen (Tab. 3.18) oder

Tabelle 3.18. Hilfsstoffe für Tabletten mit modifizierter Wirkstofffreisetzung

Hilfsstoff	Eigenschaft	Anwendung
Hydroxyethylcellulose (HEC)	quellfähig Hydrokolloid	Diffusionsüberzüge Matrixeinbettung
Ethylcellulose (EC)	löslich in organ. Lsg.m. Hydrokolloid	Diffusionsüberzüge Matrixeinbettung
Polyacrylate Eudragit®E 30 D Eudragit®RL Eudragit®RS	H_2O unlöslich wäßrige organische Lösungsmittel	Diffusionsüberzüge Matrixeinbettung
Alginate	quellfähig Hydrokolloid	Matrixeinbettung
Fette, hydriertes Rizinusöl	lipophil	Matrixeinbettung
Polystyrolderivate (Resinate)	wasserunlöslich, Salzbildung mit ionischen Arzneistoffen	Ionenaustauschretardierung

Tabelle 3.19. Anwendung unterschiedlicher Retardierungsprinzipien

Retardierungsprinzip	Verarbeitung	Anwendung
Diffusionsüberzug	Überzugsverfahren	Granulate od. Tabletten
Einbettung	Arznei-Hilfsstoff-Mischungen	Granulate od. Tabletten
Ionenaustausch	Beladung der Resinate	Granulate od. Tabletten
Mikroverkapselung	Arzneistoff, Hilfsstoff	Mikrokapseln, Bestandteile von Kapseln od. Tabletten
Makrokristall	Umkristallisation	Bestandteil von Kapseln od. Tabletten

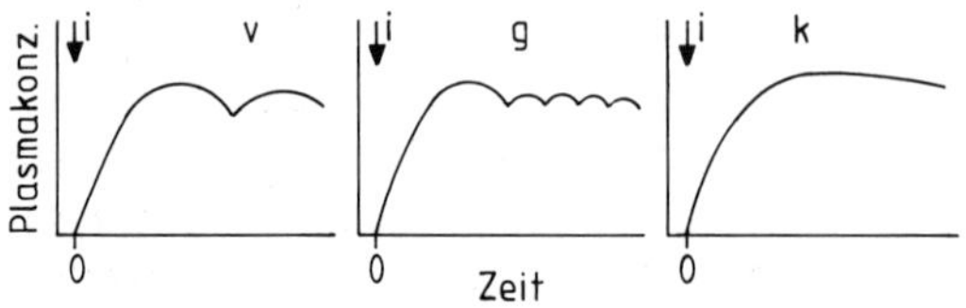

Abb. 3.45. Plasmaspiegel nach Applikation von Tabletten mit modifizierter Wirkstofffreisetzung nach 13). Initialfreisetzung kombiniert mit **v** einmalig verzögerter Freisetzung; **g** gepulster mehrfacher verzögerter Freisetzung; **k** kontinuierlich verlängerter Freisetzung

nach besonderen Verfahren oder durch Kombination beider Möglichkeiten hergestellt werden, um die Freisetzungsgeschwindigkeit oder den Ort der Freisetzung des Wirkstoffs oder der Wirkstoffe gezielt zu verändern.

Aufgrund der möglichen Verfahren und des Einsatzes verschiedener Hilfsstoffe ist die Herstellung von Tabletten oder Granulaten mit modifizierter Wirkstofffreisetzung vielfältig (Tab. 3.19).

Schließlich werden modifizierte Freisetzungen insbesondere durch Initial- und Erhaltungsdosen auf vielfältige Weise erzielt, die zu den in Abb. 3.45 gezeigten Plasmaspiegeln führen.

Tabletten zur Anwendung in der Mundhöhle

Tabletten zur Anwendung in der Mundhöhle sind normalerweise nichtüberzogene Tabletten. Sie werden so hergestellt, daß langsame Freisetzung und eine lokale Wirkung des Wirkstoffs oder der Wirkstoffe (z. B. gepreßte Lutschtabletten) oder Freisetzung und Absorption der Wirkstoffe unter der Zunge (Sublingualtabletten) oder durch die Mundschleimhaut bewirkt werden.

Die Auswahl der Hilfsstoffe (aus Tab. 3.15) wird auf solche beschränkt, die eine langsame Freisetzung bewirken, also keine Zerfallsbeschleuniger enthalten.

Die Herstellung von Tabletten zur Anwendung in der Mundhöhle ist mit der von nichtüberzogenen Tabletten identisch.

3.4.5 Pharmazeutisch-technologische Qualität

Mechanische Stabilität

Die mechanische Stabilität von Tabletten ist für ihre maschinelle Verpackung, ihre Haltbarkeit im Behältnis und ihre weitere Verarbeitung z. B. bei Überzugsverfahren wichtig.

Die mechanische Stabilität wird durch die Bestimmung der Bruchfestigkeit und des Abriebs nach anerkannten Methoden mit speziellen Apparaturen charakterisiert. Optimal ist eine Bruchfestigkeit zwischen 4 und 12 kp. Der Abrieb soll geringer als 2 % sein.

Gleichförmigkeit einzeldosierter Arzneiformen

Diese Reinheitsanforderung ist nach DAB 10 obligatorisch; sie unterliegt den gleichen Bedingungen aller einzeldosierter Arznei- und Darreichungsformen (s. Kap. 2). Die Prüfung auf Gleichförmigkeit des Gehalts ist für Multivitaminpräparate und Präparate aus Spurenelementen nicht erforderlich.

Die Prüfung auf Gleichförmigkeit der Masse ist nach DAB 10 lediglich für nichtüberzogene Tabletten und für Filmtabletten vorgesehen, zu denen je nach Herstellungsverfahren auch magensaftresistent-überzogene Tabletten und Tabletten mit modifizierter Wirkstofffreisetzung sowie solche mit Anwendung in der Mundhöhle zählen. Ein Vergleich zwischen beiden Prüfungsmethoden bei einem Tablettenpräparat ist in Abb. 3.46 gezogen.

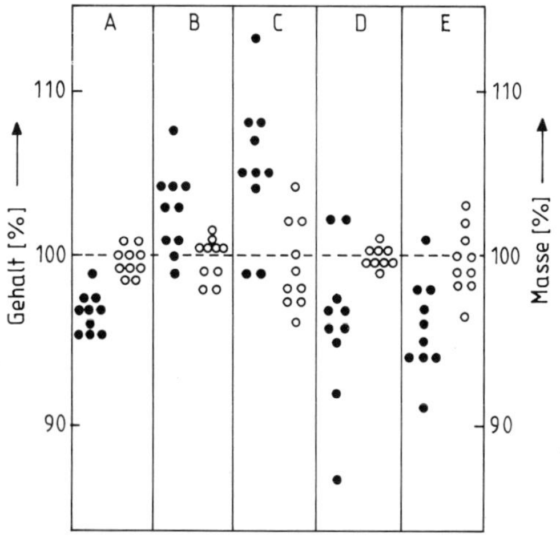

Abb. 3.46. Gleichförmigkeit einzeldosierter Arzneiformen (Darreichungsformen A bis E, Masse bezogen auf Durchschnittsmasse, Gehalt bezogen auf deklarierte Dosis) aus 21). **Offene Symbole** Masse der Darreichungsform; **gefüllte Symbole** Gehalt des Arzneistoffs

Zerfallszeit

Die Prüfung auf Zerfallszeit ist eine obligatorische Reinheitsprüfung des DAB 10 für die in Tab. 3.20 mit ihren Anforderungen genannten Arten von Tabletten.

Die Zerfallszeiten einer Auswahl von Handelspräparaten mit gleichem Wirkstoffgehalt sind in Abb. 3.47 gegenübergestellt.

Tabelle 3.20. Anforderungen des DAB 10 an die Zerfallszeit von Tabletten und Kapseln

Darreichungsform	Anzahl	Medium	Temp. (°C)	Zeit (min)	Bedingungen für Resistenz
Nichtüberzogene Tabletten	6	H_2O	36 – 38	15	–
Brausetabletten	6	H_2O	15 – 25	5	–
Überzogene Tabletten (ausgenommen Filmtabletten)	6	H_2O (0,1N HCl)*	36 – 38	60	–
Filmtabletten	6	H_2O	36 – 36	30	–
Magensaftresistent-überzogene Tabletten	6	pH 6,8	36 – 38	60	0,1N HCl, 36 – 38 °C, 120 min
Lutschtabletten, Kautabletten, Tabletten mit modifizierter Wirkstofffreisetzung	–	–		–	–
Hartkapseln, Weichkapseln	6	H_2O (0,1N HCl)**	36 – 38	30	–
Magensaftresistente Kapseln	6	pH 6,8	36 – 38	60	0,1N HCl, 36 – 38 °C, 120 min

* Falls die Prüfung in Wasser negativ ist.
** In begründeten und zugelassenen Fällen.

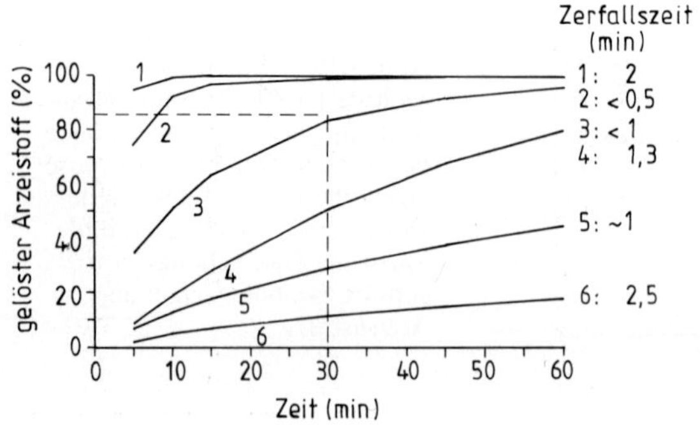

Abb. 3.47. Wirkstofffreisetzung und Zerfallszeit von sechs Paracetamol-Tablettenpräparaten (6fach Untersuchung, Blattrührmethode) (nach 37). Anforderungen: Freisetzung: mind. 85 % innerhalb 30 min, Zerfallszeit gemäß DAB 10: < 15 min

Wirkstofffreisetzung

Das DAB 10 beschreibt im methodischen Teil die Prüfung auf Wirkstofffreisetzung aus festen oralen Arzneiformen nach der Drehkörbchen-, der Rührblatt- oder der Durchflußmethode. Prüfungsbedingungen und -methodik sind in Kap. 2 allgemein abgefaßt.

Anforderungen an die Mindestfreisetzung werden in Deutschland z. B. für die peroralen Arzneiformen der Standardzulassungen und des DAC 86 gestellt. Bei Anträgen auf Zulassung von Arzneimitteln ist der Nachweis der Prüfung auf Wirkstofffreisetzung (Dissolutionstest) obligatorisch, bei dem auf Anforderungen der USP zurückgegriffen wird. Diese enthält derzeit etwa 500 Monographien mit einer derartigen Prüfungsvorschrift.

Für eine Auswahl bekannter Arzneistoffe gelten die in Tab. 3.21 genannten Prüfvorschriften und Anforderungen hinsichtlich ihrer Wirkstofffreisetzung aus festen peroralen Arzneiformen.

Die zeitlichen Verläufe der Freisetzung von Paracetamol aus einer Reihe von Handelspräparaten sind beispielhaft in Abb. 3.47 dargestellt, aus der auch die Anforderungen der USP hervorgehen.

Da sich die Durchführung des Dissolutionstests der USP ausschließlich auf nichtüberzogene Tabletten, Filmtabletten und Kapseln erstreckt, ist in jüngster Zeit eine weitere Prüfung auf Wirkstofffreisetzung aus modifiziert freisetzenden festen peroralen Arzneiformen festgelegt worden. Im Abschnitt „Drug Release" wird in der USP unterschieden zwischen solchen Arzneiformen, die den Arzneistoff verzögert freisetzen und solchen, die diesen verlängert abgeben. Zu den verzögert freisetzenden Arzneiformen zählen die magensaft-

Tabelle 3.21. Testbedingungen und Anforderungen der Wirkstofffreisetzung aus Tabletten- und Kapsel-Präparaten nach USP XXII (12 Beispiele)

Präparat	Prüfmedium	Prüfvolumen (ml)	Apparatur [1)]	Rotation (Upm)	Prüfdauer (min)	Anforderung (%)
Acetylsalicylsäure Tabl.	pH 4,5[2)]	500	1	50	30	80
Amoxicillin Kapseln	H_2O	900	1	100	90	80
Dexamethason Tabl.	HCl 1 %	500	1	100	45	70
Diazepam Tabl.	0,1 N HCl	900	1	100	30	85
Ergonovinmaleat Tabl.	H_2O	900	1	100	45	75
Erythromycin Tabl.	pH 6,8[2)]	900	2	50	60	70
Griseofulvin Tabl.	[3)]	1000	2	100	60	70
Hydrochlorothiazid Tabl.	0,1 N HCl	900	1	100	60	60
Ibuprofen Tabl.	pH 7,2[2)]	900	1	150	30	70
Isoniazid Tabl.	0,1 N HCl	900	1	100	45	80
Paracetamol Tabl.	pH 5,8[2)]	900	2	50	30	80
Prednisolon Tabl.	H_2O	900	2	50	30	70

[1)] 1 = Drehkörbchen, 2 = Rührblatt.
[2)] spezielle Pufferlösung mit dem angegebenen pH-Wert.
[3)] wäßrige Natriumlaurylsulfatlösung 4 %.

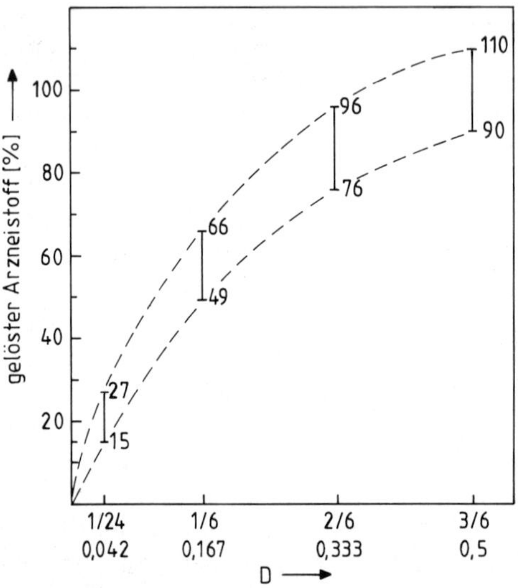

Abb. 3.48. Anforderungen an die verlängerte Freisetzung von Diazepam aus Tabletten mit modifizierter Wirkstofffreisetzung nach USP XXII. (D: Dosierungsintervall, hier: 6 h)

resistent-überzogenen Tabletten und die magensaftresistenten Kapseln. Die verlängert freisetzenden Arzneiformen sind Kapseln und Tabletten mit modifizierter Wirkstofffreisetzung. Die Prüfungsbedingungen sind aus dem Dissolutionstest abgewandelt.

Die zeitlich gestaffelten Anforderungen der USP XXII an die Freisetzung von Diazepam aus modifiziert freisetzenden Tabletten richten sich nach dem vorgesehenen Dosierungsintervall und sind in Abb. 3.48 dargestellt.

Eine Prüfung auf Wirkstofffreisetzung ist bei Brausetabletten und Tabletten zur Anwendung in der Mundhöhle nicht vorgesehen.

Methodische und analytische Schwierigkeiten bestehen für eine derartige Prüfung bei Weichgelatinekapseln, so daß für diese entsprechende Vorschriften und Anforderungen derzeit noch ausstehen.

Mikrobieller Zustand

Feste orale Arznei- und Darreichungsformen fallen in die Kategorie 3 der Tabelle des DAB 10 (s. Kap. 2), nach der höchstens 10^3 aerob wachsende Bakterien und höchstens 10^2 Hefen und Schimmelpilze, aber keine Escherichia coli und keine Salmonellen je Gramm oder Milliliter enthalten sein dürfen.

3.5 Suppositorien und Vaginalkugeln

3.5.1 Definition

Suppositorien und Vaginalkugeln sind einzeldosierte Arzneiformen von fester Konsistenz, die einen oder mehrere Wirkstoffe enthalten. Form, Größe und

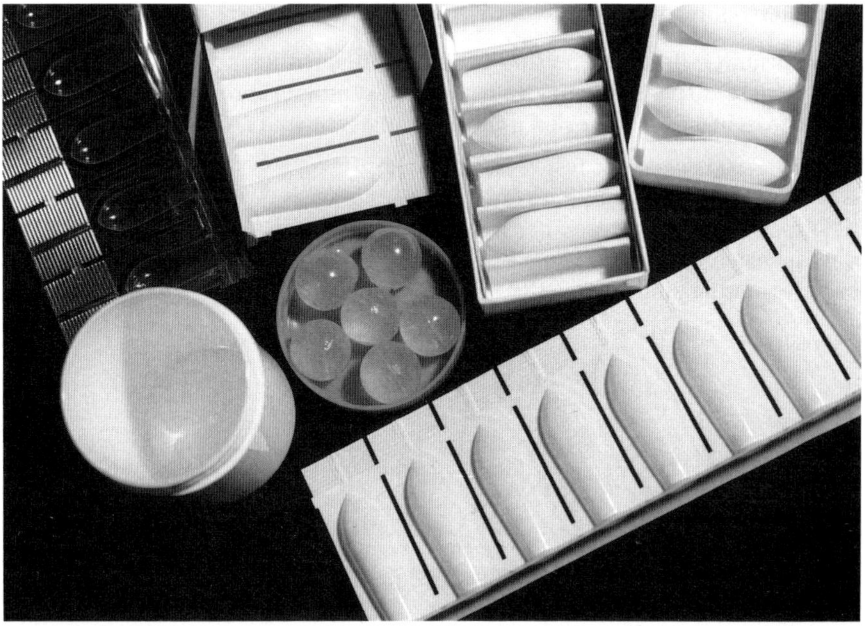

Abb. 3.49. Suppositorien und Vaginalkugeln, Behältnisse

Konsistenz von Suppositorien bzw. Vaginalkugeln sind der rektalen bzw. vaginalen Verabreichung angepaßt (Abb. 3.49). Suppositorien wiegen im allgemeinen 1 bis 3 g, Vaginalkugeln bis zu 15 g.

Die Grundmasse kann in Wasser löslich, unlöslich oder dispergierbar sein beziehungsweise bei Körpertemperatur schmelzen. Hilfsstoffe wie Füllmittel, absorbierende Stoffe, oberflächenaktive Substanzen, Gleitmittel, Konservierungsmittel und zugelassene Farbstoffe können zugefügt werden.

3.5.2 Verwendungszweck

Suppositorien und Vaginalkugeln werden im allgemeinen für eine lokale Wirkung im Rektum oder in der Vagina oder zur systematischen Resorption des Arzneistoffs verabreicht. Eine lokal beabsichtigte Wirkung wird am oder im Rektum bzw. in der Vagina durch einen Arzneistoff erzielt. Eine systematische Wirkung wird dagegen nach der Resorption des Arzneistoffs durch die Schleimhäute vom Rektum oder seltener der Vagina erreicht. Dies ist im besonderen durch Suppositorien zur Therapie bei Kindern zur Sicherstellung der Arzneistoffgabe, zur Umgehung der peroralen Gabe bei Schluckbeschwerden bzw. Neigung zum Erbrechen, zur Vermeidung von Unverträglichkeiten im Magen-/Darmbereich und zur teilweisen Umgehung des First-pass-Effekts – jedoch z. T. mit Einschränkungen – zu erreichen.

3.5.3 Herstellungsverfahren

Die wirksamen Bestandteile sind in einer einfachen oder zusammengesetzten Grundmasse dispergiert oder gelöst. Die Grundoperationen der Herstellung von **gegossenen Suppositorien und Vaginalkugeln** sind (Abb. 3.50):

- meist Zerkleinern der festen Bestandteile,
- Verflüssigen der Grundmasse,
- Dispergieren oder Lösen der Bestandteile,
- Dispensieren des flüssigen Vorprodukts in Gießformen,
- Verfestigung zum Endprodukt.

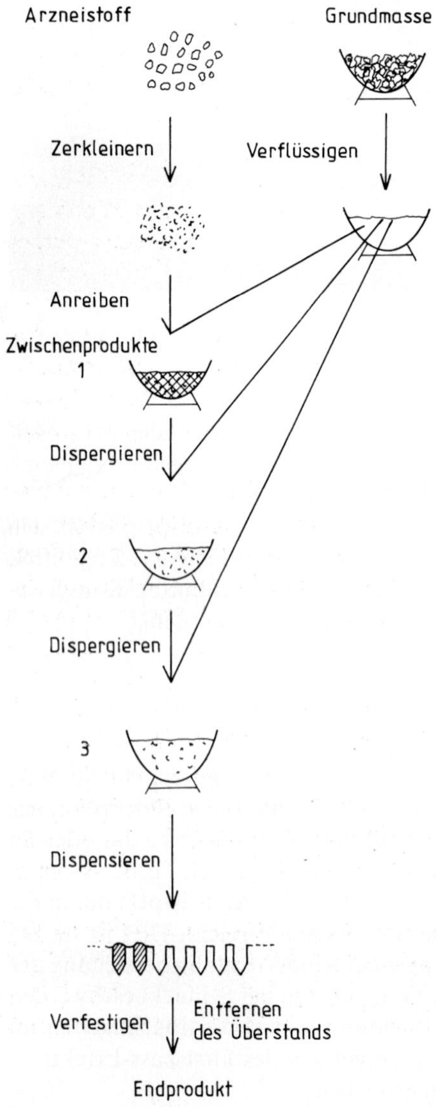

Abb. 3.50. Reihenfolge der Herstellung von gegossenen Suppositorien

In selteneren Fällen werden die Bestandteile kalt zu einer festen Mischung verarbeitet und durch Pressen zum Endprodukt geformt.

Rektal- oder Vaginalkapseln und Tabletten zur rektalen oder vaginalen Applikation unterliegen den Herstellungsverfahren dieser Arzneiformen.

Die Herstellung von Suppositorien und Vaginalkugeln wird in Suppositorien- bzw. Vaginalkugelgießformen aus Metall, Kunststoff oder Kunststofffolien vorgenommen. Aus den Metall- oder Kunststofformen werden die Suppositorien nach dem Erstarren entnommen und entweder einzeln in Aluminiumfolie eingewickelt und in einer Polypropylendose vereint oder in separierten Kammern von Blisterpackungen bzw. Kunststoffschachteln zur Abgabeeinheit verpackt. Eine andere Möglichkeit besteht in Kunststoffolienstreifen mit mehreren Formen, bei dem nach dem Erstarren die überstehende Masse entfernt wird, die Formöffnungen des Streifens mit einem Klebeband verschlossen werden und somit einschließlich Umkarton in einem Arbeitsgang zur abgabefertigen Packung gelangen.

Die einheitliche Dosierung von Arzneistoffen in Suppositorien wird meist durch zwei unterschiedliche Verfahren sichergestellt. Die Vorbereitung dafür beginnt bei der Suppositoriengießform, indem diese mit reiner Grundmasse bei 38 – 40 °C, wegen der Kontraktion mit Überstand, ausgegossen werden (Abb. 3.51). Nach dem Erstarren der Grundmasse wird der Überstand mit einem Spatel abgestreift.

Das **Eichgewicht** eines Suppositoriums in g wird durch Wägung einer Anzahl von Suppositorien (z. B. 10) und Berechnung des Mittelwerts ermittelt. Das **Eichvolumen** eines Suppositoriums wird durch Schmelzen einer Anzahl von Suppositorien (z. B. 10) bei 40 – 45 °C in einem graduierten Glaszylinder und Berechnung des Einzelvolumens bestimmt.

Das **Dosierungsverfahren nach Starke** benutzt das Eichvolumen, um eine Volumendosierung bei der Herstellung vorzunehmen. Wegen der Verluste der Suppositorienmasse an Herstellungsgefäßwänden und durch den notwendigen Überstand beim Ausgießen in Gießformen ist ein Produktionszuschlag in der Größenordnung von 10 – 20 % erforderlich. Die Dosis des Arzneistoffs in g oder mg wird multipliziert mit der Zahl der herzustellenden Suppositorien, zuzüglich der nächst höheren geraden Zahl entsprechend dem genannten Produktionszuschlag eingesetzt und zunächst in wenig geschmolzener Grundmasse dispergiert oder gelöst. Anschließend wird das Volumen aufgefüllt, das sich aus der Multiplikation der um den festgelegten Produktionszuschlag erhöhten Anzahl mit dem Eichvolumen eines Einzelsuppositoriums ergibt. Dabei ist die gleiche Temperatur wie bei der Bestimmung des Eichvolumens einzuhalten. Die Anwendung des Starke-Verfahrens im Rezepturmaßstab ist in Abb. 3.52 erläutert.

Das **Verdrängungsfaktor-Verfahren** wendet die Verdrängungsfaktoren des Arzneistoffs und weiterer Hilfsstoffe in der benutzten Grundmasse sowie das Eichgewicht eines Suppositoriums an (Abb. 3.52). Der Verdrängungsfaktor gibt an, wieviel g Grundmasse von 1 g eines dispergierten Bestandteils verdrängt wird.

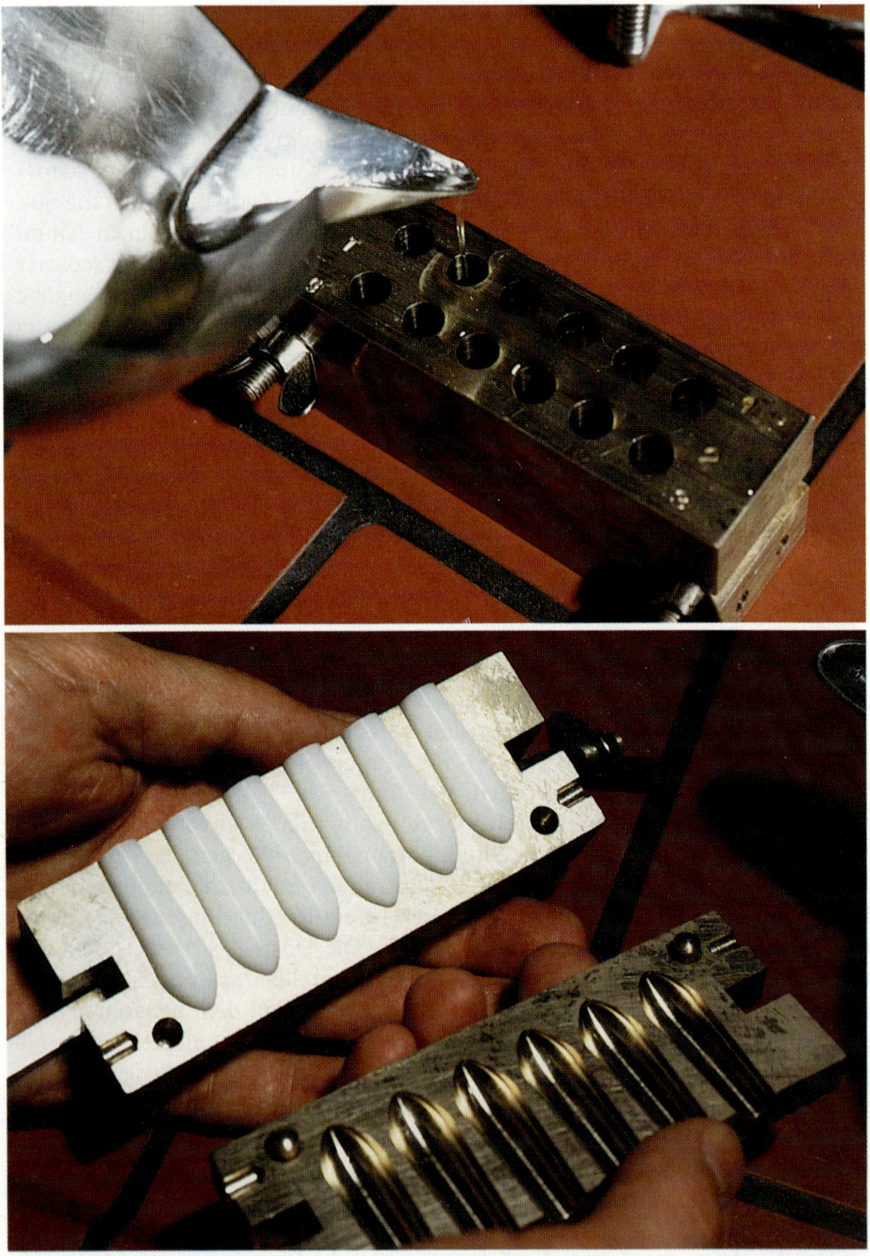

Abb. 3.51. Herstellung von Suppositorien aus reiner Grundmasse zwecks Bestimmung des Eichgewichts und des Eichvolumens

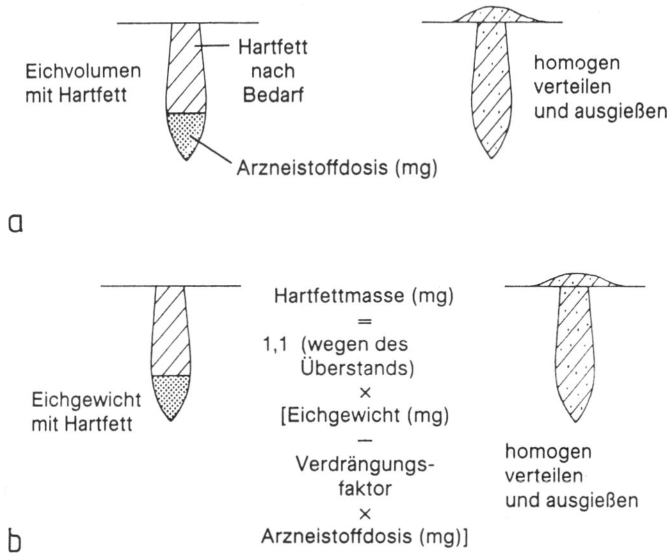

Abb. 3.52 a, b. Dosierungsverfahren für Suppositorien aus 30). **a** Verfahren nach Starke; **b** Verdrängungsfaktor-Verfahren

Zur Herstellung einer um den notwendigen Produktionszuschlag erhöhten Anzahl von Suppositorien wird die erforderliche Grundmassemenge nach folgender Formel bereichnet:

$$M = N \cdot (E - \Sigma f_i \cdot A_i)$$

M: erforderliche Grundmassemenge
N: Anzahl der Suppositorien
E: Eichgewicht eines Suppositoriums für die benutzte Grundmasse
f_i: Verdrängungsfaktoren
A_i: Arzneistoffdosis(-en)
Σ: Summe der Produkte bei zwei oder mehr dispergierten Arznei- oder Hilfsstoffen

Grundsätzlich ist das Verdrängungsfaktor-Verfahren für größere Ansätze z. B. in der Defektur dem Starke-Verfahren vorzuziehen, da die Wägegenauigkeit bei Ansätzen über 500 g größer ist als ein Auffüllen auf ein aus dem Eichvolumen berechnetes Ansatzvolumen von mehr als 500 ml. Ein beispielhafter Defekturansatz für 500 Suppositorien wird mit dem Verdrängungsfaktor-Verfahren gemäß Tab. 3.22 berechnet.

Eine Lösung der Bestandteile in der Grundmasse wird häufig nach dem **Klarschmelzverfahren** bei Temperaturen zwischen 40 und 45 °C in die Gießform gegossen. Dispersionen werden dagegen bei Temperaturen zwischen 38 und 40 °C nach dem **Cremeschmelzverfahren** ausgegossen, da bei diesen niedrigen Temperaturen die Viskosität des Ansatzes höher ist und damit einem Absetzen oder Aufschwemmen der dispergierten Bestandteile entgegengewirkt wird. Das Ausgießen mit Überstand über der Formöffnung ist wegen der Kontraktion der Masse notwendig.

Tabelle 3.22. Berechnung eines Defekturansatzes für 500 Suppositorien

	Dosis 1	Verdrängungsfaktor
Arzneistoff A_1	0,5	0,8
Arzneistoff A_2	0,2	0,7
Anzahl: 550 (einschließlich Produktionszuschlag)		
Eichgewicht: 2,05 g		

Grundmasse M $= N \cdot (E - (f_1 \cdot A_1 + f_2 \cdot A_2))$ (g)
$= 550\,(2{,}05 - (0{,}8 \cdot 0{,}5 + 0{,}7 \cdot 0{,}2))$ (g)
$= 830{,}5$ (g)

Herstellungsansatz:

Arzneistoff A_1	$0{,}5 \times 550 =$	275,0 g
Arzneistoff A_2	$0{,}2 \times 550 =$	110,0 g
Grundmasse M	=	830,5 g
		1215,5 g

Theoretische Durchschnittsmasse eines Suppositoriums:
1215,5 : 550 = 2,21 g

Die Masse wird in den Gießformen durch langsames Abkühlen erstarren gelassen. Eine zu starke Kühlung ist zu vermeiden, damit bei der Kontraktion der Masse keine Risse entstehen. Nach dem Erstarren der Masse wird der Überstand entfernt. Bei den üblichen Gießformen ist dafür ein Spatel geeignet. Die Gießformen werden geöffnet und die Suppositorien entnommen.

3.5.4 Darreichungsformen

Suppositorien

Suppositorien werden im allgemeinen rektal angewendet. Sie sind nach dem Einführen im Rektum lokalisiert (Abb. 3.53), wo sie je nach Grundmasse schmelzen oder sich auflösen.

In selteneren Fällen werden Suppositorien zur vaginalen Anwendung angetroffen.

Die Grundmasse der Suppositorien enthält die Bestandteile in gelöster, suspendierter oder emulgierter Form. Aufgrund der Verteilung der wirksamen Bestandteile werden **Lösungs-, Suspensions- und Emulsionssuppositorien** unterschieden. Die Grundmassen für Suppositorien fallen unter die sonstigen Bestandteile, von denen in Einzelfällen auch eine therapeutische Wirkung ausgeht (Tab. 3.23).

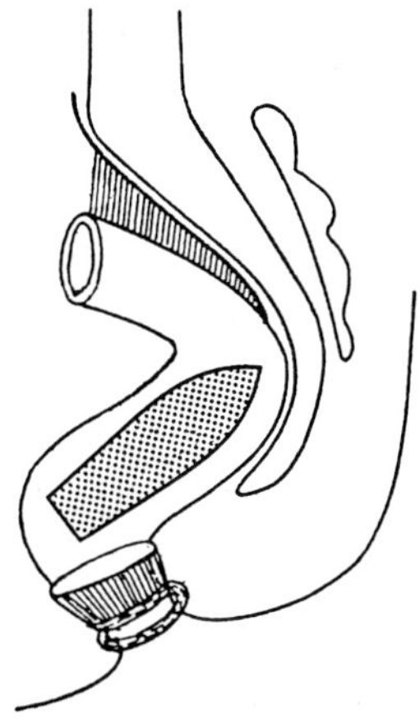

Abb. 3.53. Rektaler Applikationsort eines Suppositoriums nach 36)

Tabelle 3.23. Grundmassen für gegossene Suppositorien und Vaginalkugeln

Stoff(e)	Eigenschaften
Hartfett DAB 10	lipophil, W/O-emulgierend Volumenkontraktion Schmelzbereich 33 – 36 °C
Kakaobutter DAB 10	lipophil, nicht emulgierend keine Volumenkontraktion Schmelzbereich 31 – 35 °C Modifikationen mit niedr. Smp. (obsolet)
Macrogole und Macrogol-Gemische	wasserlöslich osmotisch (Defäkationsreiz)
Gelatine-Glycerol-Wasser-Gemische	wasserlöslich elastisch bei Raumtemperatur (Defäkationsreiz)

Das DAB 10 gibt als Hinweis an, daß für die rezepturmäßige Herstellung von Suppositorien Hartfett als Grundmasse verwendet wird, falls nichts anderes vorgeschrieben ist.

Eine gängige Vorschrift für Paracetamol-Suppositorien ist den Standardzulassungen entnommen.

Rektalkapseln

Rektalkapseln sind innerhalb der Monografie Suppositorien DAB 10 aufgeführt. Sie entsprechen am allgemeinen in ihren Eigenschaften Weichkapseln. Sie können jedoch mit einem das Einführen erleichternden Überzug versehen sein, der häufig aus Silikonölen oder -wachsen besteht.

Paracetamol-Suppositorien 500 mg St.zul.

Bestandteile

	I	C
Paracetamol DAB 10	0,50 g	50,0 g
Hochdisp. Siliciumdioxid DAB 10	0,0005 g	0,05 g
Lecithin Ph.Helv. VI	0,012 g	1,2 g
Hartfett DAB 10		nach Bedarf

Gießform: Größe 2 g.

Die zur Herstellung notwendige Menge M an Hartfett wird anhand Verdrängungsfaktoren berechnet. Der Produktionszuschlag wird als (1,1 × Anzahl) berücksichtigt. Entsprechend erhöhen sich die Einwaagen der anderen Bestandteile.

$$M = (1{,}1 \times \text{Anzahl}) \times (\text{Eichgewicht} - 1 \times A_{Lec} - 0{,}72 \times A_{Par})$$

A_{Lec}: Dosis Lecithin (Verdrängungsfaktor 1,0)

A_{Par}: Dosis Paracetamol im Gemisch mit hochdisp. Siliciumdioxid (Verdrängungsfaktor 0,72)

Die Dosis des Paracetamol und das Eichgewicht der verwendeten Suppositorienform werden in die Berechnungsformel eingesetzt.

Herstellung

Das Paracetamol wird mit dem hochdispersen Siliciumdioxid im Verhältnis 1 : 1 000 gemischt und gesiebt (Sieb 180).

Das Lecithin wird zunächst in wenig geschmolzenem Hartfett bei 35 – 40 °C gelöst. Das restliche Hartfett wird bis zur berechneten Gesamtmenge hinzugefügt, bei 45 °C geschmolzen und homogen gemischt. Mit dieser flüssigen Grundlage wird der Paracetamol-Ansatz zunächst angerieben, dann in mehreren Anteilen hinzugefügt und jeweils homogen gemischt. Das Ausgießen in die Suppositorienformen erfolgt bei 38 °C unter Rühren.

Verpackung

Gießfolien aus Kunststoff; Alu-Folie, PP-Dose; Faltschachtel.

Vaginalkugeln

Vaginalkugeln werden ausschließlich vaginal angewendet. Sie werden in die Scheide eingeführt, wo sie abhängig von der Grundmasse sich auflösen oder dort schmelzen und den Wirkstoff freisetzen. Wie bei den Suppositorien werden je nach Art der Verteilung der Wirkstoffe **Lösungs-, Suspensions- und Emulsions-Vaginalkugeln** unterschieden. Als Grundmassen werden meistens Gelatine-Glycerol-Wasser- oder Macrogol-Gemische verwendet (s. Tab. 3.23).

Das DAB 10 schreibt für die rezepturmäßige Herstellung von Vaginalkugeln als Grundmasse ein Gel aus 1 Teil Gelatine, 2 Teilen Wasser und 5 Teilen Glycerol 85 % vor, falls nichts anderes vorgeschrieben ist. Bei Herstellungsschwierigkeiten kann jedoch eine andere geeignete Grundmasse verwendet werden.

Eine Herstellungsvorschrift für ein Vaginalkugelpräparat ist im nachfolgenden Beispiel wiedergegeben.

Milchsäure-Vaginalkugeln 150 mg

Bestandteile
(für 10 Vaginalkugeln)

Milchsäure 60 %	2,65 g
Gelatine	3,65 g
Gereinigtes Wasser	7,25 g
Glycerol 85 %	18,25 g
	31,8 g

Masse einer Vaginalkugel: 3,0 g
Berechnung der Einzeldosis:

$$\frac{2,65 \cdot 0,6}{31,8} = \frac{x}{3,0}\ \text{g} \qquad x = 0,15\ \text{g} = 150\ \text{mg}$$

Herstellung

Zur Herstellung von 10 Vaginalkugeln ist ein Herstellungszuschlag von 20 % vorzusehen.

Die Gelatine wird mit dem Glycerol angerieben. Diese Dispersion wird mit dem Wasser versetzt. Der Ansatz wird auf dem Wasserbad bei 70 °C solange gerührt, bis die Gelatine vollständig gequollen ist. Schließlich wird die Milchsäure dazugemischt. Die Masse wird in Vaginalkugelformen, die eine Einzelmasse von 3,0 g sicherstellen, mit Überstand ausgegossen. Nach dem Erkalten wird der Überstand bündig abgetrennt. Die Kunststoffgießform wird mit Klebeband verschlossen. Aus einer Metallgießform werden die Vaginalkugeln entfernt und zu einer Verpackungseinheit in eine Polypropylendose gegeben.

Verpackung

Vaginalkugelform aus Kunststoff, Klebebandverschluß, Faltschachtel; oder: Polypropylendose mit Schraub- oder Schnappdeckel.

Vaginalkapseln und Vaginaltabletten

Vaginalkapseln und -tabletten sind innerhalb der Monografie Vaginalkugeln DAB 10 aufgeführt. **Vaginalkapseln** entsprechen im allgemeinen in ihren Eigenschaften Weichkapseln. Sie sind meist eiförmig und dabei häufig größer als Weichkapseln zur peroralen Anwendung. **Vaginaltabletten** entsprechen in ihren Eigenschaften im allgemeinen den nichtüberzogenen Tabletten, sind aber üblicherweise größer als diese.

3.5.5 Pharmazeutisch-technologische Qualität

Aussehen, Form und Struktur

Suppositorien und Vaginalkugeln sind glatt; ihre Größe und Form sind unterschiedlich. Die makroskopische Prüfung der Oberfläche und eines Längsschnitts durch die Darreichungsform zeigt normalerweise eine einheitliche Struktur, welche jedoch unterschiedlich sein kann, wenn diese aus mehreren Schichten besteht (DAB 10).

Teilchengröße

Dispergierte Arzneistoffe müssen fein und gleichmäßig verteilt sein (DAB 10). Diese gleichmäßige Verteilung wird anhand eines Längsschnitts unter dem Auflichtmikroskop bei z. B. 40facher Vergrößerung beurteilt. Wird eine Inhomogenität z. B. durch Verdichtung fester, dispergierter Bestandteile im unteren Teil der Darreichungsform festgestellt, so kann diese u. U. durch die Anwendung des Cremeschmelzverfahrens behoben werden, weil dadurch die Sedimentationsgeschwindigkeit vermindert wird.

Die Feinheit wird durch Sieben oder Klassieren der festen Ausgangsstoffe auf eine Teilchengröße $< 100\,\mu m$ sichergestellt. Soll eine bei der Herstellung auftretende Agglomeration der festen dispergierten Bestandteile ausgeschlossen werden, so ist eine mikroskopische Bestimmung der Teilchen vorzusehen.

Gleichförmigkeit einzeldosierter Arzneiformen

Diese Reinheitsanforderung ist nach DAB 10 obligatorisch; sie unterliegt den gleichen Bedingungen und Anforderungen aller einzeldosierter Arznei- und Darreichungsformen (s. Kap. 2).

Zerfallszeit

Gegossene Suppositorien und Vaginalkugeln müssen nach DAB 10 der Prüfung auf Zerfallszeit entsprechen, sofern sie nicht für eine kontrollierte oder

Tabelle 3.24. Bedingungen und Anforderungen an die Zerfallszeit von Suppositorien und Vaginalkugeln

Darreichungsform	Zeit (min)	Anforderung
Suppositorien und Vaginalkugeln		
– mit fetthaltiger Grundmasse	30	Trennung der Bestandteile
– mit wasserlöslicher Grundmasse	60	Auflösung
Rektal- und Vaginalkapseln	30	geöffnete Hülle, Austritt des Inhalts
Vaginaltabletten	30	kein Rückstand auf der perforierten Platte

verlängerte Freisetzung des Wirkstoffs bestimmt sind. Diese Prüfung wird in einer speziellen Apparatur unter festgelegten Versuchsbedingungen durchgeführt (s. Kap. 2).

Der Zustand der Darreichungsformen wird in Wasser bei einer Temperatur von 37 °C und je nach Zusammensetzung zu unterschiedlichen Zeiten geprüft (Tab. 3.24).

Der Geräteaufwand ist für eine apothekengerechte Qualitätskontrolle sehr hoch. Als Alternative mit angenäherter Aussagekraft besteht die Verwendung von Polyethylenfolienbeuteln (etwa 5 × 8 cm), in die je ein Suppositorium und ein etwa gleich großer Kieselstein gegeben werden. Bei fetthaltigen Suppositoriengrundmassen wird der Beutel evakuiert, während bei wasserlöslichen Grundmassen, bei Rektal- und Vaginalkapseln sowie bei Vaginaltabletten 10 ml Wasser von 37 °C hinzugefügt werden. Nach Verschließen des Beutels wird die Prüfeinheit in ein Wasserbad von 37 °C gehängt. Der Zustand der Darreichungsformen wird nach den angegebenen Zeiten manuell und/oder visuell geprüft.

Mikrobieller Zustand

Suppositorien und Vaginalkugeln fallen in die Kategorie 3 des DAB 10 (höchstens 10^3 Bakterien und 10^2 Hefen und Schmimmelpilze). Fetthaltige Suppositorien und solche mit hohem Glycerol- bzw. Macrogol-Anteil sind im allgemeinen mikrobiell unproblematisch.

4 Flüssige Arznei- und Darreichungsformen

Flüssige Arznei- und Darreichungsformen sind molekular- bis grobdisperse Systeme mit vielfältiger Erscheinungsform, Art der Anwendung und Herstellung. In der Hauptsache dient Wasser als Vehikel, daneben werden aber auch Alkohole, fette Öle und organische Lösungsmittel angetroffen.

4.1 Wasser

4.1.1 Definition

Gereinigtes Wasser DAB 10 ist eine klare, farblose Flüssigkeit ohne Geruch und Geschmack. Es ist frei von gelösten und ungelösten Bestandteilen.

Wasser für Injektionszwecke DAB 10:

Wasser für Injektionszwecke in Großgebinden ist Wasser, das zur Herstellung von Arzneimitteln zu parenteralen Anwendung bestimmt ist, deren Lösungsmittel Wasser ist.

Sterilisiertes Wasser für Injektionszwecke ist Wasser, das zum Verdünnen, Dispergieren oder Lösen von Arzneimitteln zur parenteralen Anwendung unmittelbar vor Gebrauch dient.

Beide Arten von Wasser für Injektionszwecke sind klar, farb- und geruchlos, frei von gelösten und ungelösten Bestandteilen, steril und pyrogenfrei.

4.1.2 Verwendungszweck

Gereinigtes Wasser dient zur Herstellung von Lösungen, Mischungen und feinen und groben dispersen Systemen zur peroralen und äußerlichen Anwendung einschließlich der Anwendung am Ohr, in der Nase, im Mund- und Rachenraum und im Genitalbereich, soweit nicht Sterilität gefordert ist.

Wasser für Injektionszwecke ist zur Herstellung parenteraler und ophthalmischer Arznei- und Darreichungsformen vorgeschrieben. Für spezielle andere Anwendungen ist die Verwendung von Wasser für Injektionszwecke zur Herstellung ebenfalls vorzusehen.

4.1.3 Herstellungsverfahren

Gereinigtes Wasser wird aus Trinkwasser durch Destillation, unter Verwendung von Ionenaustauschern oder nach einer anderen geeigneten Methode hergestellt. Wenn die einwandfreie mikrobiologische Qualität von rezeptur- und defekturmäßig hergestellten Arzneimitteln nicht gewährleistet ist, soll es durch geeignete Maßnahmen der Keimzahlverminderung entkeimt werden, z. B. durch frisches Aufkochen unter mindestens 5 min langem Sieden und anschließendes Abkühlen oder durch Filtration durch Bakterien zurückhaltende Filter. Dieses Wasser darf in sterilisierten oder keimzahlvermindernden Verfahren unterzogenen, geschlossenen Vorratsbehältnissen, die vorzugsweise aus Glas bestehen sollten, höchstens 24 h lang gelagert werden.

Wasser für Injektionszwecke in Großgebinden wird aus Trinkwasser oder gereinigtem Wasser gewonnen, das in einer Apparatur destilliert wird, bei der die mit Wasser in Berührung kommenden Teile aus Neutralglas, Quarz oder einem anderen geeigneten Material bestehen. Die Apparatur muß so gebaut sein, daß ein Übergehen von Tröpfchen verhindert wird und bei sachgemäßer Handhabung pyrogenfreies Wasser erhalten wird. Das erste Destillat nach Inbetriebnahme der Apparatur wird verworfen. Das Destillat muß unter Bedingungen aufgefangen und gelagert werden, die jegliche Kontamination, insbesondere mit Mikroorganismen, ausschließen.

Sterilisiertes Wasser für Injektionszwecke ist Wasser für Injektionszwecke, das in Behältnissen aus Glas oder einem anderen geeigneten Material aufgefangen, verschlossen und durch Hitze sterilisiert wird. Die Bedingungen müssen so sein, daß pyrogenfreies Wasser erhalten wird. Die Behältnisse müssen eine ausreichende Menge Wasser enthalten, um das Nennvolumen entnehmen zu können.

4.1.4 Pharmazeutisch-technologische Qualität

Aussehen

Gereinigtes Wasser, Wasser für Injektionszwecke in Großgebinden und sterilisiertes Wasser für Injektionszwecke ist bei den Prüfungen auf Klarheit, Farblosigkeit, Geruch und Geschmack ohne Befund. Sterilisiertes Wasser für Injektionszwecke ist darüber hinaus praktisch frei von Schwebstoffteilchen.

Mikrobieller Zustand

Gereinigtes Wasser für die rezeptur- und defekturmäßige Herstellung von Arzneimitteln soll, wenn nicht die einwandfreie mikrobiologische Qualität gewährleistet ist, durch geeignete Maßnahmen der Keimzahlverminderung entkeimt sein.

Tabelle 4.1. Mikrobieller Zustand von Gereinigtem Wasser DAB 10 nach Vorbehandlung durch Erwärmen

Vorbehandlung	Keimzahl	
	Agarplatten-verfahren DAB 10	Eintauchtestplatten-verfahren (z. B. Cult-Dip Plus, Merck 15204)
unbehandelt	100 – 1 000	100 000 – 1 000 000
40 °C	30	50 000 – 100 000
50 °C	5	50 000
60 °C	0	1 000 – 10 000
70 °C	0	0
100 °C < 1 min	0	0
100 °C 5 min	0	0
(Leitungswasser	0	0)

Eine Keimzahlverminderung von gereinigtem Wasser durch Erwärmen und Aufkochen ist in Tab. 4.1 ausgewiesen. Die Bestimmung der Keimzahl nach DAB 10 kann durch eine Prüfung mit handelsüblichen Testplatten zur Harnuntersuchung vereinfacht werden.

Wasser für Injektionszwecke muß der Prüfung auf Sterilität entsprechen (s. Kap. 2).

Bakterien-Endotoxine

Die Endotoxinkonzentration von **Wasser für Injektionszwecke** darf höchstens 0,25 E.E. je ml betragen (s. Kap. 2).

4.2 Lösungen

4.2.1 Definition

Lösungen sind molekular- bis mizellardisperse Flüssigkeiten, die einen oder mehrere Arzneistoffe enthalten. Lösungsmittel dafür sind Wasser, fette Öle, flüssige Wachse und Macrogole sowie Alkohole und organische Lösungsmittel. Sie können Lösungsvermittler, Stabilisatoren, Geschmackskorrigentien, Konservierungsmittel, viskositätserhöhende Stoffe, zugelassene künstliche Süß- und Farbstoffe enthalten.

4.2.2 Verwendungszweck

Lösungen werden oral, peroral, äußerlich, am Auge, in der Nase, am Ohr, an Geschlechtsorganen, rektal und parenteral angewendet. Daraus ergeben sich vielfältige Darreichungsformen, die tropfen- oder dosierlöffelweise, als Pinselung, Einreibung oder Spray, in Form getränkter Gewebe und als Injektion verabreicht werden. Lösungen dienen ebenfalls der weiteren Verarbeitung bei festen und halbfesten Arznei- und Darreichungsformen.

4.2.3 Herstellungsverfahren

Lösungen werden durch Auflösen, Solubilisieren, Mischen oder Extrahieren der arzneilichen und ggf. sonstigen Bestandteilen im Lösungsmittel hergestellt. Das Auflösen und Mischen erfordert meist geringeren Agitationsaufwand als das Solubilisieren. Das Extrahieren wird darüber hinaus nach besonderen Verfahren vorgenommen. In vielen Fällen schließt sich eine Klärung der Produkte an.

Bei der Herstellung von Lösungen ist die Löslichkeit der Ausgangsstoffe zu beobachten. Lösungen von leichtlöslichen Stoffen sind ohne Schwierigkeiten herzustellen. Dabei können sie sowohl in das Lösungsmittel gegeben als auch mit diesem versetzt werden. Kristallwasserfreie und getrocknete Ausgangsstoffe werden zweckmäßigerweise in das Lösungsmittel gegeben und unter Rühren gelöst, da nach dem anderen Verfahren oft eine Klumpenbildung eintritt (Abb. 4.1).

Liegen Lösungsmittelmischungen im Endprodukt vor, so werden die schwer löslichen Bestandteile in dem enthaltenen Lösungsmittel gelöst, in dem sie leichter löslich sind, ehe diese Lösung mit den weiteren Lösungsmittelkomponenten gemischt wird. Neben der Agitation durch Rühren oder Schütteln kann eine Erhöhung der Lösungsgeschwindigkeit durch Erwärmen, sofern die Bestandteile nicht thermolabil sind, oder durch Abkühlen erreicht werden, da sowohl endotherme als auch exotherme Reaktionen beim Auflösen auftreten. Eine Zerkleinerung sehr schwer löslicher Stoffe erhöht die Lösungsgeschwindigkeit ebenfalls.

Die Herstellung von sterilen Lösungen erfordert die Sterilisation der Lösung im Endbehältnis oder, wenn das nicht möglich ist, andere Verfahren zur

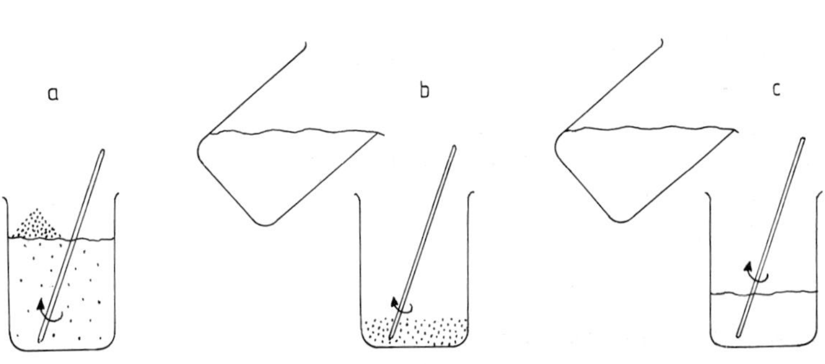

Abb. 4.1 a – c. Herstellung von Lösungen. **a** mit kristallwasserfreien und getrockneten Ausgangsstoffen; **b** mit kristallwasserhaltigen Ausgangsstoffen; **c** durch Mischen flüssiger Ausgangsstoffe bzw. von Lösungen

Verminderung der Keimzahl, die eine Sterilität des Endprodukts gewährleisten, vorzugsweise die Filtration durch Bakterien zurückhaltende Filter in sterilisierte Behältnisse.

Ziel bei der Herstellung von Lösungen ist ihre Klarheit. Verunreinigungen z. B. durch Schwebstoffe sind unerwünscht, so daß eine Klärung nach Sedimentation durch Dekantieren, durch Zentrifugation oder aber häufiger durch Filtration vorgenommen wird (s. Kap. 1).

Lösungen werden in der Anwendung entsprechende Einzeldosis- oder Mehrdosenbehältnisse dispensiert.

Tinkturen sind nach DAB 10 Drogenauszüge, die mit Ethanol verschiedener Konzentration, gegebenenfalls mit bestimmten Zusätzen, durch Mazeration oder Perkolation hergestellt werden. Als Tinkturen werden auch Lösungen von Trockenextrakten in Ethanol entsprechender Konzentration verstanden.

Tinkturen, deren Ausgangsdrogen „Vorsichtig zu lagern" sind, werden aus 1 Teil Droge und 10 Teilen Extraktionsflüssigkeit, die übrigen Tinkturen in der Regel aus 1 Teil Droge und 5 Teilen Extraktionsflüssigkeit hergestellt. Die Konzentration der verwendeten Extraktionsflüssigkeit ist anzugeben.

Das Verhältnis Droge zu Extraktionsflüssigkeit ist für Tinkturen, die auf einen definierten Wirkstoffgehalt eingestellt sind, innerhalb festgelegter Grenzen variabel; das genaue Verhältnis ist in den einzelnen Monographien angegeben.

Lagerung: Dicht verschlossen, vor Licht geschützt.

Extrakte sind nach DAB 10 konzentrierte, gegebenenfalls auf einen bestimmten Wirkstoffgehalt eingestellte Zubereitungen aus Drogen. Nach der Beschaffenheit werden unterschieden:

Trockenextrakte (Extracta sicca)
Fluidextrakte (Extracta fluida)
Zähflüssige Extrakte, Dickextrakte (Extracta spissa).

Fluidextrakte werden mit Ethanol oder mit Mischungen von Ethanol und Wasser, gegebenenfalls mit bestimmten Zusätzen, so hergestellt, daß aus 1 Teil Droge höchstens 2 Teile Fluidextrakt gewonnen werden, wenn in der einzelnen Monographie nicht anders angegeben. Art und Konzentration der verwendeten Extraktionsflüssigkeit sind anzugeben.

Die Herstellung der Extrakte erfolgt entweder durch Mazeration oder durch Perkolation (s. Kap. 1).

Ethanolische Lösungen von Trockenextrakten werden als Tinkturen verstanden, dürfen aber nicht vorrätig gehalten werden.

Lagerung:
Trockenextrakte: Vor Feuchtigkeit und Licht geschützt.
Fluidextrakte: Dicht verschlossen, vor Licht geschützt.
Dickextrakte: Dicht verschlossen, vor Feuchtigkeit und Licht geschützt.

4.2.4 Darreichungsformen

Lösungen zur oralen und peroralen Anwendung

Lösungen zur oralen Anwendung werden im Mund- oder Rachenraum lokal angewendet. Lösungen zur peroralen Anwendung werden geschluckt und gelangen in den Gastrointestinal-Trakt, wo sie lokal wirken oder absorbiert werden und systemisch wirken.

Als Hilfsstoffe enthalten sie gereinigtes Wasser oder andere, für orale und perorale Anwendung zulässige Lösungsmittel sowie ggf. weitere sonstige Bestandteile (Tab. 4.2).

Tabelle 4.2. Häufig verwendete Hilfsstoffe für Lösungen zur oralen und peroralen Anwendung

Hilfsstoff	Eigenschaft
Wasser	optimales Lösungsmittel physiologisch
Ethanol	Lösungsmittel für schwer wasserlösl. Arzneistoffe
Glycerol	dto.; leicht süßer Geschmack
Zuckersirup (Saccharose 64 %, Wasser 36 %)	Lösungsmittel (für Säfte)
Methylparaben Propylparaben	Konservierungsmittel

Lösungen zur oralen Anwendung als Mund- oder Rachentherapeutika sind Gurgel- und Mundspüllösungen oder auch Tupflösungen für Zahnhälse und das Zahnfleisch. Lösungen zur peroralen Anwendung gibt es als solche und als Säfte und Sirupe mit einer teelöffel-, eßlöffel- oder dosierlöffel-/becherweisen Dosierung und in Form von Tropflösungen mit tropfenweiser Dosierung (Abb. 4.2).

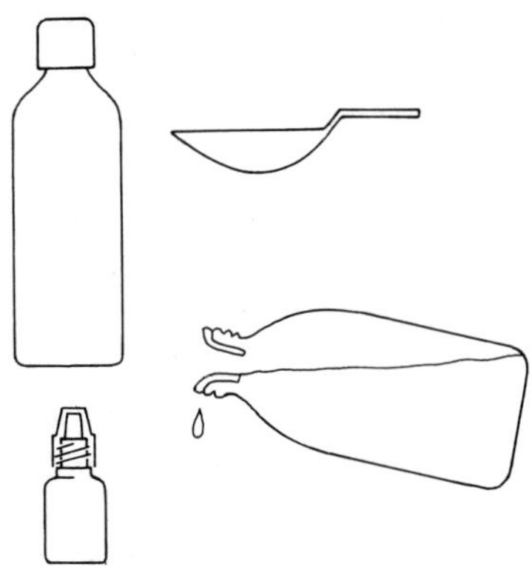

Abb. 4.2. Behältnisse für flüssige Arznei- und Darreichungsformen, Meßlöffel aus 26)

Die Applikation einer Lösung als Mund- oder Rachenspray wird häufig mit einem Pumpzerstäuber vorgenommen, der durch Fingerdruck auf den Sprühkopf ein in einer Dosierkammer vorhandenes Volumen einer Lösung aus einer Düse in feine Tröpfchen zerstäubt. Die federkraftbetriebene Rückkehr des Sprühkopfes in die Ausgangslage saugt über ein Steigrohr erneut Lösung in die Dosierkammer ein, so daß die Lösung für einen erneuten Sprühvorgang bereitsteht (s. Kap. 4.5).

Die Herstellung von Bromhexin-Lösung NRF als typische Lösung zur peroralen Anwendung ist im Kasten beschrieben. Zur Verlängerung der Haltbarkeit dieser Lösung ist ein Konservierungsmittelgemisch enthalten.

Bromhexin-Lösung NFR

Bestandteile

Bromhexinhydrochlorid		0,2 g
Salzsäure 0,1 %		6,0 g
Konserviertes Wasser DAC	zu	100,0 g

Konserviertes Wasser DAC

Methyl-4-hydroxybenzoat		0,025 g
Propyl-4-hydroxybenzoat		0,075 g
Gereinigtes Wasser	zu	100,0 g

Gereinigtes Wasser wird zum Sieden erhitzt und darin die Pulvermischung der Parabene unter kräftigem Rühren gelöst. Nach dem Abkühlen wird verdunstetes Wasser ergänzt und die Lösung filtriert.

Herstellung

Konserviertes Wasser wird mit der verdünnten Salzsäure angesäuert. Bromhexinhydrochlorid wird bei 60 °C in der gesamten Flüssigkeitsmenge gelöst, nach dem Abkühlen wird mit frisch abgekochtem und wieder erkaltetem Wasser zu 100,0 g ergänzt.

Verpackung

Dichtschließende Behältnisse aus Braunglas mit Gießrandöffnung und 5 ml-Dosierlöffel oder mit Tropfereinsatz.

Tinkturen und Extrakte werden bei den Lösungen zur oralen oder peroralen Anwendung ebenfalls angetroffen. Sie werden häufig tropfenweise eingenommen (z. B. Baldriantinktur), mit einem Tupfer äußerlich angewendet oder als Bestandteile in Lösungen verwendet.

Baldriantinktur St.zul.

Bestandteile

Baldriantinktur DAB 10 50,0

Herstellung

Baldriantinktur wird aus 1 Teil pulversierter Baldrianwurzel (710) und 5 Teilen Ethanol 70 % (v/v) nach dem Verfahren der Perkolation hergestellt (s. Kap. 1).

Verpackung

Braunglasflasche mit Tropfeinsatz.

Lösungen zur nasalen Anwendung

Lösungen zur Anwendung in der Nase werden tropfenförmig (Nasentropfen) oder in Gas oder Luft versprüht (Nasenspray) appliziert. Damit wird eine lokale Wirkung auf der Nasenschleimhaut beabsichtigt, die mit einer Beeinflussung der nasalen Blutgefäße einhergehen kann.

Lösungsmittel für Arzneistoffe sind Gereinigtes Wasser, Öle und seltener flüssige Parafinne (Tab. 4.3). Die Herstellung eines gängigen Präparats ist für Xylometazolin-Nasentropfen bzw. -Nasenspray beschrieben. Der Elektrolytzusatz dient zur Isotonisierung der Lösung (s. Kap. 2), um einen osmotischen Reiz der Schleimhaut bei der Anwendung in diesem Fall zu vermeiden. Wäßrige Systeme sollen daneben euhydrisch sein und in Mehrfachdosenbehältnissen vor mikrobieller Kontamination geschützt werden. Weitere Hilfsstoffe wie z. B. konsistenzerhöhende Stoffe können enthalten sein, sofern sie physiologisch unbedenklich sind und die Wirkung nicht nachteilig beeinflussen.

Tabelle 4.3. Häufig verwendete Hilfsstoffe für Lösungen zur nasalen Anwendung

Hilfsstoff	Eigenschaft
Gereinigtes Wasser DAB 10	optimales Lösungsmittel physiologisch
alternativ: Wasser für Injektionszwecke DAB 10	
Pflanzliche Öle, Synthetische Öle (Mittelkettige Triglyceride DAB 10)	Lösungsmittel, z. B. für ätherische Öle
Natriumchlorid	Isotonisierung (0,9 % = isotonisch)
Cellulosederivate	Viskositätserhöhung
Phosphatsalze	pH-Einstellung (Euhydrie: pH 5 – 8)
Konservierungsmittel	Mikrobieller Kontaminationsschutz

Xylometazolin-Nasentropfen 0,1 %

Bestandteile

Xylometazolinhydrochlorid DAB 10	0,01 g
Natriumdihydrogenphosphat DAB 10	0,04 g
Dinatriummonohydrogenphosphat DAB 10	0,14 g
Benzalkoniumchlorid DAB 10	0,002 g
Wasser für Injektionszwecke DAB 10	9,808 g
	10,0 g

Herstellung

Die Phosphatsalze werden unter keimarmen Bedingungen in dem Wasser gelöst; darin wird das Xylometazolinhydrochlorid und anschließend unter Vermeidung einer Schaumentstehung das Benzalkoniumchlorid ebenfalls gelöst.

Verpackung

Pipettenflasche aus Braunglas.

Behältnisse für Lösungen zur nasalen Anwendung sind Flaschen mit einer abnehmbaren Pipette oder einem integrierten verlängerten Tropfer, mit dem bei verkleinerter Austrittsöffnung durch Druck auf ein flexibles Behältnis auch eine Lösung grobdispers versprüht werden kann. Auch hier werden Pumpsprays mit gezielten Nasenadaptern angetroffen. Neben diesen meist konservierten Mehrfachdosenbehältnissen sind Einmaldosis-Behältnisse zur Anwendung nicht konservierter, meist noch sterilisierter Lösungen unter Verwendung von Wasser für Injektionszwecke seltener im Gebrauch (Abb. 4.3).

Lösungen zur nasalen Anwendung sind in der Monographie Nasentropfen DAB 10 beschrieben, in der aber auch disperse Systeme in Form von Emulsionen und Suspensionen mit erfaßt sind.

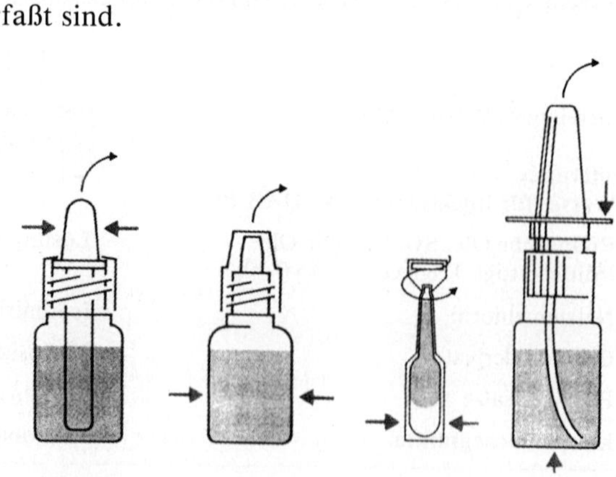

Abb. 4.3 a – d. Behältnisse für Lösungen zur nasalen Anwendung aus 26). **a** Mehrdosenbehältnis mit separater Pipette; **b** Mehrdosenbehältnis mit integrierter Pipette; **c** Einzeldosisbehältnis; **d** Pumpzerstäuber (mit Nasenadapter)

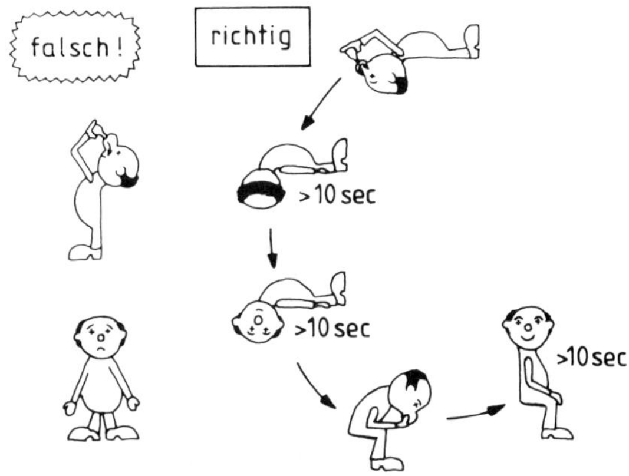

Abb. 4.4. Applikation von Nasentropfen aus 34)

Nasentropfen sollen im gesamten Nasenbereich gleichmäßig verteilt werden, um eine optimale Wirkung zu entfalten (Abb. 4.4).

Lösungen zur Anwendung am Ohr

Lösungen zur Anwendung am Ohr werden in den äußeren Gehörgang appliziert, wo sie eine lokale Wirkung ausüben. Neben Wasser wird Glycerol als häufigstes Lösungsmittel verwendet (s. Tab. 4.3).

Behältnisse sind Pipettenflaschen oder flexible Flaschen mit einer verlängerten Tropfvorrichtung (Abb. 4.3). Die Mehrfachdosenbehältnisse müssen vor mikrobieller Kontamination geschützt sein. Ein Natriumcarbonat-Ohrentropfen-Präparat zur Erweichung verfestigten Ohrenschmalzes ist ein apothekenübliches Beispiel (s. Kasten), das wegen des hohen Glycerolanteils keiner Konservierung bedarf.

Natriumcarbonat-Ohrentropfen NRF

Bestandteile

Natriumcarbonat-Dekahydrat DAB 10		0,6 g
Gereinigtes Wasser DAB 10		3,0 g
Glycerol 85 % DAB 10	zu	10,0 g

Herstellung

Das Natriumcarbonat-Dekahydrat wird im Wasser gelöst; die Lösung wird mit Glycerol 85 % zu 10,0 g ergänzt.

Verpackung

Pipettenflasche.

Lösungen zur Anwendung am Ohr sind in der Monographie Ohrentropfen DAB 10 beschrieben, in der ebenfalls disperse Systeme in Form von Emulsionen und Suspensionen mit erfaßt sind.

Lösungen zur topischen, vaginalen oder rektalen Anwendung

Lösungen zur topischen, vaginalen oder rektalen Anwendung werden auf der Haut, auf einigen Schleimhäuten, in der Vagina und im Rektum angewendet. Während zur Hautbehandlung neben Wasser, Glycerol, Propylenglycol, Macrogolen auch Ethanol oder Propanol-2 als Lösungsmittel dienen, verbieten sich z. T. die nichtwäßrigen Stoffe wegen der Reizwirkung auf Schleimhäuten (Tab. 4.4). Die Anwendung erstreckt sich auf eine oberflächliche Behandlung der Haut und auf eine Tiefenwirkung in tieferen Hautschichten.

Tabelle 4.4. Häufig verwendete Hilfsstoffe für Lösungen zur topischen, vaginalen und rektalen Anwendung

Hilfsstoff	Eigenschaft
Gereinigtes Wasser	allgemeines Lösungsmittel (Kühleffekt)
Ethanol	Lösungsmittel für schwerlösliche Stoffe (verstärkter Kühleffekt)
Glycerol, Propylenglycol, Flüssige Macrogole	Lösungsmittel für schwerlösliche Stoffe (Erhöhung der Haftfestigkeit, Feuchthaltemittel)
Pflanzliche Öle, Mittelkettige Triglyceride, Flüssige Paraffine	Lösungs- und Dispersionsmittel

Lösungen zur topischen, vaginalen oder rektalen Anwendung werden unterschiedlich appliziert, so daß die Behältnisse vielfältig sind. Als Rezepturbeispiel ist die Herstellung der antiseptischen Lösung beschrieben (s. Kasten).

Antiseptische Lösung NRF

Bestandteile

Ethacridinlactat DAB 10		0,1 g
Ethanol 90 % (v/v) DAB 10		20,0 g
Gereinigtes Wasser DAB 10	zu	100,0 g

Herstellung

Ethacridinlactat wird unter Rühren in etwa 50 g Gereinigtem Wasser gelöst. Diese Lösung wird mit dem Ethanol und dem restlichen Wasser versetzt und gemischt.

Verpackung

Dichtschließende Enghals-Behältnisse aus Braunglas mit Schraubverschluß oder mit Pumpsprayschraubaufsatz und Steigrohr.

Lösungen zur Anwendung am Auge

Lösungen zur tropfenweisen Anwendung am Auge sind sterile, wäßrige oder ölige Lösungen eines oder mehrerer Arzneistoffe. Sie werden in der Monographie Augentropfen DAB 10 geführt, die darüber hinaus auch suspensoide Systeme beschreibt. Lösungen zur Anwendung als Spüllösung am Auge sind steril und rein wäßrig. Sie sind in der Monographie Augenwässer DAB 10 beschrieben. Beide Darreichungsformen werden unter Anwendung von Methoden und Materialien hergestellt, die Sterilität gewährleisten, sowie Kontamination und das Wachstum von Mikroorganismen ausschließen. Zur Herstellung werden abhängig vom Arzneistoff zwei Verfahrensweisen bevorzugt (Abb. 4.5).

Wäßrige Augentropfenlösungen und Augenwässer werden mit Wasser für Injektionszwecke hergestellt. Für ölige Lösungen wird Rizinusöl bevorzugt.

Lösungen zur Anwendung am Auge können Hilfsstoffe enthalten, die z. B. die Tonizität oder Viskosität der Darreichungsform verbessern, den pH-Wert einstellen oder stabilisieren, die Löslichkeit des Wirkstoffes erhöhen oder die Arzneiform haltbar machen (Tab. 4.5). Diese Substanzen dürfen die erwünschte Heilwirkung in der verwendeten Konzentration weder beeinträchtigen noch eine unzulässige lokale Reizung hervorrufen.

Die Herstellungsvorschrift für Pilocarpin-Augentropfen NRF berücksichtigt Teile der genannten Möglichkeiten (s. Kasten).

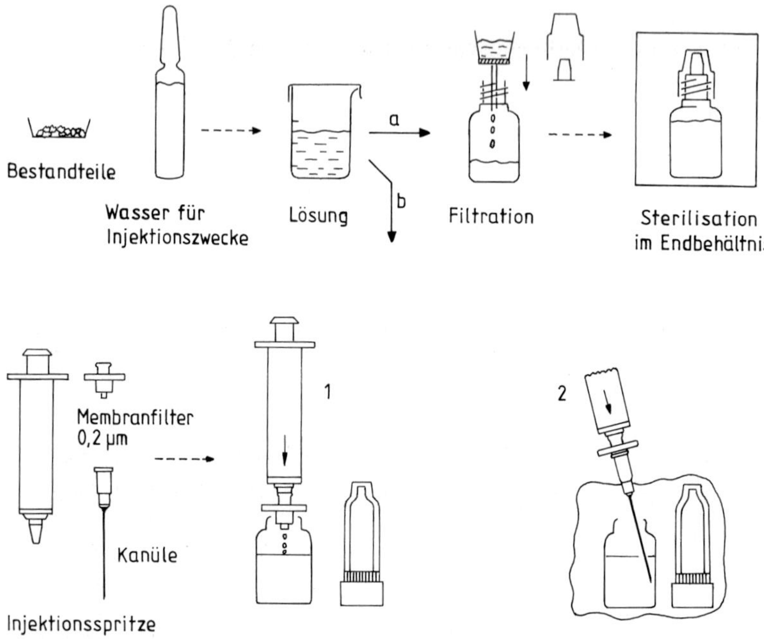

Abb. 4.5 a, b. Herstellung von Lösungen zur Anwendung am Auge verändert nach 14). **a** Verfahren mit abschließender Sterilisation im Endbehältnis; **b** Verfahren mit abschließender Sterilfiltration unter aseptischen Bedingungen. 1: in einer Laminar-Flow-Box in steriles Behältnis; 2: in steril verpacktes Behältnis

Tabelle 4.5. Häufig verwendete Hilfsstoffe für Lösungen zur Anwendung am Auge

Hilfsstoff	Eigenschaft
Wasser für Injektionszwecke DAB 10	obligates Lösungs- oder Dispersionsmittel
Natriumchlorid, Kaliumnitrat, Borsäure	Isotonisierungsmittel
Borsäure/Natriumtetraborat	Pufferbestandteile
Thiomersal, Phenylquecksilbersalze, Chlorhexidinacetat, Benzalkoniumchlorid	Konservierungsmittel
Rizinusöl	Lösungs- und Dispersionsmittel für ölige Augentropfen

Pilocarpinhydrochlorid-Augentropfen 1 oder 2 % NRF

Bestandteile

	1 %	2 %
Pilocarpinhydrochlorid	0,100 g	0,200 g
Natriumchlorid	0,066 g	0,041 g
Natriumtetraborat-Lösung 0,2 %	1,0 g	1,0 g
Phenylmercuriborat-Stammlösung 0,02 %	1,0 g	1,0 g
Wasser für Injektionszwecke	zu 10,0 g	zu 10,0 g

Herstellung

Natriumtetraborat-Lösung 0,2 % wird durch Auflösen von 0,020 g Natriumtetraborat (Decahydrat) zu 10,0 g in Wasser für Injektionszwecke bei Bedarf frisch hergestellt.

In einem mit Glasstab oder Magnetrührkern tarierten Becherglas werden Pilocarpinhydrochlorid und Natriumchlorid zu 8,0 g in Wasser für Injektionszwecke gelöst.

Der Ansatz wird mit 1,0 g Natriumtetraborat-Lösung 0,2 % zu 9,0 g und mit 1,0 g Phenylmercuriborat-Stammlösung 0,02 % zu 10,0 g ergänzt und gemischt.

Verpackung

Sterile Augentropfenflasche 10 ml aus Braunglas mit integrierter Tropfeinrichtung.

Dispensierung

Die Dispensierung erfolgt unter aseptischen Bedingungen nach den in Abb. 4.5 b skizzierten Verfahren.

Die Mehrfachdosenzubereitungen werden in Behältnissen abgegeben, welche eine mehrmalige tropfenweise Anwendung gestatten (Abb. 4.6). Die Behältnisse enthalten höchstens 10 ml der Zubereitung, abgesehen von begründeten, zugelassenen Ausnahmefällen. Verpackung und Behältnis von Einzeldosisarzneimitteln müssen die Sterilität des Inhaltes und ggf. des Applikators bis zum Zeitpunkt der Verwendung gewährleisten. Die Behältnisse für Augenwässer dürfen, von begründeten Ausnahmen abgesehen, höchstens 200 ml enthalten.

Die Kennzeichnung des Behältnisses oder der Verpackung für Augentropfen und Augenwässer muß insbesondere folgende Angaben enthalten: Bezeichnung und Menge des oder der Konservierungsmittel. Bei Einzeldosisbehältnissen kann wegen ihrer Größe nicht jedes Behältnis beschriftet sein.

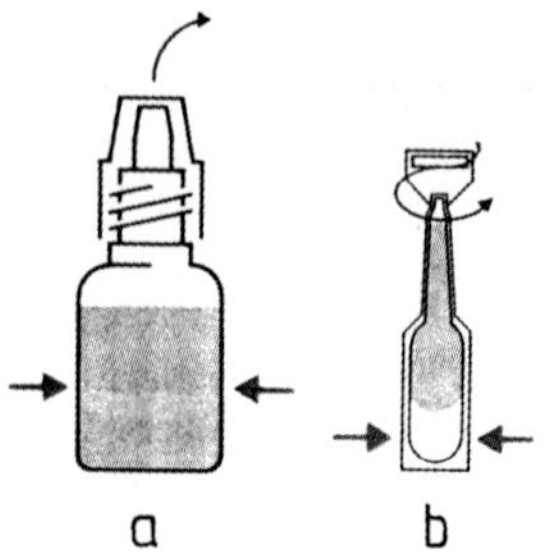

Abb. 4.6 a, b. Behältnisse für Augentropfen aus 26). **a** Mehrdosenbehältnis mit integrierter Tropfvorrichtung; **b** Einzeldosisbehältnis

Das Behältnis muß mit einem Hinweis auf Art und Menge des Wirkstoffes gekennzeichnet sein. Auf der Verpackung müssen Name und Menge des Wirkstoffes vollständig angegeben sein. Auf Mehrdosenbehältnissen muß ein Hinweis enthalten sein, daß die Zubereitung nach Anbruch höchstens 4 Wochen lang verwendet werden darf. Augenwässer müssen einen Hinweis tragen, daß die Spülvorrichtung vor Gebrauch gründlich zu reinigen ist.

Lösungen zur Anwendung am verletzten Auge und bei chirurgischen Eingriffen am Auge dürfen kein Konservierungsmittel enthalten.

Lösungen zur parenteralen Anwendung

Lösungen zur parenteralen Anwendung sind steril und pyrogenfrei und werden überwiegend mit Wasser für Injektionszwecke, z. T. auch mit einer geeigneten, nichtwäßrigen Flüssigkeit oder in einer Mischung beider hergestellt. Sie werden meist intravenös oder intramuskulär appliziert. Parenterale Lösungen werden in der Monographie Parenteralia DAB 10 beschrieben, und sind insbesondere Injektions- und Infusionslösungen sowie Konzentrate zur Bereitung von Parenteralia.

Parenteralia werden so hergestellt, daß ihre Sterilität gewährleistet ist und eine mikrobielle Kontamination, die Anwesenheit von Pyrogenen sowie Wachstum von Mikroorganismen vermieden werden. Bei der Herstellung wird unterschieden zwischen Arznei- und Darreichungsformen, die im Endbehältnis sterilisiert werden können, und solchen, bei denen dies nicht möglich ist (s. Kap. 1).

Für Wasser für Injektionszwecke und bestimmte Substanzen zur Herstellung von Parenteralia sind spezielle Anforderungen vorgeschrieben.

Zahlreiche Parenteralia erfordern den Zusatz von Hilfsstoffen, z. B. um die Zubereitung blutisoton zu machen, den pH-Wert einzustellen, die Löslichkeit zu erhöhen, die Zersetzung der Wirkstoffe zu verhindern oder um ausreichende antimikrobielle Eigenschaften zu gewährleisten (Tab. 4.6).

Diese Hilfsstoffe dürfen weder einen nachteiligen Effekt auf die beabsichtigte Wirkung der Zubereitung haben, noch in der angewandten Konzentration toxische Symptome oder nennenswerte lokale Reizungen hervorrufen.

Tabelle 4.6. Häufig verwendete Hilfsstoffe für Parenteralia

Hilfsstoff	Eigenschaft
Wasser für Injektionszwecke Ethanol Glycerol Propylenglycol Flüssige Macrogole	Lösungsmittel, Dispersionsmittel
Natriumchlorid	Isotonisierungsmittel
Glucose	Isotonisierungsmittel
Chlorkresol o-, m-, p-Kresol Trichlorbutanol Benzylalkohol β-Phenylethanol Thiomersal Phenylquecksilbersalze	Konservierungsmittel in Mehrdosenbehältnissen
Pflanzliche Öle: Rizinusöl Mandelöl Erdnußöl Ethyloleat Mittelkettige Triglyceride	Lösungs- und Dispersionsmittel für i.m.-Depotinjektionslösungen
Ascorbinsäure	Antioxidans
α-Tocopherol	Antioxidans

Behältnisse für Darreichungsformen zur parenteralen Anwendung werden, soweit wie möglich, aus Materialien hergestellt, die

- genügend durchsichtig sind, um eine visuelle Prüfung des Inhalts zu ermöglichen, ausgenommen für Implantate oder in anderen begründeten Fällen,
- möglichst inaktiv gegenüber der Arzneiform sind, mit der sie in Kontakt kommen,
- so beschaffen sind, daß weder Diffusion in oder durch das Behältnis auftritt, noch fremde Substanzen in die Zubereitung gelangen.

Als Behältnisse für Parenteralia dienen Ampullen oder Glasflaschen oder andere Behältnisse wie Flaschen und Beutel aus Kunststoff und Spritzen, deren Dichtheit in geeigneter Weise geprüft wurde (Abb. 4.7). Die Verschlüsse müssen ausreichend dicht sein, um ein Eindringen von Mikroorganismen und jeder anderen verunreinigenden Substanz zu verhindern und die Entnahme eines Teils oder des ganzen Inhalts des Behältnisses üblicherweise ohne Entfernen des Verschlusses, zu ermöglichen. Die Kunststoffe oder die Elastomeren, aus denen der Verschluß besteht, müssen ausreichend widerstandsfähig und elastisch sein, um das Durchstechen mit der Nadel ohne nennenswertes Aus-

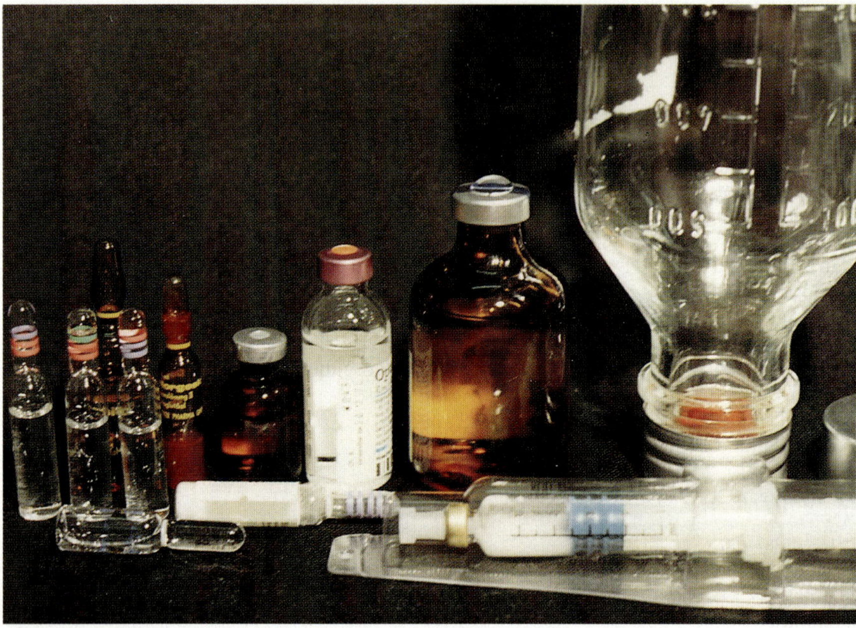

Abb. 4.7. Behältnisse für Injektions- und Infusionslösungen. Stehend: Ampulle für Einzeldosisentnahme (links), Durchstechflasche für Mehrdosenentnahme (Mitte), Infusionsflasche (rechts); liegend: Pulver für Parenteralia und Dispersionsmittel in Ampullen (links), Fertigspritze (rechts)

stanzen von Teilchen zu ermöglichen. Die Verschlüsse für Mehrdosenbehältnisse müssen ausreichend elastisch sein, um einen Wiederverschluß der Einstichstelle nach Herausziehen der Nadel zu gewährleisten.

Injektionslösungen werden in kleinen Volumina bis etwa 15 ml appliziert. Sie werden in Einzeldosis- oder Mehrdosenbehältnissen abgefüllt. Für sie gelten spezielle Anforderungen, die sich im DAB 10 auch auf disperse Systeme, also Emulsionen und Suspensionen, erstrecken:

Arzneiformen in Einzeldosisbehältnissen: Das Volumen in einem Einzeldosisbehältnis muß genügend groß sein, um die Entnahme und Verabreichung der Nominaldosis unter Verwendung einer üblichen Technik zu gewährleisten. Das Volumen ist üblicherweise um 10 bis 20 % größer als das zu entnehmende Dosisvolumen.

Arzneiformen in Mehrdosenbehältnissen: Wäßrige Zubereitungen in Mehrdosenbehältnissen müssen, falls sie selbst keine entsprechenden antimikrobiellen Eigenschaften hat, ein geeignetes Konservierungsmittel in entsprechender Konzentration enthalten. Wenn es erforderlich ist, Parenteralia in einem Mehrdosenbehältnis abzugeben, müssen die bei der Anwendung und ganz besonders die für die Lagerung zwischen den einzelnen Entnahmen zu treffenden Vorsichtsmaßnahmen angegeben werden.

Konservierungsmittel: Wäßrige Arzneiformen, die unter aseptischen Bedingungen hergestellt werden und die nicht im Endbehältnis sterilisiert werden können, können ein geeignetes Konservierungsmittel in entsprechender Konzentration enthalten.
Konservierungsmittel dürfen nicht zugesetzt werden, wenn

- das Volumen der Einzeldosis 15 ml überschreitet, ausgenommen in begründeten Fällen,
- die Zubereitung für eine Anwendung bestimmt ist, bei der aus medizinischen Gründen der Zusatz eines Konservierungsmittels unzulässig ist, wie die intrazisternale Verabreichung oder jeder andere Weg in die Zerebrospinal-Flüssigkeit, sowie intra- oder retrookuläre Verabreichung.

Solche Darreichungsformen müssen in Einzeldosisbehältnisse abgefüllt werden.

Infusionslösungen sind grundsätzlich dazu bestimmt, in großen Mengen verabreicht zu werden. Sie sind frei von Pyrogenen, normalerweise blutisoton und dürfen keine Konservierungsmittel enthalten.

Konzentrate zur Bereitung von Parenteralia sind konzentrierte, sterile Lösungen, die nach Verdünnen zur Injektion oder Infusion bestimmt sind. Sie werden vor der Anwendung mit einer geeigneten Flüssigkeit verdünnt. Nach Verdünnen müssen sie den Anforderungen für „Injektionslösungen“ oder „Infusionslösungen“ entsprechen.

Die Standardzulassungen und eine Vorschriftensammlung für Krankenhausapotheken enthalten Herstellungsvorschriften von Lösungen zur parenteralen Anwendung, von denen die Herstellung einer Ringer-Lactat-Lösung als Beispiel aufgeführt ist (s. Kasten).

Ringer-Lactat-Lösung St. zul.

Bestandteile

Natriumchlorid DAB 10	6,00 g
Kaliumchlorid DAB 10	0,40 g
Calciumchlorid 2 H O DAB 10	0,27 g
Natriumlactat-Lösung, 50%ig DAB 10	6,10 g
Wasser für Injektionszwecke DAB 10 .... zu	1 000,0 ml

Herstellung

Die für die Herstellung einer Charge benötigte Menge Natriumchlorid, Kaliumchlorid und Calciumchlorid wird in Wasser für Injektionszwecke gelöst, mit der benötigten Menge Natriumlactat-Lösung gemischt und auf das erforderliche Volumen bzw. auf das erforderliche Gewicht aufgefüllt.

Die Lösung wird durch einen Membranfilter mit einem Porendurchmesser von ca. 0,22 μm, falls erforderlich mit vorgeschaltetem Tiefenfilter, in die vorgesehenen Behältnisse filtriert.

Die Sterilisation der Lösung erfolgt im Endbehältnis bei 121 °C in gespanntem, gesättigtem Wasserdampf.

Verpackung

DIN-Behältnisse aus Glas mit DIN-Stopfen aus Butylgummi.

4.2.5 Pharmazeutisch-technologische Qualität

Aussehen

Lösungen zur parenteralen Anwendung und zur Anwendung am Auge müssen, unter geeigneten Bedingungen geprüft, klar und praktisch frei von Teilchen sein. Für die weiteren Darreichungsformen kann diese Forderung übernommen werden, jedoch ist sie nicht unbedingt so streng auszulegen, da derartige Verunreinigungen bei der oralen, peroralen oder topischen Anwendung kaum Irritationen auslösen dürften.

pH-Wert

Anforderungen bzw. Empfehlungen an den pH-Wert von Lösungen sind für die einzelnen Arten der Anwendung unterschiedlich (Tab. 4.7).

Tonizität

Für bestimmte Darreichungsformen gelten strenge Anforderungen an die Isotonie der Lösung (s. Tab. 4.7). Bei oralen und topischen Lösungen gilt als Empfehlung bestenfalls eine solche Tonizität, die nicht zu Reizungen oder Schädigungen bei der Anwendung führen.

Gleichförmigkeit einzeldosierter Arzneiformen

Meßgefäße für **orale und perorale Flüssigkeiten** müssen eine Graduierung des Volumens in Millilitern oder in Dosiseinheiten (1/1, 1/2 und 1/4) aufweisen. Die Fehlergrenze der Graduierungen darf auf Einguß nicht mehr als ±15 %

Tabelle 4.7. Anforderungen und Empfehlungen an pH-Wert und Tonizität von Lösungen

Applikationsart	pH-Wert od. pH-Bereich	Tonizität
oral	5–7,5 E	–
peroral		
tropfenweise	3–9 E	–
löffelweise	5–7,5 E	–
nasal	5–8 A	annähernd isoton. A
am Ohr	5–8 A	angepaßt A
topisch	reizlos	
vaginal	reizlos	
rektal	reizlos	
am Auge		
Augentropfen	5–8 E	isoton. A
Augenwässer	7,4 A	isoton. A
parenteral		
zur Injektion	5–8 E	isoton. E
zur Infusion	7,4 A	isoton. A

–: nicht eingeschränkt E: Empfehlung A: Anforderung

betragen. Erfolgt eine Verordnung nach Löffelmassen, sollen diese den folgenden Volumina entsprechen:

1 Tee- oder Kaffeelöffel = 5 ml
1 Dessert- oder Kinderlöffel = 10 ml
1 Eß- oder Suppenlöffel = 15 ml

Tropfgeräte für perorale Tropfenflüssigkeiten sind von Hand regulierbare Tropfgeräte (z. B. Pipetten) und selbsttätige Tropfgeräte (z. B. Tropfeinsätze), deren einzelne Massen aus einer Anzahl von 20–40 Tr. um bis zu ± 15 % vom Mittelwert abweichen dürfen.

Die Abtropfgeschwindigkeit ist dabei so festgelegt, daß unabhängig vom Füllungsgrad des Gefäßes innerhalb von 5 s nicht mehr als 10 Tropfen gebildet werden.

Mikrobieller Zustand

Der mikrobielle Zustand von Lösungen ist abhängig von der Darreichungsform im DAB 10 festgelegt und umfaßt alle Kategorien dieser Tabelle (s. Kap. 2).

Bakterien-Endotoxine

Parenteralia: Die Prüfung auf Bakterien-Endotoxine kann die Prüfung auf Pyrogene ersetzen, wenn dies in einer Monographie des Arzneibuchs vorgeschrieben oder von der zuständigen Bundesoberbehörde zugelassen ist.

Pyrogene

Parenteralia: Wenn eine Prüfung auf Bakterien-Endotoxine weder vorgeschrieben noch zugelassen ist, müssen die Zubereitungen der „Prüfung auf Pyrogene" (s. Kap. 2) entsprechen.

4.3 Emulsionen

4.3.1 Definition

Emulsionen sind fein- bis grobdisperse Systeme aus zwei oder mehr flüssigen, nicht mischbaren, üblicherweise wäßrigen und öligen Phasen, die mit Emulgatoren stabilisiert werden. Sie enthalten einen oder mehrere Arzneistoffe in gelöster oder dispergierter Form. Weitere Bestandteile wie viskositätserhöhende Stoffe, Antioxidantien, Konservierungsmittel sowie ggf. Geschmackskorrigentien, zugelassene Süß- und Farbstoffe werden nach Bedarf hinzugefügt.

Ist eine ölige Phase in einer wäßrigen dispergiert, handelt es sich um eine Öl-in-Wasser-Emulsion (O/W-Emulsion). Die Dispergierung einer wäßrigen Phase in einer öligen stellt eine Wasser-in-Öl-Emulsion (W/O-Emulsion) dar (Abb. 4.8). Weitere Mehrfachdispersionen sind bei Emulsionen möglich.

Emulgatoren sind amphiphile Verbindungen, also mit lipophilen und hydrophilen Anteilen in ihren Molekülen, die sich an Grenzflächen lipophiler und hydrophiler Phasen anreichern und die Grenzflächenspannung zwischen beiden Phasen herabsetzen. Beide Effekte führen zu einer Stabilisierung der Dispersion.

Der lipophile Molekülanteil ist meist eine Kohlenwasserstoffkette mit 8–18 Kohlenstoffatomen. Der hydrophile Molekülanteil wird durch sehr verschiedenartige Substituenten gebildet, die anionenaktiv, kationenaktiv, amphoter oder nichtionisch sein können (Tab. 4.8).

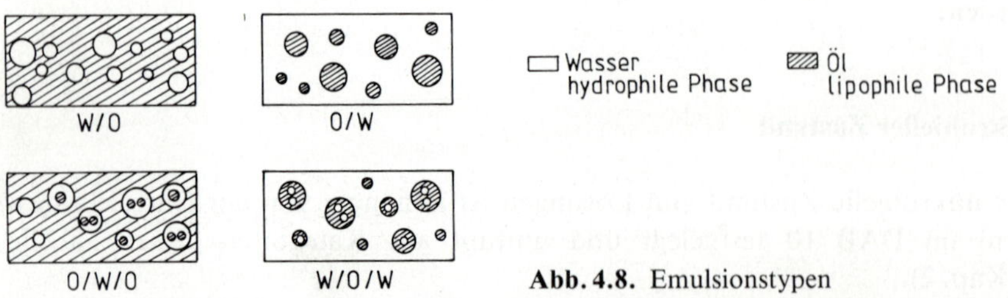

Abb. 4.8. Emulsionstypen

Tabelle 4.8 Beispiele für O/W- und W/O-Emulgatoren

Anionenaktive Emulgatoren	Beispiel	Typ
Alkaliseifen	Natriumpalmitat	O/W
Erdalkaliseifen	Calciumstearat	W/O
Alkylsulfate	Natriumstearylsulfat	O/W
Alkylsulfonate	Natriumcetylsulfonat	O/W
Kationenaktive Emulgatoren	**Beispiel**	**Typ**
Quartäre Ammoniumverbindungen	Benzalkoniumchlorid	O/W
Pyridiniumverbindungen	Cetylpyridiniumchlorid	O/W
Amphotere Emulgatoren	**Beispiel**	**Typ**
Phosphatide	Lecithin	O/W u. W/O
Ampholytseifen		O/W
Nichtionische Emulgatoren	**Beispiel**	**Typ**
Fettalkohole	Cetyl-, Stearylalkohol	W/O
Sterole	Cholesterol, Wollwachsalkohole	W/O
Glycerolfettsäureester	Glycerolmonostearat	W/O
Sorbitanfettsäureester	Sorbitanstearinsäureester	W/O
Macrogolfettsäureester	Macrogolmonostearat	O/W
Macrogolsorbitanfettsäureester	Macrogolsorbitanstearat (Polysorbat 60)	O/W
Macrogolglycerolfettsäureester	Macrogolglycerolmonostearat	O/W
Macrogolfettalkoholether	Macrogollaurylether	O/W u. W/O

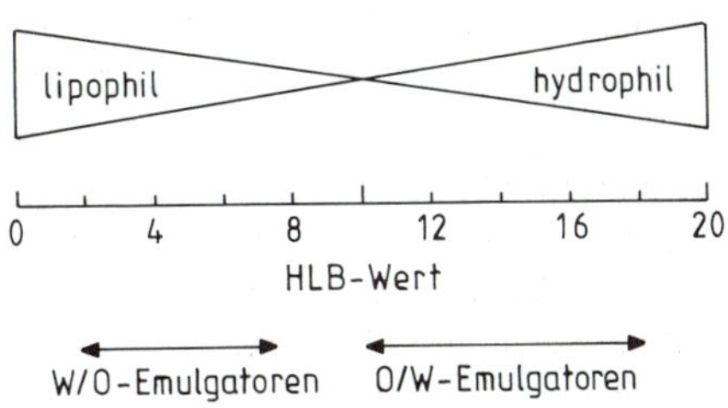

Abb. 4.9. HLB-Skala für nichtionische Emulgatoren

Das Verhältnis zwischen Hydrophile und Lipophilie (**H**ydrophilic-**L**ipophilic-**B**alance, HLB) ist bei nichtionischen Emulgatoren nach Griffin in eine HLB-Skala von 0 bis 20 übertragen. W/O-Emulgatoren finden sich auf der lipophilen Seite der Skala im Bereich von 0 bis 10. O/W-Emulgatoren werden auf der hydrophilen Seite mit Werten zwischen 10 und 20 angetroffen (Abb. 4.9).

4.3.2 Verwendungszweck

Emulsionen werden peroral, äußerlich, am Auge, in der Nase und parenteral angewendet, wobei für die Emulsionstypen einzelne Applikationsarten bevorzugt werden (Tab. 4.9).

Tabelle 4.9 Emulsionstyp und bevorzugte Art der Anwendung

Emulsionstyp	Art der Anwendung
O/W	peroral äußerlich am Auge in der Nase parenteral (ausschließlich O/W)
W/O	äußerlich in der Nase

Emulsionstyp und Art der Anwendung führen zu vielfältigen Darreichungsformen, die tropfen- oder dosierlöffelweise, als Einreibung oder Schaum und als flüssige Injektion verabfolgt werden.

4.3.3 Herstellungsverfahren

Emulsionen werden durch Dispergieren der einen flüssigen Phase in der anderen meist unter Zusatz von Emulgatoren hergestellt. Dabei werden im wesentlichen drei Herstellungsverfahren unterschieden (Abb. 4.10):

Nach der **angelsächsischen Methode** wird der Emulgator in der äußeren Phase gelöst und die zweite Phase darin dispergiert. Dieses Verfahren folgt der **Bancroft-Regel**, nach der diejenige Phase zur äußeren, durchgehenden Phase wird, in der sich der Emulgator besser löst.

Nach der **kontinentalen Methode** wird der Emulgator in der inneren Phase dispergiert, mit der äußeren Phase gemischt und die Dispergierung der inneren in die äußere Phase vorgenommen.

Nach der **schweizerischen Methode** (nach Münzel) wird – meist bei O/W-Emulsionen – mit dem Emulgator, jeweils einem Teil der inneren Öl- und der äußeren Wasserphase etwa im Verhältnis 1 : 2 : 1,5 ein **Emulsionskern** hergestellt, der wechselweise mit der Öl- und der Wasserphase unter Dispergierung zum Endprodukt verdünnt wird.

Arzneistoffe und weitere Bestandteile werden bei gegebener Löslichkeit in der einen oder anderen Phase gelöst, sonst aber in einem Ausgangsstoff oder sogar erst im Endprodukt dispergiert.

Die Emulgierung wird durch Schütteln, durch Rühren in einer Reibschale mit Pistill oder mit hochtourigen Rührgeräten unterschiedlicher Bauart, durch feindisperse Zerteilung der inneren Phase mit Spalt- oder Lochhomogenisatoren sowie mit statischen Mischern erreicht. Nichtflüssige Bestandteile werden vor der Emulgierung gelöst oder durch Erwärmen verflüssigt. Die Agitation ist bis zum Endprodukt groß, da Emulsionen im Gegensatz zu halbfesten Endprodukten flüssig bleiben.

Ziel der Herstellung von Emulsionen ist ein hoher **Dispersitätsgrad**, der aus der Anzahl und dem Durchmesser der dispergierten Teilchen berechnet wird.

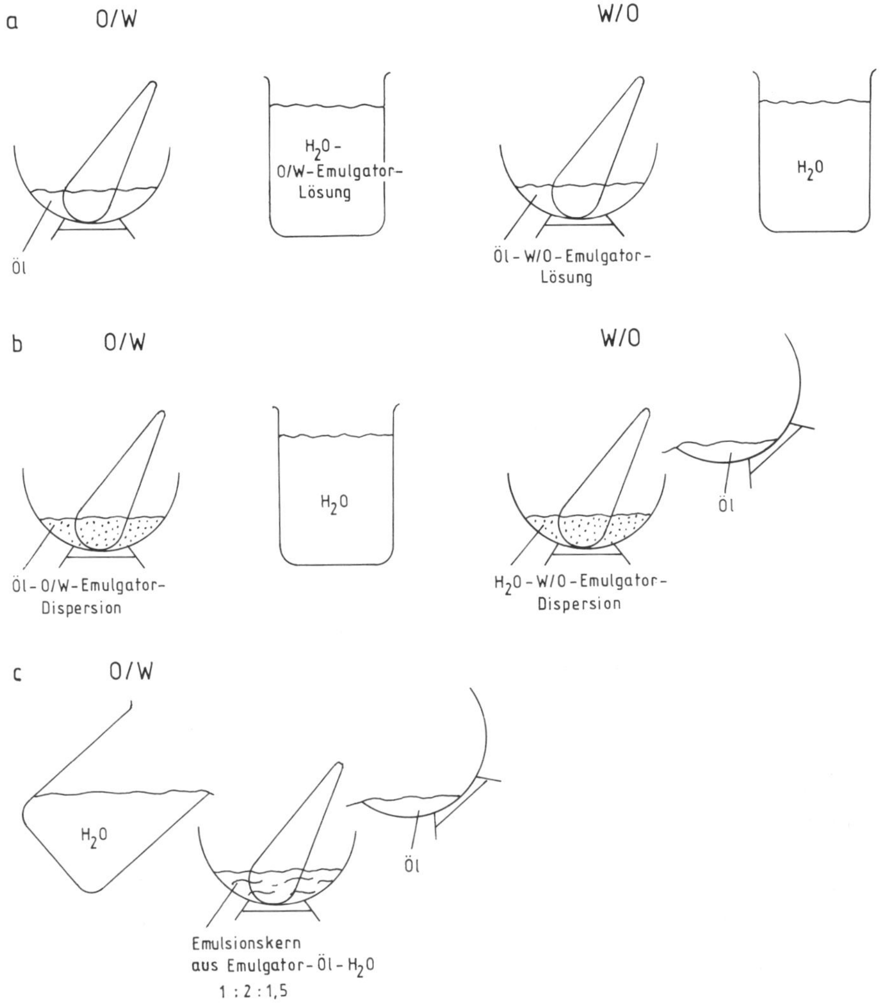

Abb. 4.10 a – c. Herstellungsverfahren für Emulsionen. **a** angelsächsische Methode; **b** kontinentale Methode; **c** schweizerische Methode

Emulsionen werden in Behältnisse dispensiert, die die Art ihrer Anwendung ermöglichen.

4.3.4 Darreichungsformen

Emulsionen zur peroralen Anwendung

Emulsionen zur peroralen Anwendung sind O/W-Emulsionen und werden tropfen- oder dosierlöffelweise geschluckt. Die enthaltenen Arzneistoffe wirken im Magen- oder Darmtrakt oder werden dort resorbiert, um eine systemische Wirkung zu erzielen.

Als Hilfsstoffe enthalten sie in der äußeren Phase Wasser oder wäßrige Lösungen, in der inneren Phase fette Öle oder flüssige Paraffine sowie Emulgatoren und sonstige Bestandteile (Tab. 4.10).

Tabelle 4.10 Hilfsstoffe für Emulsionen zur peroralen Anwendung (O/W-Emulsionen)

Stoff	Eigenschaft
Wasser DAB 10	äußere, hydrophile Phase
Glycerol DAB 10	leicht süßlicher Geschmack
Dickflüssiges Paraffin DAB 10	innere, dispergierte lipophile Phase; abführende Wirkung als Gleitmittel
fette Öle	innere, dispergierte lipophile Phase; z. T. mit arzneilicher Wirkung (Rizinusöl: abführend)
Arabisches Gummi DAB 10	O/W-Emulgator; gleichzeitig viskositätserhöhend; geschmacksneutral
Macrogolstearat DAB 10	O/W-Emulgator; geschmacksneutral
Tragant DAB 10	viskositätserhöhend; geschmacksneutral
Cellulosederivate	viskositätserhöhend; geschmacksneutral (s. Tab. 5.7)
Methyl-, Propylparaben	Konservierungsmittel für die wäßrige Phase
Antioxidantien	Stabilisator für oxidationsempfindliche fette Öle
Süßungsmittel Saccharose Süßstoffe	Geschmacksverbesserung
Aromastoffe	Geruchsverbesserung

Emulsionen zur peroralen Anwendung führen unterschiedliche Bezeichnungen: Emulsionen, Säfte, Mixturen und „Mayonnaisen". Der Anteil der dispergierten Ölphase kann von unter 1 % bis zu 90 % reichen. Die Herstellung einer Paraffinöl-Emulsion nach Ph. Helv. ist im Kasten beschrieben.

Behältnisse für Emulsionen zur peroralen Anwendung sind verschieden große Braunglasflaschen mit unterschiedlichsten Dosierungseinrichtungen. Bei dickflüssigen Darreichungsformen werden Behältnisse mit größeren Gießöffnungen als bei Behältnissen für Lösungen bevorzugt. Stärker eingedickte Mayonnaisen werden aus einem Weithalsbehältnis mit einem Dosierlöffel entnommen (s. Abb. 4.2).

Paraffinöl-Emulsion Ph. Helv. modif.

Bestandteile

Dickflüssiges Paraffin DAB 10		40,0 g
Arabisches Gummi DAB 10		1,0 g
Traganth DAB 10		0,8 g
Saccharin-Natrium DAB 10		0,01 g
Glycerol DAB 10		10,0 g
Konserviertes Wasser DAC 86	zu	100,0 g

Herstellung

Saccharin-Natrium wird in dem Konservierten Wasser gelöst und die Lösung mit dem Glycerol versetzt (= wäßrige Phase). Arabisches Gummi und Traganth werden mit 4 g Dickflüssigem Paraffin angerieben und mit 3 g der wäßrigen Phase zu einem homogenen halbfesten Emulsionskern verarbeitet. In diesen Emulsionskern werden abwechselnd 5 g Dickflüssiges Paraffin und 5 g der wäßrigen Phase jeweils homogen bis zum Endgewicht eingearbeitet.

Verpackung

Dichtschließende Behältnisse aus Braunglas mit Gießringöffnung und Dosierlöffel.

Emulsionen zur topischen Anwendung

Emulsionen zur topischen Anwendung sind O/W- oder W/O-Emulsionen und werden auf die Haut aufgetragen oder in die Haut eingerieben. Die enthaltenen Arzneistoffe wirken lokal auf der Haut und in den verschiedenen Zellschichten der Haut oder gelangen durch die Haut zu den Kapillargefäßen, werden dort resorbiert und wirken systemisch.

Die verwendeten Hilfsstoffe für Emulsionen zur Anwendung auf der Haut sind neben einer wäßrigen und einer öligen Phase Emulgatoren oder Emulgatorgemische. Abhängig vom Emulsionstyp steht dafür eine Vielzahl von Emulgatoren zur Verfügung, deren Haupteinsatzgebiet jedoch im Bereich der wasserhaltigen Salben (Cremes) liegt. Für Emulsionen kristallisieren sich die in Tab. 4.11 genannten Emulgatoren als weitverbreitet heraus.

Sonstige Bestandteile in Emulgatoren zur äußerlichen Anwendung sind bei O/W-Emulsionen Konservierungsmittel, ggf. Antioxidantien, Duftstoffe und viskositäterhöhende Stoffe.

Tabelle 4.11 Häufig verwendete Hilfsstoffe für Emulsionen zur topischen Anwendung

Hilfsstoff	Eigenschaft
Gereinigtes Wasser DAB 10	hydrophile Wasserphase
Pflanzliche Öle, Mittelkettige Triglyceride DAB 10, Flüssige Paraffine	lipophile Ölphase
Polysorbate, Macrogolstearat, Macrogolglycerolfettsäureester	O/W-Emulgatoren
Emulgierender Cetylstearylalkohol	O/W-Komplexemulgator
Glycerolmonostearat Sorbitanfettsäureester	W/O-Emulgatoren

Neben der Bezeichnung Emulsion ist der englische Ausdruck Lotion für O/W-Emulsionen bei Handelspräparaten anzutreffen.

Emulsionen zur Anwendung auf der Haut sind in Vorschriftensammlungen zur Herstellung in der Apotheke selten oder gar nicht enthalten, dagegen werden handelsübliche Emulsionen insbesondere im Bereich der pflegenden Kosmetik häufig angetroffen.

Die Zusammensetzung und die Herstellung einer Rheuma-Einreibung ist im Kasten aufgeführt.

Rheuma-Einreibung STADA

Bestandteile

Emulgierender Cetylstearylalkohol	3,0 g
Oleyloleat	3,0 g
Gereinigtes Wasser	80,5 g
Nicotinsäurebenzylester	1,5 g
Ethylenglycolmonosalicylat	3,0 g
Latschenkiefernöl	3,0 g
Rosmarinöl	5,0 g

Herstellung

Der emulgierende Cetylstearylalkohol und das Oleyloleat werden auf dem Wasserbad bei 70 °C geschmolzen und gemischt. Das Wasser wird separat auf 70 °C erwärmt und unter starkem Rühren anteilweise zu der Schmelze gegeben und dispergiert. Die Emulsion wird unter starkem Rühren auf 40 °C ohne Kühlung abgekühlt. Danach wird sie bei geringerer Drehzahl des Rührwerks bis auf Raumtemperatur erkalten lassen.

Nicotinsäurebenzylester, Ethylenglycolmonosalicylat, Latschenkiefernöl und Rosmarinöl werden gemischt und der erkalteten Emulsion anteilweise zugesetzt und jeweils bei geringer Drehzahl gemischt.
Verdunstetes Wasser wird ergänzt.

Verpackung

Behältnis aus Braunglas mit Verschluß.

Emulsionen zur Anwendung am Auge und in der Nase

Emulsionen zur Anwendung am Auge und in der Nase sind innerhalb der Monographien Augentropfen DAB 10 bzw. Nasentropfen DAB 10 beschrieben. Ihre Konsistenz ist so beschaffen, daß eine tropfenförmige Anwendung möglich ist. Die Hilfsstoffe der wäßrigen Phase dienen wie bei den wäßrigen Darreichungsformen der pH-Einstellung, der Tonizität und der Konservierung. Mit Rizinusöl wird die ölige Phase einer Emulsion zur Anwendung am Auge hergestellt. Bei solchen zur Anwendung in der Nase sind mehrere natürliche und synthetische fette Öle geeignet, jedoch nicht dünn- oder dickflüssige Paraffine, da bei längerer Anwendung die Gefahr einer Paraffinombildung besteht.

Emulsionen zur parenteralen Anwendung

Emulsionen zur parenteralen Anwendung sind ausschließlich vom O/W-Typ und zur Injektion oder Infusion bestimmt. Sie werden innerhalb der Monographie Parenteralia DAB 10 geführt. Emulsionen zur Injektion und zur Infusion sollen keine Anzeichen einer Phasentrennung zeigen.

Der Durchmesser der dispergierten Teilchen von Emulsionen zur intravenösen Anwendung soll unterhalb von 1 – 2 µm liegen, um Kapillargefäße passieren zu können (Emboliegefahr).

Als Öle für parenterale O/W-Emulsionen eignen sich wegen ihrer geringen Toxizität Baumwollsamenöl, Sojabohnenöl und Mittelkettige Triglyceride. Ihr Anteil liegt in der Darreichungsform im Bereich von 10 bis 20 %. Für diesen Verwendungszweck zugelassene Emulgatoren sind Polysorbat 80 und Poloxamer 188 (ein Polypropylenglycol-Polyethylenglycol-Ether).

4.3.5. Pharmazeutisch-technologische Qualität

Aussehen

Emulsionen sind, unter geeigneten Bedingungen geprüft, homogen und dürfen keine Phasentrennung aufweisen. Emulsionen erscheinen weiß, es sei denn, daß ein anders gefärbter Bestandteil eine pastellartige Einfärbung verursacht.

Teilchengröße

Die Teilchengröße der dispergierten Teilchen beeinflußt maßgeblich die physikalische Stabilität einer Emulsion (Aufrahmen, Phasentrennung). Anzustreben sind Teilchengrößendurchmesser im Bereich von 1 bis 10 µm. Handgefertigte Emulsionen mit begrenzter Haltbarkeitsangabe z. B. aus der Rezeptur weisen dagegen durchaus Teilchendurchmesser zwischen 30 und 100 µm auf. Die dispergierte Ölphase parenteraler O/W-Emulsionen besitzen Teilchendurchmesser von höchstens 1 µm.

Dispersitätsgrad

Der Dispersitätsgrad einer Emulsion wird durch Auszählen klassierter Teilchendurchmesser berechnet (Tab. 4.12).

pH-Wert

Der pH-Wert von Emulsionen zur peroralen und topischen Anwendung läßt sich aus den für Lösungen angegebenen Empfehlungen ableiten (s. Tab. 4.7).

Tonizität

Für O/W-Emulsionen zur parenteralen Anwendung und für Emulsionen zur Anwendung am Auge gelten die Anforderungen an die Isotonie der entsprechend angewendeten Lösungen (s. Tab. 4.7), die sich bei den Emulsionen auf die jeweilige wäßrige Phase beschränken.

Gleichförmigkeit einzeldosierter Arzneiformen

Meßgefäße und Tropfgeräte bzw. Tropfeinrichtungen für Emulsionen unterliegen den gleichen Anforderungen wie die bei den entsprechend angewendeten Lösungen.

Tabelle 4.12. Beispiel der Bestimmung des Dispersitätsgrads einer Emulsion (d_i: Teilchendurchmesser (10^{-4} cm), f_i: Häufigkeit)

d_i	f_i	$f_i \cdot d_i$	$f_i \cdot d_i^2$	$f_i \cdot d_i^3$
1	24	24	24	24
2	88	176	352	704
3	51	153	459	1377
4	104	416	1664	6656
5	56	280	1400	7000
6	32	192	1152	6912
7	10	70	490	3430
8	21	168	1344	10752
9	3	27	243	2187
10	4	40	400	4000
11	2	22	242	2662
12	5	60	720	8640
	$\Sigma f_i = 400$	$\Sigma f_i \cdot d_i = 1628$	$\Sigma f_i \cdot d_i^2 = 8490$	$\Sigma f_i \cdot d_i^3 = 54344$

Berechnungen:

Mittlerer Durchmesser

$$\bar{d} = \frac{\Sigma f_i \cdot d_i}{\Sigma f_i} = 4{,}07\,\mu m$$

Gesamte Oberfläche

$$O = \pi \cdot \Sigma f_i \cdot d_i^2 = 26667 \cdot 10^{-8}\,cm^2$$

Gesamtes Volumen

$$V = \frac{\pi}{6} \cdot \Sigma f_i \cdot d_i^3 = 28449 \cdot 10^{-12}\,cm^3$$

Dispersitätsgrad

$$D = O/V = 9374\,cm^{-1}$$

Mikrobieller Zustand

Der mikrobielle Zustand von Emulsionen ist abhängig von der Darreichungsform im DAB 10 festgelegt und umfaßt alle Kategorien der Tabelle 2.5.

Pyrogene

Emulsionen zur parenteralen Anwendung: Wenn eine Prüfung auf Bakterien-Endotoxine weder vorgeschrieben noch zugelassen ist, müssen die Zubereitungen der „Prüfung auf Pyrogene“ (s. Kap. 2) entsprechen.

4.4 Suspensionen

4.4.1 Definition

Suspensionen sind feindisperse Systeme aus einer Flüssigkeit als geschlossener Phase und darin suspendierten, praktisch unlöslichen Pulvern, die meist Arzneistoffe sind. Der Anteil fester Bestandteile kann bei einer **Mixtur** genannten Suspension sehr gering sein. Üblicherweise enthalten Suspensionen 5 bis 20 % feste Bestandteile. Zur Benetzung und Verteilung des Pulvers sowie zur Verbesserung der Aufschüttelbarkeit sind meist Peptisatoren und Tenside enthalten. Makromolekulare Quellstoffe dienen als Suspensionsstabilisatoren zur Verhinderung oder Herabsetzung der Sedimentation. Weitere Hilfsstoffe wie Konservierungsmittel, Geschmackskorrigentien, zugelassene Süß- und Farbstoffe können, falls nötig, ebenfalls enthalten sein.

Verhalten und Funktion der Bestandteile einer Suspension mit wäßriger Trägerphase sind in Abb. 4.11 vereinfacht dargestellt. Dabei wird von einer Adsorption großlumiger Ionen wie Citrat-, Tartrat- oder Phosphationen an feste Teilchen ausgegangen. Die gleichsinnige Ladung der Ionenhülle um die festen Teilchen führt zu einer elektrostatischen Abstoßung und verhindert die Agglomeration mehrerer Teilchen, so daß die Teilchenradien klein und gleich bleiben. Denn gemäß der STOKESschen Gleichung ist der Teilchendurchmesser im Quadrat der Sinkgeschwindigkeit direkt proportional.

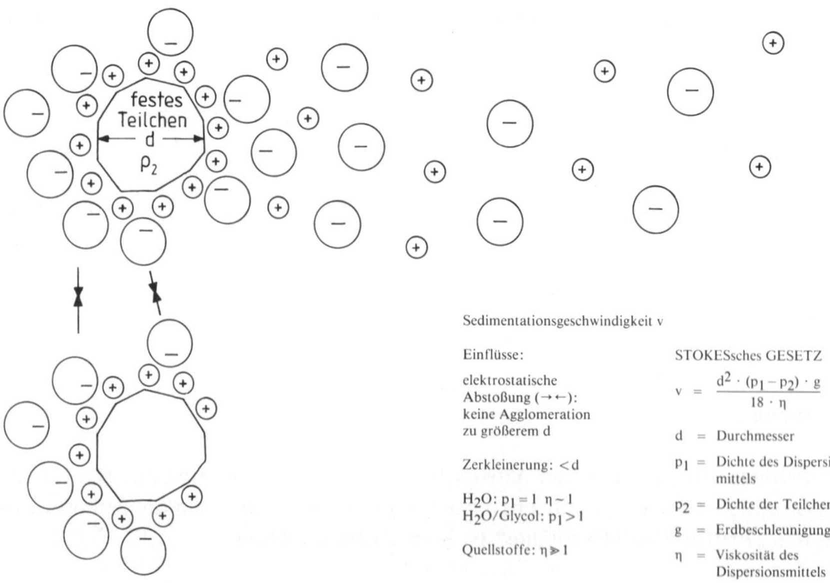

Abb. 4.11. Verhalten und Funktion der Bestandteile einer Suspension mit wäßriger Trägerphase; Auswirkung von Teilchenzerkleinerung, Dichte- und Viskositätserhöhung sowie elektrostatischer Abstoßung

Die der Sinkgeschwindigkeit ebenfalls proportionale Dichtedifferenz zwischen der Dichte der festen Teilchen, die im allgemeinen zwischen 2 und 3 liegt, und der Dichte der flüssigen Trägerphase – Wasser besitzt die Dichte 1 – kann durch teilweisen Austausch des Wassers durch mehrwertige Alkohole mit höherer Dichte in gewissen Grenzen vermindert werden.

Schließlich stellt die umgekehrt proportionale Viskosität der Trägerphase eine wesentliche technologische Einflußgröße auf die Sinkgeschwindigkeit dar. Ausgehend von der Viskosität des Wassers von etwa 1 mPa·s wird diese durch Zusatz von z. B. 2 % des Quellstoffs Methylcellulose 200 auf einen Wert von 200 mPa·s erhöht und damit die Sinkgeschwindigkeit auf 1/200 des Ausgangswerts gesenkt. Der flüssige Charakter und damit die Gießfähigkeit bleibt bis zu Viskositäten von etwa 400–500 mPa·s erhalten. Allerdings wird bei dieser Viskosität die Aufschüttelbarkeit nach längerer Lagerung erschwert, so daß abhängig von der Dosierungsart ein Kompromiß bei Viskositäten zwischen 100 und 300 mPa·s gesucht wird.

4.4.2 Verwendungszweck

Suspensionen werden peroral, äußerlich, in der Nase, am Auge und intramuskulär (parenteral) angewendet, wobei abhängig von einer hydrophilen oder lipophilen Trägerphase einzelne Applikationsarten im Vordergrund stehen (Tab. 4.13).

Verwendungszweck und Art der Trägerphase erfordern unterschiedliche Darreichungsformen, die tropfen- oder dosierlöffelweise, als Einreibung und als Injektion verabfolgt werden.

4.4.3 Herstellungsverfahren

Suspensionen werden durch Dispergieren der festen, unlöslichen Bestandteile in der flüssigen Trägerphase unter Zusatz weiterer notwendiger Hilfsstoffe

Tabelle 4.13. Art der Trägerphase und bevorzugte Anwendung von Suspensionen

Art der Trägerphase	Anwendung
hydrophil	peroral äußerlich in der Nase am Auge intramuskulär
lipophil	äußerlich intramuskulär

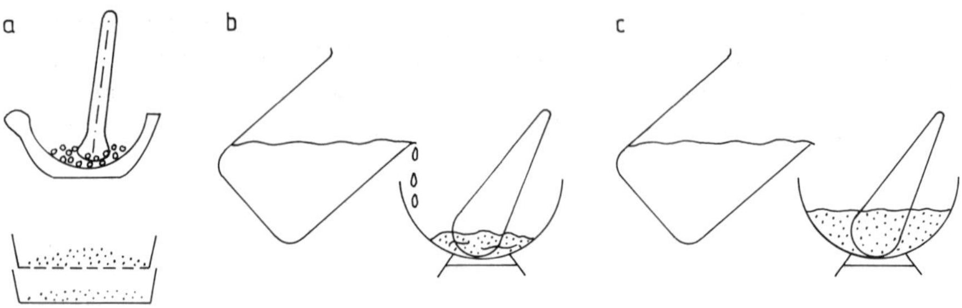

Abb. 4.12 a – c. Herstellungsverfahren für Suspensionen. **a** Zerkleinern, Sieben, Klassieren; **b** Anreibung zu einer Stammsuspension (Naßvermahlung); **c** Weiterverarbeitung zum Endprodukt

hergestellt. Aufgrund der Neigung zur Sedimentation werden die festen, unlöslichen Bestandteile zerkleinert und klassiert, so daß auch ihr Zerkleinerungsgrad die Art der Anwendung ermöglicht. Sekundäragglomerate fester Bestandteile werden gegebenenfalls nach Trocknung ebenfalls durch Sieben zerteilt. In der Trägerphase lösliche oder quellende Hilfsstoffe werden mit dieser vorbereitet, unlösliche Hilfsstoffe werden mit den festen, unlöslichen Arzneistoffen gemischt. Daran schließt sich eine Anreibung der festen Bestandteile zunächst mit wenig flüssiger Trägerphase an, die einer Naßvermahlung gleichkommt und auch zur Zerteilung von Sekundäragglomeraten dient. Eine derartige Stammsuspension wird anteilweise mit der flüssigen Trägerphase bis zum Endprodukt aufgestockt (Abb. 4.12). Hierbei ist die Homogenität der einzelnen Zwischenprodukte durch geeignete Dispersionsverfahren sicherzustellen.

Die Dispergierung wird durch Rühren und Reiben in einer Reibschale mit einem Pistill, mit Rührgeräten und speziellen Dispersionsgeräten mit Rotor-Stator-Einrichtungen (s. Kap. 1) vorgenommen.

Behältnisse für Suspensionen sind abhängig von der Art der Anwendung Braunglasflaschen mit Tropfeinrichtung oder mit Dosierlöffel/-becher, Pipettflaschen für Nasentropfen oder Flaschen mit integrierter Tropfeinrichtung zur Anwendung am Auge oder in der Nase sowie Ampullen, Injektionsflaschen oder Fertigspritzen.

4.4.4 Darreichungsformen

Suspensionen zur peroralen Anwendung

Suspensionen zur peroralen Anwendung sind arzneistoffhaltige disperse Systeme aus einer hydrophilen Flüssigkeit als geschlossener Phase und darin suspendierten praktisch unlöslichen festen Bestandteilen. Wichtige Hilfsstoffe für die Trägerphase sind in Tab. 4.14 aufgeführt.

Suspensionen zur peroralen Anwendung werden unterschiedlich bezeichnet: Suspension, Saft oder auch Mixtur. Eine typische Rezeptur einer Suspension zur peroralen Anwendung ist Magaldrat-Suspension zum Einnehmen.

Die Behältnisse für diese Suspensionen gleichen im wesentlichen denen für Emulsionen zur peroralen Anwendung (s. Abb. 4.2).

Tabelle 4.14. Häufig verwendete Hilfsstoffe für Suspensionen zur peroralen Anwendung

Hilfsstoff	Eigenschaft
Gereinigtes Wasser DAB 9	hydrophiles Dispersionsmittel
Glycerol, Zuckersirup	Dichteerhöhung
Cellulosederivate, sonst. Verdickungsstoffe	Viskositätserhöhung

Magaldrat-Suspension

Bestandteile

Magaldrat USP XXII		8,0 g
Guarmehl		0,9 g
Sorbitol DAB 10		5,0 g
di-Natriumhydrogencitrat DAB 10		5,0 g
Konserviertes Wasser DAC	zu	100,0 g

Herstellung

Die festen Bestandteile werden in der Reihenfolge Guarmehl, Sorbitol, di-Natriumhydrogencitrat, Magaldrat zu einer homogenen Pulvermischung verarbeitet. Das Konservierte Wasser wird zum Schluß hinzugefügt. Der Ansatz wird 2 Minuten kräftig geschüttelt.

Verpackung

Braunglasflasche mit Gießring und im Verschluß integriertem 10-ml-Meßbecher; oder Braunglasflasche mit Gießring und beigefügtem 10-ml-Meßlöffel.

Suspensionen zur äußerlichen Anwendung

Suspensionen zur äußerlichen Anwendung sind arzneistoffhaltige disperse Systeme aus einer hydrophilen oder lipophilen Flüssigkeit und darin suspendierten praktisch unlöslichen festen Bestandteilen. Wichtige Hilfsstoffe für

Tabelle 4.15. Häufig verwendete Hilfsstoffe für Suspensionen zur äußerlichen Anwendung

Hilfsstoff	Eigenschaft
Wasser	hydrophiles Dispersionsmittel physiologisch
Ethanol	hydrophiles Dispersionsmittel Kühleffekt
Glycerol	hydrophiles Dispersionsmittel Hafteffekt auf der Haut
Bentonit	Viskositätserhöhung in wäßrigen Dispersionen
Hochdisperses Siliciumdioxid	Viskositätserhöhung
Polyacrylsaure Salze	Viskositätserhöhung
Dickflüssiges Paraffin	lipophiles Dispersionsmittel
Pflanzliche Öle	lipophile Dispersionsmittel
Mittelkettige Triglyceride	lipophiles Dispersionsmittel

die Trägerphase sind in Tab. 4.15 genannt. Teilweise sind sie mit denen für Suspensionen zur peroralen Anwendung identisch, haben jedoch bei der äußerlichen Anwendung weitere Funktionen.

Zinkoxidschüttelmixtur NRF

Bestandteile

Zinkoxid DAB 10 .... 20,0 g
Talkum DAB 10 .... 20,0 g
Glycerol DAB 10 .... 30,0 g
Gereinigtes Wasser DAB 10 .... 30,0 g

Herstellung

Zinkoxid und Talkum werden durch Sieb 300 gesiebt und in dünner Schicht 1 Stunde bei 180 °C im Trockenschrank getrocknet und entkeimt.

Nach dem Abkühlen auf Raumtemperatur wird die Pulvermischung in einer Rührschale kräftig mit einem Pistill mit dem Glycerol zu einer homogenen Paste verarbeitet (Naßvermahlung). Das frisch aufgekochte und wieder abgekühlte Gereinigte Wasser wird in drei Anteilen zugesetzt und jeweils homogen vermengt.

Verpackung

Dichtschließendes Behältnis aus Braunglas mit Weithalsöffnung, Holz- oder Plastikspatel zur Applikation.

Suspensionen zur äußerlichen Anwendung werden auch als Lotiones (lat.), Schüttelmixtur oder Flüssigpuder bezeichnet. Zusammensetzung und Herstellung der traditionellen Zinkoxidschüttelmixtur (Lotio zinci aquosa) ist im Kasten aufgeführt.

Suspensionen zur Anwendung am Auge

Suspensionen in Form von Augentropfen sind wäßrige oder ölige Dispersionen eines oder mehrerer Wirkstoffe. Sie werden unter Einsatz von Methoden und Verwendung von Materialien hergestellt, die Stabilität gewährleisten und eine Verunreinigung sowie das Wachstum von Mikroorganismen vermeiden (s. Kap. 4.2.4). Sie können nach Lagerung ein Sediment zeigen, das leicht dispergierbar ist. Die aufgeschüttelte Suspension muß genügend lange homogen bleiben, um die Entnahme der genauen Dosis aus dem Behältnis zu gewährleisten.

Suspensionen zur Anwendung am Auge werden so hergestellt, daß die Teilchengröße der suspendierten Teilchen unter 25 µm liegt. Hilfsstoffe für Suspensionen zur Anwendung am Auge sind neben Wasser für Injektionszwecke Suspensionsstabilisatoren, Konservierungsmittel in Mehrfachdosenbehältnissen und Puffersubstanzen.

Ölige Suspensionen zur Anwendung am Auge werden bevorzugt mit Rizinusöl hergestellt, sind aber nicht verbreitet. Dieses Öl besitzt den gleichen Brechungsindex wie die Tränenflüssigkeit und beeinflußt die Sehkraft nicht wesentlich. Die höhere Viskosität des Öls gegenüber Wasser führt zu der erwünschten Verminderung der Sinkgeschwindigkeit der suspendierten Teilchen.

Suspensionen zur parenteralen Anwendung

Parenterale Suspensionen sind wäßrige oder ölige Dispersionen eines oder mehrerer Arzneistoffe zur intramuskulären Anwendung.

Sie werden – wie die Parenteralia im allgemeinen – so hergestellt, daß das Endprodukt steril ist. Suspensionen zur Injektion können ein Sediment zeigen, das durch Schütteln leicht dispergierbar sein muß.

Unlösliche Pulver für Injektionszwecke und eine flüssige Phase dienen zur Herstellung einer Suspension zur parenteralen Anwendung kurz vor der Anwendung. Sie sind häufig als Kombinationspackung oder als Zweikammersystem im Handel.

4.4.5 Pharmazeutisch-technologische Qualität

Aussehen

Suspensionen sind makroskopisch homogen; wenn sie Sedimente aufweisen, müssen diese leicht und rasch aufschüttelbar sein und danach makroskopisch homogen aussehen.

Teilchengröße

Der Teilchendurchmesser der dispergierten Teilchen von Suspensionen zur peroralen und zur topischen Anwendung sollte unter 100 µm liegen.

Die Teilchendurchmesser in Suspensionen zur Anwendung am Auge sind in Anzahl und Größe limitiert: Die mikroskopische Prüfung einer Probe läßt maximal 20 Teilchen mit einem Durchmesser über 25 µm zu, wobei höchstens 2 davon größer als 50 µm sein dürfen, aber keines größer als 90 µm. Für Suspensionen zur intramuskulären Anwendung kann diese Anforderung übernommen werden.

Viskosität

Die Viskosität von Suspensionen liegt für die unterschiedlichen Anwendungsarten in abgestuften Grenzbereichen:

- bis 600 mPa·s zur peroralen und topischen Anwendung,
- bis 200 mPa·s zur Anwendung am Auge und zur parenteralen Anwendung.

pH-Wert

Der pH-Wert von Suspensionen wird aus den für Lösungen angegebenen Empfehlungen abgeleitet (s. Tab. 4.7).

Tonizität

Für Suspensionen zur parenteralen Anwendung und für Suspensionen zur Anwendung am Auge gelten die Anforderungen an die Isotonie der entsprechend angewendeten Lösungen (s. Tab. 4.7), die sich bei den Suspensionen auf die wäßrige Trägerphase beschränken.

Gleichförmigkeit einzeldosierter Arzneiformen

Meßgefäße und Tropfgeräte bzw. Tropfeinrichtungen für Suspensionen unterliegen den gleichen Anforderungen wie die bei den ensprechend angewendeten Lösungen (s. Kap. 4.2.5).

Mikrobieller Zustand

Der mikrobielle Zustand von Suspensionen ist abhängig von der Darreichungsform im DAB 10 festgelegt und umfaßt alle Kategorien der Tabelle 2.5.

Pyrogene

Suspensionen zur parenteralen Anwendung: Wenn eine Prüfung auf Bakterien-Endotoxine weder vorgeschrieben noch zugelassen ist, müssen die Zubereitungen der „Prüfung auf Pyrogene“ (s. Kap. 2) entsprechen.

4.5 Aerodispersionen

4.5.1 Definition

Aerodispersionen sind Arzneiformen wie Lösungen, Emulsionen, Suspensionen und seltener Pulver in speziellen Behältnissen, die unter dem Druck eines Gases stehen. Sie werden mit Hilfe eines geeigneten Sprühventils aus dem Behältnis in Form eines Aerosols freigesetzt. Das Aerosol ist eine Dispersion fester oder flüssiger Teilchen in einem Gas (Staub bzw. Nebel) oder eine Dispersion eines Gases in dünnen, sphärischen Filmen flüssiger oder halbfester Arzneiformen (Schaum).

Die Gase für Aerodispersionen werden als Treibgase bezeichnet. Es werden unter Druck verflüssigte Gase (Flüssiggase), komprimierte Gase oder Flüssigkeiten mit niedrigem Siedepunkt als Treibgase verwendet (Tab. 4.16).

Es werden 2-Phasen- und 3-Phasen-Aerodispersionen unterschieden. Dies hängt von den Mischungs- oder Lösungseigenschaften der Arzneiform mit den verwendeten Treibgasen ab (Tab. 4.17).

4.5.2 Verwendungszweck

Aerodispersionen sind zur lokalen Anwendung auf der Haut, auf den Schleimhäuten der verschiedenen Körperöffnungen oder zur Inhalation bestimmt (Tab. 4.16). Für besondere Anwendungen z. B. im Rachenraum werden Applikatoren verwendet. Die Eigenschaften der Zerstäubung richten sich

Tabelle 4.16. Treibgase für Aerodispersionen

Treibgas	Eigenschaft	bevorzugter Verwendungszweck
Propan, Butan	Flüssiggas (brennbar, explosiv; nicht physiologisch)	äußerlich, topisch
Fluorchlorkohlenwasserstoffe (Frigene)	Flüssiggas, z. T. Flüssigkeiten mit niedrigem Siedepunkt physiologisch inert (Ozonkiller)	zur Inhalation
Kohlendioxid Distickstoffmonoxid	komprimierte Gase (N_2O: narkotische Wirkung)	äußerlich, topisch, im Rachenraum
Stickstoff	physiologisch inert	zur Inhalation, im Rachenraum

Tabelle 4.17. Beispiele für Zuordnungen zu 2- oder 3-Phasenaerodispersionen

Arzneiform	Treibgas	Eigenschaft	Zuordnung
wäßrige Lösung wäßrige Suspension	Flüssiggas	nicht mischbar	3-Phasen
alkoholische Lsg. O/W-Emulsion	Flüssiggas	mischbar	2-Phasen
Lösung O/W-Emulsion, Suspension	komprimiertes Gas	nicht mischbar	2-Phasen

nach den Erfordernissen der Anwendung. Das Ventil kann die Arzneiform kontinuierlich freisetzen, so lange es geöffnet wird, oder wie bei den Dosieraerosolen zur Inhalation bei jeder Betätigung nur eine bestimmte Menge austreten lassen.

4.5.3 Herstellungsverfahren

Die Arzneiformen für Druckbehältnisse sind üblicherweise Lösungen, Emulsionen oder Suspensionen. Ihre Herstellung erfolgt nach den dafür beschriebenen Regeln. Diese Arzneiformen werden in spezielle Druckbehältnisse überführt, die bestimmte Anforderungen erfüllen müssen:

- Dichtigkeit,
- Druckfestigkeit,
- Verträglichkeit mit den Bestandteilen.

Die Behältnisse bestehen aus Aluminium, Weißblech, Glas oder Kunststoff (Abb. 4.13). Die Metallbehältnisse sind mit einem Innenschutzlack versehen. Glasbehältnisse müssen mit Kunststoff ummantelt sein (DAB 10).

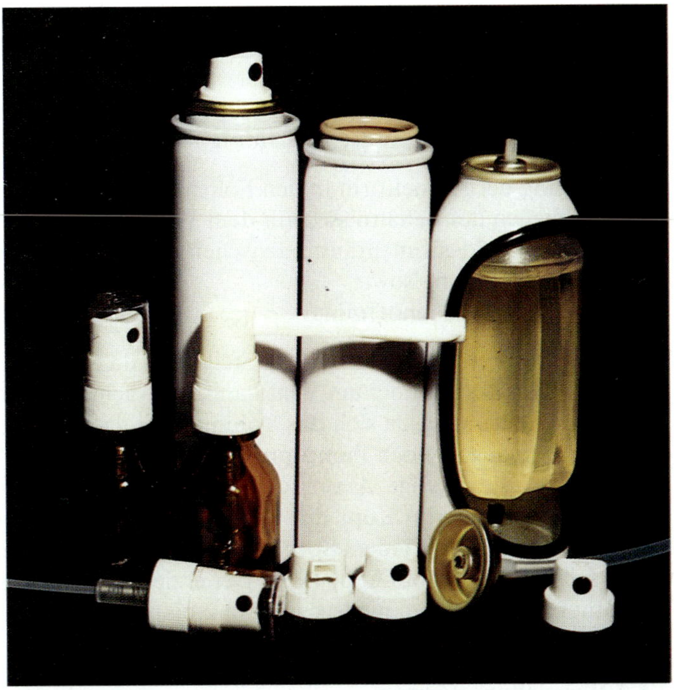

Abb. 4.13. Behältnisse für Aerodispersionen. Einkammerbehältnisse, Ventile und Sprühköpfe, Pumpsprays; Zweikammerbehältnis (rechts, aufgeschnitten)

Die Treibgase werden nach zwei Verfahren hinzugefügt. Bei der **Kälteabfüllung** werden Flüssiggase direkt in das Behältnis mit der Arzneiform bei niedrigen Temperaturen gegeben. Anschließend wird das Behältnis mit dem Ventil verschlossen.

Bei der **Druckabfüllung** werden Flüssiggase oder komprimierte Gase durch das mit dem Ventil verschlossene Druckbehältnis, das die Arzneiform bereits enthält, dosiert.

Das Ventil dichtet das Behältnis ab und erlaubt bei Betätigung die Freisetzung des Inhalts über das Steigrohr, das die Arzneiform mit dem Ventil verbindet. Auf das Ventil wird eine Sprüheinrichtung aufgesetzt, mit der das Ventil geöffnet werden kann und die aufgrund seiner Konstruktion und der Dimension der Öffnung die gewünschte Art der Anwendung ermöglicht. Davon abhängig ist auch der notwendige Innendruck, der im allgemeinen zwischen 4 und 12 bar eingestellt wird. Der Innendruck bleibt bei Flüssiggasen bis zur vollständigen Entleerung aufgrund des Gleichgewichts zwischen der flüssigen und der Gasphase des Treibgases konstant.

Bei komprimierten Gasen nimmt der Innendruck mit der Entleerung aufgrund des zunehmenden Volumens der Gasphase ab. Druckbehältnisse dürfen nicht über 50 °C gelagert werden und sie sind vor Gefrieren zu schützen.

Eine besondere Art von Behältnissen für Aerodispersionen stellt das **Preß-Pack-Behältnis** dar, bei dem sich die Arzneiform in einem Folienbeutel befindet, auf den innerhalb des Behältnisses durch ein Druckgas der zur Zerstäubung notwendige Druck ausgeübt wird (Abb. 4.13).
Die Herstellung erfolgt in der Reihenfolge

- Abfüllung der Arzneiform in den Foliensack,
- Verschließen des Behältnisses mit dem Ventil,
- Druckfüllung des Innenraums zwischen Folienbeutel und Behältnis durch eine Bodenöffnung sowie
- Verschluß der Bodenöffnung.

Das Preß-Pack-System benötigt kein Steigrohr, da der Inhalt durch den anliegenden Außendruck immer am Ventil anliegt. Nachteilig ist eine Druckabnahme bei der Entleerung, da sich das Volumen für das Druckgas vergrößert.

Schließlich dienen noch **Pumpsprays** zur Erzeugung von Aerodispersionen. Hierbei wird die flüssige Arzneiform über einen Pumpenmechanismus aus einer Dosierkammer im Kopf des Behältnisverschlusses versprüht. Die Flüssigkeit wird dabei nach jedem Sprühvorgang mit einem Steigrohr erneut in die Dosierkammer gepumpt (Abb. 4.13). Der erzielbare Druck ist im Vergleich zu den Druckgaspackungen niedriger (etwa 2 bis 3 bar).

4.5.4 Darreichungsformen

Aerodispersionen zur äußerlichen Anwendung

Aerodispersionen zur äußerlichen Anwendung sind Lösungen, Emulsionen und Suspensionen meist für dermatologische Zwecke mit einer größtmöglichen Teilchenzerkleinerung zur Beschleunigung der Wirkstofffreisetzung. Bei verletzter Haut oder schmerzhaften Hautschäden wird darüber hinaus eine zusätzliche Belastung der betroffenen Bereiche durch Einreiben oder Einmassieren vermieden.

Ein Sprühpflaster mit antibakteriell wirksamem Bestandteil ist ein typisches Beispiel für die häusliche Erste Hilfe bei Hautverletzungen.

Aerodispersionen zur Anwendung auf Schleimhäuten

Bevorzugte Anwendung derartiger Aerodispersionen sind Sprays zur Behandlung von Mund- und Rachenerkrankungen. Arzneiformen dafür sind Lösungen, die im einfachen Fall als Gurgel- oder Spüllösung angewendet werden. Die Anwendung als Spray ist demgegenüber sparsamer und eleganter. Die Sprühköpfe sind meist mit einem Verlängerungsrohr versehen, um das Sprühgut effektiver im Rachenbereich zu applizieren. Mund- und Rachentherapeutika – wie Hexetidin-Spray (s. Kasten) – verlangen physiologisch inerte Treibgase wie Stickstoff oder Kohlendioxid oder werden als Preß-Pack-Systeme angeboten.

Sprühpflaster

Bestandteile

Vinylpyrrolidon-Vinylacetat-Copolymer (Luviscol VA 64 E)	5,0 g
Polyethylenglykol DAB 10	0,5 g
Ethanol 96 % DAB 10	24,5 g
Aceton DAB 10	10,0 g
Cetylpyridiniumchlorid DAB 10	0,1 g

Herstellung

Luviscol, Polyethylenglykol und Cetylpyridiniumchlorid werden in dem Ethanol gelöst. Dieser Lösung wird das Aceton hinzugefügt und gemischt.

Verpackung

Braunglasflasche mit Pumpsprayaufsatz.

Hexetidin-Spray 0,1 %

Bestandteile

Hexetidin DAB 10	0,1 g
Pfefferminzöl DAB 10	0,025 g
Macrogolstearat 400 DAB 10	0,4 g
Ethanol 96 % DAB 10	10,5 g
Ponceau-Rot 4 R (E 124)	0,01 g
Gereinigtes Wasser DAB 10	88,965 g
	100,0 g

Herstellung

Das Macrogolstearat wird in dem Ethanol gelöst. Unter starkem Rühren (Magnetrührer) werden nacheinander das Hexetidin und das Pfefferminzöl darin solubilisiert. Darauf wird das Wasser in kleinen Anteilen langsam hinzugemischt. Schließlich wird der Lebensmittelfarbstoff in der Lösung aufgelöst.

Verpackung

Zweikammerdruckgas-Packung (Preßpack, 1 000 kPa Stickstoff) oder Braunglasflasche mit Halsspraypumpaufsatz.

Aerodispersionen zur Inhalation

Inhalate gibt es als Arzneiform in Druckgaspackungen und als vernebelte Arzneiformen.

Die Druckgaspackungen benötigen wegen des hohen Zerkleinerungsgrads der Teilchen Treibgase mit hohem Druck, um die Teilchen tief in die Lunge befördern zu können. Dafür sind nur einige Fluorchlorkohlenwasserstoffe geeignet. Aufgrund der für schwere Erkrankungszustände der Lunge notwendigen hochwirksamen Arzneistoffe sind Dosieraerosole gebräuchlich, die bei jedem Sprühstoß eine definierte Einzeldosis freisetzen.

Zur Vernebelung von Lösungen gibt es verschiedene Geräte, die meist bei weniger stark wirksamen Arzneistoffen verwendet werden.

4.5.5 Pharmazeutisch-technologische Qualität

Teilchengröße

Die Teilchengröße von Inhalationsaerosolen ist in der USP XXII dahingehend festgelegt, daß die Hauptmenge kleiner als 5 µm sein muß und daß maximal 10 Teilchen größer als 10 µm in längster Achse sein dürfen. Bei den anderen sonstigen Aerosolen sind Teilchengrößen bis zu einigen hundert µm zulässig.

Gleichförmigkeit der Dosierung

Dosieraerosole setzen 75 – 125 % der deklarierten Dosis je Sprühstoß frei.

Dichtigkeit und Druckfestigkeit

Die Dichtigkeit und Druckfestigkeit der Druckgasbehältnisse und der Ventile müssen bei der Prüfung im Wasserbad mit einer Temperatur von 50 – 55 °C gewährleistet sein.

5 Halbfeste Arznei- und Darreichungsformen

5.1 Definition

Salben sind halbfeste Arznei- und Darreichungsformen von homogenem Aussehen, die zur Anwendung auf der Haut oder einigen Schleimhäuten bestimmt sind (DAB 10).

Salben bestehen aus einer einfachen oder zusammengesetzten Grundlage, in der üblicherweise ein oder mehrere Wirkstoffe gelöst oder dispergiert sind. Es werden Lösungssalben von Emulsions- und Suspensionssalben unterschieden.

Die Grundlagen können aus natürlichen oder synthetischen Substanzen bestehen. Sie können Ein- oder Mehrphasensysteme sein. Je nach Art der Grundlage und ihrer Bestandteile können halbfeste Arznei- und Darreichungsformen hydrophile oder hydrophobe (lipophile) Eigenschaften aufweisen (Tab. 5.1). Sie können geeignete Zusätze wie Konservierungsmittel, Antioxidantien, Stabilisatoren, Emulgatoren und Verdickungsmittel enthalten.

Salben zur Anwendung auf großen offenen Wunden oder auf schwer verletzter Haut sollten steril sein.

Tabelle 5.1. Hydrophile und hydrophobe bzw. lipophile Eigenschaften von Salbengrundlagen

Eigenschaft	Beispiele
hydrophil:	
mit Wasser abwaschbar oder verdünnbar	Hydrogele, Hydrophile Cremes O/W, Hydrophile Pasten, Macrogol-Gele
mit Wasser mischbar	Absorptionsgrundlagen O/W
hydrophob (lipophil):	
nicht mit Wasser abwaschbar oder verdünnbar	Lipogele, Oleogele, Hydrophobe Salben
hydrophob, jedoch Wasser aufnehmend	Absorptionsgrundlagen W/O, Hydrophobe Cremes W/O

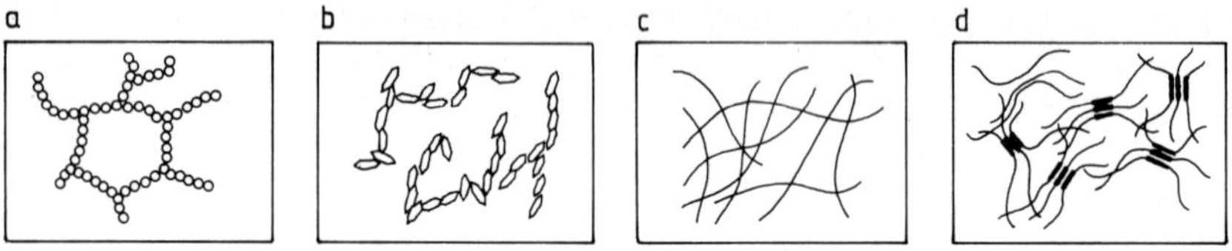

Abb. 5.1 a – d. Gelstrukturen halbfester Arzneiformen aus 24). **a** Sphärokolloidgerüst; **b** Laminarkolloidgerüst; **c** Linearkolloidgerüst; **d** Mizellarkolloidgerüst

Nach DAB 10 werden mehrere Arten von Salben unterschieden:

- Salben mit hydrophoben, wasseraufnehmenden oder hydrophilen Grundlagen
- Cremes mit hydrophoben oder hydrophilen Grundlagen und Wasser
- Gele mit hydrophoben oder hydrophilen Grundlagen
- Pasten sind Salben, Cremes oder Gele mit hydrophoben oder hydrophilen Grundlagen und mit hohem Feststoffanteil.

Eine andere Definition beruht auf der physikalischen Grundlage des Phasengesetzes und beschreibt halbfeste Arzneiformen als Gele von plastischer Verformbarkeit, deren einzelne Strukturen abhängig von den Bestandteilen fest, flüssig oder halbfest, jedoch in sich jeweils kohärent sind. Sie sind molekular- bis kolloiddispers (Abb. 5.1). Bei wasserhaltigen oder Pulver enthaltenden halbfesten Arzneiformen werden fein- bis grobdisperse Systeme erhalten; Mikroemulsionen sind mizellardispers.

5.2 Verwendungszweck

Salben sollen eine lokale Wirkung ausüben, Wirkstoffe perkutan zur Resorption bringen oder eine erweichende oder schützende Wirkung auf die Haut

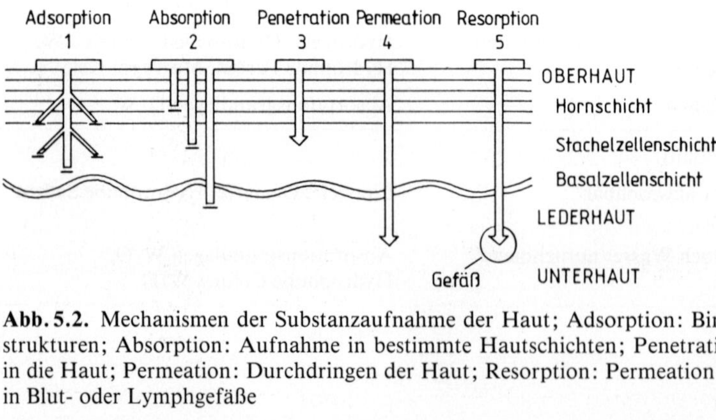

Abb. 5.2. Mechanismen der Substanzaufnahme der Haut; Adsorption: Bindung an Hautstrukturen; Absorption: Aufnahme in bestimmte Hautschichten; Penetration: Eindringen in die Haut; Permeation: Durchdringen der Haut; Resorption: Permeation und Aufnahme in Blut- oder Lymphgefäße

ausüben. Je nach Zusammensetzung kann die Grundlage die Wirkung der Darreichungsform und die Wirkstofffreigabe beeinflussen.

Neben Salben zur dermalen Anwendung gibt es solche zur Anwendung am Auge, in der Nase, im Mundraum, im Rektum und in der Vagina.

Je nach Eindringtiefe der Salbe und ihrer wirksamen Bestandteile in die Haut sind fünf Mechanismen der Substanzaufnahme möglich (Abb. 5.2).

Die unterschiedlichen Salben, Cremes, Gele und Pasten sowie andere topisch applizierte Arzneiformen üben bereits ohne wirksamen Bestandteil eine eigene Wirkung auf die Haut aus, bei deren Anwendung zudem noch das Erkrankungsstadium und der Hauttyp zu berücksichtigen sind (Tab. 5.2).

Tabelle 5.2. Offizinelle Grundlagen, ihre Wirkungen und ihre hauttypusabhängige Eignung (modifiziert nach 23)

Grundlage	Erkrankungs-stadium	Effekt	Tiefen-wirkung	Hauttypus
Wasser (Umschlag)	↑	↑		
Puder				
Zinkoxidschüttelmixtur	akut	kühlend		
Zinkpaste		trocknend entzündungs-widrig		Seborrhoe (fett)
Wasser (Lösung)				
Carboxymethylcellulosegel Hydroxyethylcellulosegel Wasserhaltiges Polyacrylatgel Isopropylalkoholhaltiges Polyacrylatgel	subakut			
Wasserhaltige Hydrophile Salbe (O/W) Wasserhaltige nichtionische hydrophile Salbe (O/W) Basiscreme DAC Nichtion. hydrophile Creme				
Hydrophile Salbe Nichtion. hydrophile Salbe				
Kühlsalbe Wasserhaltige Wollwachs-alkoholsalbe Lanolin	chronisch	wärme-stauend mazerierend		Sebostase (trocken)
Wollwachsalkoholsalbe		aktivierend		
Schweineschmalz Fette Öle Vaseline	↓	↓		

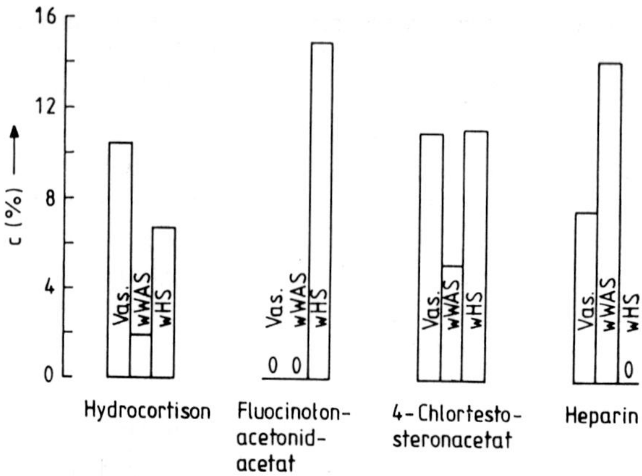

Abb. 5.3. Einfluß der Salbengrundlage auf die Penetration von Arzneistoffen (erreichte Arzneistoffkonzentration in der Hornschicht nach 100 min, nach 35). Vas: Weißes Vaselin; wWAS: Wasserhaltige Wollwachsalkoholsalbe; wHS: Wasserhaltige Hydrophile Salbe

Je nach Zusammensetzung kann die Grundlage die Wirkstofffreisetzung und die Wirkung beeinflussen. Beispiele für derartige Einflüsse zeigt die Abb. 5.3. Auch die Teilchengröße der in die Salbe eingearbeiteten Substanzen kann einen Einfluß auf die therapeutische Wirksamkeit ausüben.

5.3 Herstellungsverfahren

Zur Herstellung von halbfesten Arznei- und Darreichungsformen werden aufgrund der unterschiedlichen Eigenschaften der Ausgangsstoffe verschiedenartige Grundoperationen angewendet:

- Erwärmen,
- Schmelzen,
- Mischen,
- Abkühlen,
- Lösen,
- Quellen,
- Emulgieren,
- Suspendieren.

Diese Grundoperationen der Herstellung werden mit geeigneten Geräten durchgeführt, wobei weitere Hilfsmaßnahmen erforderlich sind und bestimmte Bedingungen beachtet werden müssen, um ein einwandfreies Endprodukt zu erhalten (Tab. 5.3).

Tabelle 5.3. Grundoperationen für die Herstellung von Salben

Grund-operation	Gerät	Hilfs-maßnahme	Bedingungen
Erwärmen, Schmelzen	Wasserbad: a) Dampf b) Heißwasser	Rühren, Mischen, Abstreifen	Temp. nur wenig höher als höchst schmelzender Bestandteil
Mischen, Lösen, Quellen	Reibschale, Rührschüssel, Pistill; maschinelle Rührwerke	Abstreifen; Erwärmung, Abkühlung	Intensität, Dauer
Emulgieren, Suspendieren	Reibschale, Schneebesen, Pistill; hochtourige Rührwerke	Abstreifen; Erwärmung, Abkühlung	Intensität, Dauer

Erwärmen und Schmelzen

Die notwendige Wärme wird zweckmäßigerweise in einem geeigneten Wasserbad erzeugt. Für eine schnelle Wärmedurchdringung von Rührschalen und Salbengrundstoffen ist Wasserdampf von 100 °C zweckmäßig. Dabei taucht die Rührschale nicht in das Wasser im Wasserbad ein (Abb. 5.4). Eine Temperaturkontrolle des zu erhitzenden Gutes ist zur Vermeidung von Überhitzungen angezeigt. Längere Zeiten einer Wärmedurchdringung müssen bei Eintauchen in das erhitzte Wasser berücksichtigt werden.

Mischen

Bei der Herstellung von Salben ist das Mischen flüssiger oder geschmolzener halbfester und/oder fester Bestandteile ein wesentlicher Verfahrensschritt. Derartige Mischungen in der erwärmten flüssigen Phase bzw. bei Raumtemperatur sind durch gelindes Rühren auf einfache Weise zu erhalten.

Quellen

Einem Quellvorgang gelbildender Hilfsstoffe geht ein Dispergieren entweder direkt im Dispersionsmittel oder in einem für die Quellung weniger geeigneten Hilfsstoff voran.

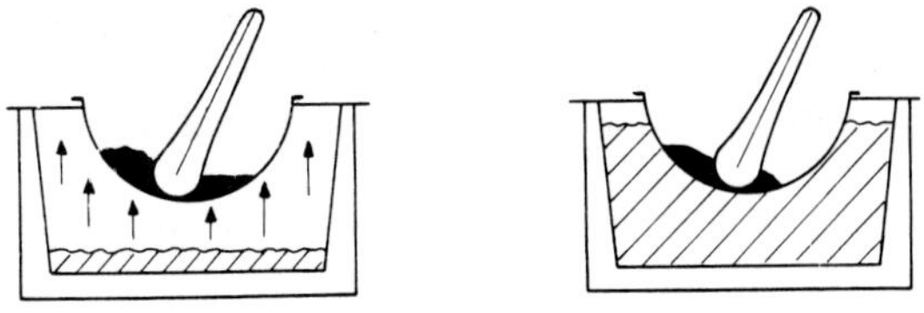

Abb. 5.4. Erwärmen und Schmelzen von Salbengrundstoffen im Wasserbad

Bei der Herstellung von Hydrogelen läßt sich die Einarbeitung von Luftblasen manchmal nicht vermeiden. Ihre Entfernung gelingt mit einem Dreiwalzenstuhl, dessen Spaltbreite relativ weit eingestellt sein muß. Bei zu enger Spaltbreite kann die Gelstruktur irreversibel zerstört werden. Für einen Rezepturansatz hat sich zur Entfernung von Luftblasen die Behandlung mit einem Messerspatel auf einer Glasplatte bewährt.

Suspendieren

Die Verfahrensweise beim Suspendieren fester pulverförmiger Stoffe in flüssige Phasen erfolgt bei Raumtemperatur, in halbfesten Phasen nach dem Schmelzen in der Wärme. Die Verteilung der festen Bestandteile wird durch geeignete Rühr- und Mischgeräte optimiert.

Kristalline Wirkstoffe müssen zuvor entweder in einer Mühle oder Porzellanreibschale zerkleinert und gesiebt oder als „pulvis subtilis"-Ware bezogen werden. Die suspendierten Partikel sollen 100 µm nicht überschreiten, besser unter 50 µm liegen. Zur Homogenisierung von Suspensionssalben sollte ein Dreiwalzenstuhl benutzt werden, der Substanzagglomerate zerdrückt und weiche Kristalle (Salicylsäure) teilweise zerkleinert. Manchmal ist eine mehrfache Passage notwendig. Die Salbe wird vor dem Abfüllen nochmals durchgerührt, um die zerdrückten Pulvernester zu verteilen.

Emulgieren

Die Verfahren zur Emulgierung bei den cremigen Arzneiformen des DAB 10 und des DAC sind einheitlich: in die erwärmte lipophile Masse wird die auf gleiche Temperatur erwärmte hydrophile Phase in Anteilen eingearbeitet. Zur Emulgierung empfehlen sich zerteilende Gerätschaften, deren anfängliche hohe Drehzahl beim Abkühlungsprozeß in ein langsameres Mischen zur Vermeidung der Einarbeitung von Luft gemindert werden kann.

Für einige Salbengrundlagen des DAB 10 und des DAC sind diese Grundoperationen in der Reihenfolge ihrer Anwendung bei der Herstellung in Tab. 5.4 zusammengestellt.

Salbenpräparate

Die Herstellung von Salbenpräparaten in der Rezeptur oder in dem größeren Maßstab der Defektur kann grundsätzlich auf zwei Wegen erfolgen:

1. die Herstellung erfolgt aus den Salbengrundstoffen und dem/den Arzneistoff(en) von Grund auf, oder
2. der Arzneistoff wird mit einer vorrätig gehaltenen Salbengrundlage weiterverarbeitet.

Die Salbenpräparate enthalten den oder die Arzneistoffe abhängig von deren Konzentration und den physikalisch-chemischen Eigenschaften in gelöster, emulgierter oder suspendierter Form, so daß sie als **Lösungs-, Emulsions- oder Suspensionssalben** bezeichnet werden.

Um dies zu verdeutlichen, sind eine Reihe NRF-Rezepturvorschriften für Salbenpräparate nach der Art ihrer Herstellung aufgeschlüsselt (Tab. 5.5). Darüber hinaus sind sie je nach entstehendem System den Lösungs-, Emulsions- oder Suspensionssalben zugeordnet. Dabei sind bei mehreren Arzneistoffen natürlich auch gemischte Systeme denkbar.

Hinweise für die rezepturmäßige Herstellung von Salben gemäß DAB 10

Das Verdünnen von Fertigarzneimittel-Salben mit Salbengrundlagen muß, sofern nichts anderes angegeben ist, mit einer geeigneten Salbengrundlage vom gleichen Typ erfolgen. In der Salbengrundlage praktisch unlösliche oder schwer lösliche, feste Substanzen werden, falls nichts anderes vorgeschrieben ist, möglichst fein gepulvert (180) mit wenig Salbengrundlage oder einem flüssigen Bestandteil der Salbengrundlage möglichst ohne Erwärmen angerieben.

Für die Herstellung von Salben erforderliches Wasser soll, wenn nicht die einwandreie mikrobiologische Qualität gewährleistet ist, vor Gebrauch frisch aufgekocht, 5 min am Sieden gehalten werden und auf eine geeignete Temperatur abgekühlt verwendet werden. Salben, die sich von den im Arzneibuch angegebenen nur durch die Konzentration an Arzneistoffen unterscheiden, sind, falls nichts anderes vorgeschrieben ist, mit den gleichen Salbengrundlagen oder in gleicher Weise wie die im Arzneibuch angegebenen Salben herzustellen.

Behältnisse

Das DAB 10 legt fest, daß Behältnisse für Wasser oder andere flüchtige Stoffe enthaltende halbfeste Arznei- und Darreichungsformen dicht verschlossen sein müssen. Die Behältnisse sind vorzugsweise flexible Metalltuben, aus welchen die Arzneiform leicht herausgedrückt werden kann. Andere Behältnisse wie Kruken oder Spender können ebenfalls benutzt werden. Behältnisse für Darreichungsformen zur Anwendung in der Nase, den Ohren, der Vagina oder dem Rektum sollten so beschaffen sein, daß sie die Abgabe der Darreichungsform an den Applikationsort ermöglichen oder mit einem geeigneten Applikator versehen sein (Abb. 5.5).

Zusätzlich zu den nach ApBetrO oder AMG erforderlichen Angaben sind die Behältnisse mit Name und Konzentration aller zugesetzten Konservierungsmittel und mit der Bezeichnung „steril“, falls erforderlich, zu versehen.

Tabelle 5.4. Reihenfolge der Anwendung von Grundoperationen für einige Salbengrundlagen

Salbengrundlage	Arbeiten bei Raumtemperatur	Arbeiten bei erhöhter Temperatur	Erwärmen	Schmelzen	Mischen	Abkühlen	Quellen	Emulgieren	Suspendieren
Wollwachsalkoholsalbe DAB 10		x	1	2	3	4			
Hydrophile Salbe DAB 10		x	1	2	3	4			
Nichtionische hydrophile Salbe DAC		x	1	2	3	4			
Wasserhaltige Wollwachsalkoholsalbe DAB 10		x	1	2	3	5		4	
Wasserhaltige hydrophile Salbe DAB 10		x	1	2	3	5		4	
Nichtionische hydrophile Creme DAB 10		x	1	2	3	5		4	
Kühlsalbe DAB 10		x	1	2	3	5		4	
Lanolin DAB 10		x	1	2	3	5		4	
Wasserhaltiges Wollwachs		x	1	2	3	5		4	
Wasserhaltige nichtionische hydrophile Salbe DAC		x	1	2	3	5		4	

Tabelle 5.4. (Fortsetzung)

Salbengrundlage	Arbeiten bei Raum-temperatur	Arbeiten bei erhöhter Temperatur	Erwärmen	Schmelzen	Mischen	Abkühlen	Quellen	Emul-gieren	Suspen-dieren
Basiscreme DAC		x	1	2	3	5		4	
Wasserhaltiges Polyacrylat-Gel DAB 10	x				3		2		1
Isopropylalkohol-haltiges Polyacrylat-Gel DAB 10	x				3		2		1
Carboxymethyl-cellulose-Gel DAB 10		x	3		2	5	4		1
Hydroxyethyl-cellulose-Gel DAB 10		x	2		5	3			1

Tabelle 5.5. Herstellungsverfahren und entstehende Art des Salbenpräparats nach NRF-Vorschriften

NRF-Vorschrift		Herstellung von Grund auf	Verarbeitung von Arzneistoff mit Grundlage	Lösungssalbe	Emulsions-salbe	Suspensions-salbe
1.2.	Hyperämisierende Salbe		●	●		
4.8.	Hustensalbe	●		●		
4.9.	Milde Hustensalbe	●		●		
5.1.	Hämorrhoidal-Salbe		●			●
11.6.	Weiche Zinkoxidpaste mit Chlorkresol und feinverteiltem Schwefel		●			●
11.7.	Weiche Zinkoxidpaste mit Ethacridinlactat		●			●
11.10.	Zusammengesetzte Resorcinpaste		●			●
11.11.	Salicylsäurehaltige Bleipflastersalbe		●			●
11.12.	Ammoniumbituminosulfat-Salbe 10, 20 und 50 Prozent		●		●	
11.14.	Bleipflastersalbe	●		●		
11.15.	Hydrocortisonacetat-Creme 0,5 und 1,0 Prozent		●			●
11.17.	Polyvidon-Jod-Salbe	●		●		
11.19.	Zinkleim	●				●
11.21.	Weiche Zinkoxidpaste		●			●
11.24.	Antihydrotisches Gel	●		●		
11.25.	Benzoylperoxid-Gel 5 oder 10 Prozent	●				●
11.28.	Pantothenylalkohol-Creme		●		●	
11.29.	Pantothenylalkohol-Salbe		●		●	
11.30.	Salbe zur Nagelentfernung	●				●
11.31.	Warzensalbe	●				●
11.32.	Wasserhaltige Wollwachsalkohol-Salbe pH 5		●		●	

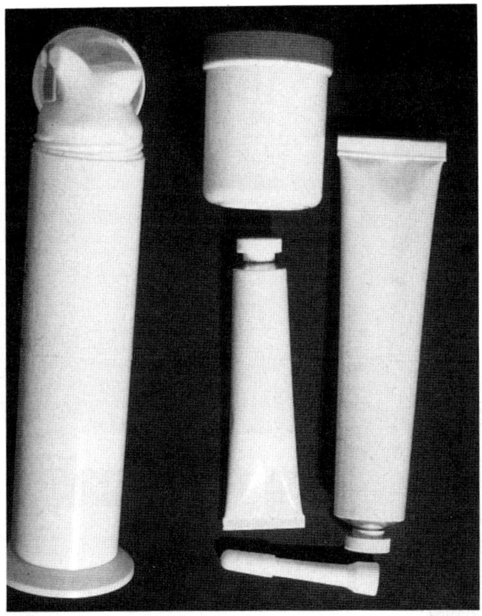

Abb. 5.5. Behältnisse für halbfeste Arzneiformen

Dispensierung

Halbfeste Arznei- und Darreichungsformen können auf verschiedene Weise in die Behältnisse überführt werden. Relativ feste Pasten werden mit einem Spatel in eine Kruke gefüllt, halbfeste Präparate lassen sich mit Tubenfüllgeräten dispensieren, die für Rezeptur- und Defekturzwecke erhältlich sind (Abb. 5.6).

Maßnahmen zur Verlängerung der Haltbarkeit

Zur Verminderung der **Keimzahl** ist bei den offizinellen wasserhaltigen Salbengrundlagen zur Herstellung in der Rezeptur die Verwendung von frisch aufgekochtem und mindestens 5 min am Sieden gehaltenem Gereinigtem Wasser vorgeschrieben, das zur Weiterverarbeitung auf die vorgesehene Temperatur abgekühlt wird. Dies sollte auch für die defekturmäßige Herstellung gelten.

In der Monographie Salben DAB 10 wird auf einen möglichen Zusatz von Konservierungsmitteln zu Salben hingewiesen, um den mikrobiellen Zustand zu verbessern und/oder zu erhalten. Die Beschriftung auf dem Behältnis enthält Name und Konzentration aller zugesetzten Konservierungsmittel. Die Monographien der offizinellen Salbengrundlagen enthalten die in Tab. 5.6 zusammengestellten Hinweise auf eine mögliche Konservierung.

Salbengrundlagen und einige Hilfsstoffe sind aufgrund ihrer chemischen Struktur anfällig gegen Luftsauerstoff und reagieren mit diesem meist zu

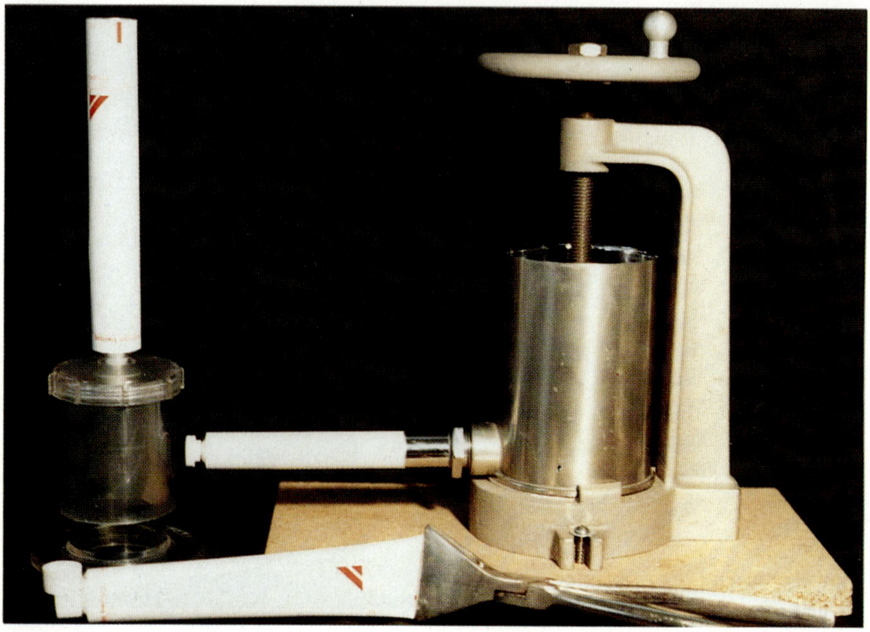

Abb. 5.6 a, b. Dispensierung halbfester Arzneiformen in Behältnisse. **a** APONORM-Tubenfüllgerät; **b** Zylinderpresse für Defekturzwecke

Tabelle 5.6. Möglichkeiten der Konservierung von Salbengrundlagen des DAB 10

Salbengrundlage	mögliche Konservierung a	 b
Wasserhaltige hydrophile Salbe	0,1 % Sorbinsäure	0,06 % Methyl-4-OH-benzoat +0,04 % Propyl-4-OH-benzoat
Nichtionische hydrophile Creme	0,01 % Sorbinsäure	0,10 % Methyl-4-OH-benzoat +0,04 % Propyl-4-OH-benzoat
Wasserhaltige nichtion. hydrophile Salbe DAC	0,15 % Sorbinsäure	
Carboxymethylcellulose-Gel und Hydroxyethylcellulose-Gel	0,1 % Sorbinsäure +0,1 % Kaliumsorbat	0,10 % Methyl-4-OH-benzoat +0,04 % Propyl-4-OH-benzoat
Wasserhaltiges Polyacrylat-Gel	0,1 % Sorbinsäure +0,1 % Kaliumsorbat	0,07 % Methyl-4-OH-benzoat +0,03 % Propyl-4-OH-benzoat

unangenehm riechenden z. T. toxischen Peroxiden. Daher können den halbfesten Arznei- und Darreichungsformen geeignete **Antioxidantien** hinzugefügt werden oder ihr Zusatz gestattet sein, um die Lagerfähigkeit zu verlängern.

Nach dem augenblicklichen Stand der Kenntnisse sind nur noch die Tocopherole, die Ascorbinsäurederivate und die Gallate als physiologisch unbedenklich zu betrachten. Gewöhnlich werden Gemische von α-, β- und γ-Tocopherol in einer Konzentration von 0,01 % verwendet. Ascorbinsäureester, wie z. B. -stearat, -palmitat, -myristat oder -laurat, eignen sich zur Stabilisierung pflanzlicher Fette. Ethylgallat (0,005 bis 0,02 %) dient zur Stabilisierung von Schmalz und pharmazeutischen Ölen, Propylgallat (0,15 %) für andere Fette. Bisher häufig gebräuchlich sind die Phenolderivate Butylhydroxytoluol (BHT) und Butylhydroxyanisol (BHA) in Konzentrationen bis 0,02 % für Fette, fette Öle und Emulgatoren.

Der sachgerechten Lagerung und Stabilisierung der Grundstoffe kommt besondere Bedeutung zu. Erforderliche Maßnahmen sind

- vor Licht geschützte Aufbewahrung,
- Ausschluß von Sauerstoff durch Aufbewahrung in dicht verschlossenen, möglichst voll gefüllten Behältnissen oder unter Inertgas; feste Fette müssen geschmolzen in die Gefäße eingefüllt werden, um größere Lufteinschlüsse zu vermeiden,
- Vermeiden einer Vermischung von alten Vorratsresten mit frischen Grundstoffen,
- Zusatz von Antioxidantien.

5.3.1 Herstellung von Salben

Salben setzen sich aus flüssigen, halbfesten und festen Ausgangsstoffen zusammen, die gemeinsam auf eine Temperatur erwärmt werden, so daß auch feste Ausgangsstoffe vollständig schmelzen. Diese Schmelze wird gemischt und bis zum Erkalten gerührt (Abb. 5.7). Wesentlich für die Homogenität der Salbe ist das Abstreifen vom Rand der Rührschale, da es in der kälteren Randzone zur Auskristallisation eines festen Ausgangsstoffs kommen kann, so daß das Endprodukt inhomogen („krisselig") wird.

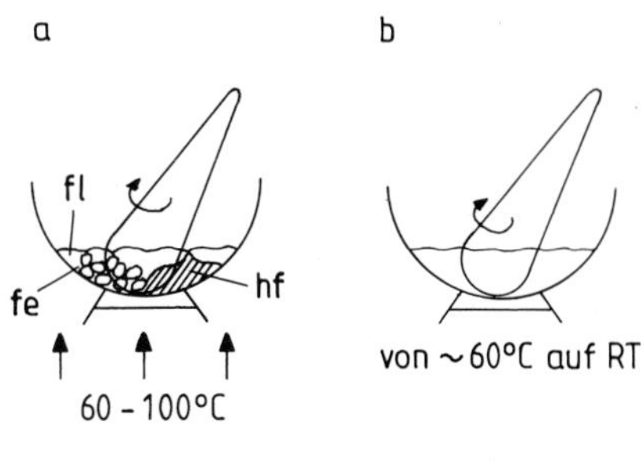

Abb. 5.7 a, b. Herstellung von wasserfreien Salben mit flüssigen (fl), festen (fe) und halbfesten (hf) Bestandteilen

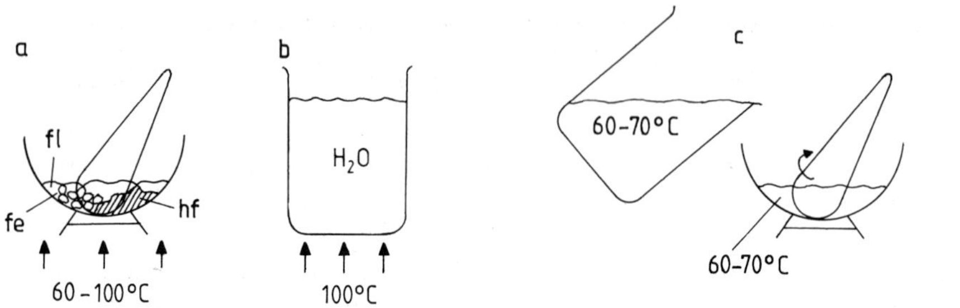

Abb. 5.8 a – c. Herstellung von Cremes. **a** Erwärmen, Schmelzen und Mischen der Fettphase mit Emulgatoren; **b** Erwärmen der Wasserphase; **c** Dispergieren der Wasserphase in der Fettphase

5.3.2 Herstellung von Cremes

Cremes bestehen aus wasseraufnehmenden Salben und Wasser. Eine Salbe ist dann wasseraufnehmend, wenn sie Emulgatoren enthält. Die Herstellung von Cremes gliedert sich meist in mehrere Schritte: Herstellung einer Schmelze der Bestandteile der wasseraufnehmenden Salbe, Erwärmen der wäßrigen Phase auf die gleiche Temperatur, Emulgieren beider Phasen bei großer Agitation und Kaltrühren der Emulsion bis zur halbfesten Creme (Abb. 5.8). Auch hier ist das Abstreifen von kälteren Randzonen für die Homogenität wesentlich, die sowohl das Aussehen beim Verstreichen auf der Haut durch suspendierte Teilchen als auch das Fehlen eines Emulgatorbestandteils an der Grenzfläche Öl/Wasser betreffen können, wodurch zusätzlich eine physikalische Instabilität hervorgerufen wird.

5.3.3 Herstellung von Gelen

Gele setzen sich aus einer äußeren flüssigen und einer inneren festen, gerüstbildenden Phase zusammen, die beide kohärent sind und so ein bikohärentes System bilden. Die Gelbildner des DAB 10 werden nach den in Tab. 5.7 genannten Verfahren unterschiedlich verarbeitet, denen das Dispergieren des festen Bestandteils in der oder einer flüssigen Phase und die Einleitung der Gelbildung gemeinsam ist (Abb. 5.9 und Abb. 5.10).

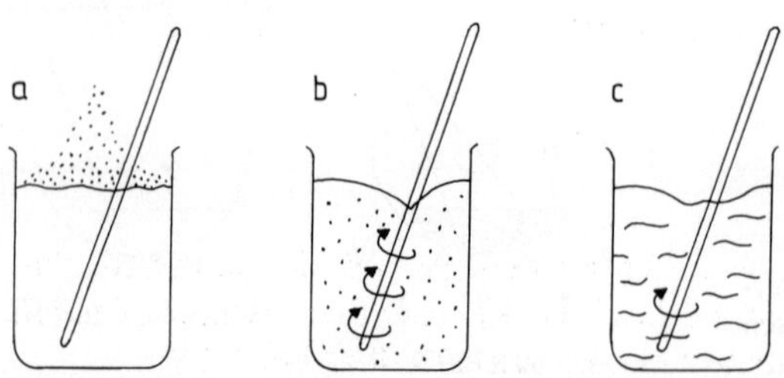

Abb. 5.9 a – c. Herstellung von Gelen I. **a** Aufstreuen des Gelbildners auf die flüssige Trägerphase, und/oder **b** Dispergieren des Gelbildners in der flüssigen Trägerphase; **c** Einleitung der Gelbildung und Homogenisierung

Tabelle 5.7. Verarbeitung von Gelbildnern zu Hydrogelen und Lipogelen

Gelbildner	Flüssige Phase	Dispersion 1	Dispersion 2	Gelbildung
Polyacrylsäure	wäßrig, wäßrig + alkoholisch	Aufstreuen Abkühlung begünstigt die Dispergierung („Vorquellung")	Dispergieren	Neutralisierung mit Lauge
Methylcellulose	dto.	dto.	dto.	Abkühlung
Hydroxyethyl-cellulose	dto.	Dispergieren in heißer wäß-riger Phase		Abkühlung auf 2 – 10 °C
Carboxymethyl-cellulose	wäßrig	Dispergieren in einem Nichtlösungs-mittel wie Glycerol od. Propylen-glycol bei RT	Dispergieren nach Zusatz von Wasser	Erhitzen auf 90 °C
Bentonit	wäßrig	dto.	dto.	Zeit
Aerosil	wäßrig	Aufstreuen bei RT	Dispergieren	Zeit
Aerosil	ölig	Aufstreuen bei RT	Dispergieren	Zeit
Al-stearat Zn-stearat	ölig	Dispergieren bei RT		Erhitzen auf 130 – 150 °C anschl. Abkühlen

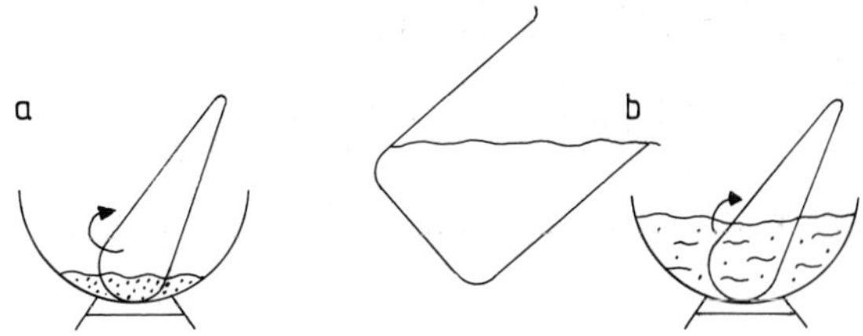

Abb. 5.10 a, b. Herstellung von Gelen II. **a** Dispergieren des Gelbildners in einem Nichtlösungsmittel zu einer Suspension; **b** Hinzufügen der flüssigen Trägerphase, Einleitung der Quellung und Homogenisierung

5.3.4 Herstellung von Pasten

Pasten werden durch Anreiben der festen Bestandteile mit der halbfesten Salbengrundlage oder eines flüssigen Bestandteils bei Raumtemperatur oder mit der erwärmten verflüssigten Salbengrundlage hergestellt (Abb. 5.11).

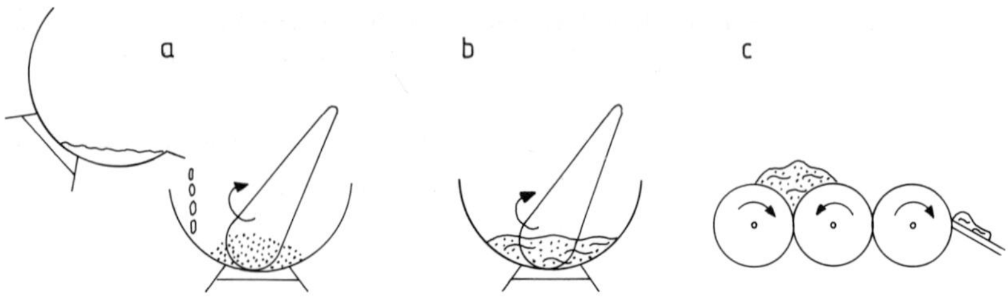

Abb. 5.11 a – c. Herstellung von Pasten. **a** Anreibung der festen Bestandteile mit der verflüssigten Pastengrundlage oder eines flüssigen Bestandteils; **b** Weiterverarbeitung zum End-/Zwischenprodukt; **c** Homogenisierung zum Endprodukt in einer Walzenmühle

Empfehlenswert ist eine Behandlung des Endprodukts, gegebenenfalls auch bereits eines Zwischenprodukts mit der Walzenmühle.

5.4 Arznei- und Darreichungsformen

Hilfsstoffe und Grundlagen lassen sich pharmazeutisch-technologisch aufgrund ihrer hydrophoben, lipophilen, wasseraufnehmenden, wasserhaltigen, wäßrigen oder hydrophilen Eigenschaften in ein Bezugsschema einordnen (Tab. 5.8). Mit dem Bezugsschema ist die Zuordnung der offizinellen Grundlagen erleichtert. Das DAB 10 gliedert demgegenüber nach Salben, Cremes, Gelen und Pasten und bei jeder dieser Arzneiformen nach hydrophob oder hydrophil.

5.4.1 Salben

Das DAB 10 unterscheidet bei den Salben im engeren Sinn hydrophobe, wasseraufnehmende und hydrophile Salben. Die Eigenschaften dieser Salbentypen, die zu ihrer Herstellung häufig verwendeten Grundstoffe und die im DAB 10 sowie DAC offizinellen Grundlagen ohne Arzneistoff(e) umfassen die Spalten 1, 2, 3 und 6 der Tab. 5.8.

Die hydrophoben, lipophilen und wasseraufnehmenden Salben sind nicht mit Wasser verdünnbar oder abwaschbar. Die Macrogol-Gele werden wegen ihrer Wasserlöslichkeit häufig an behaarten Hautflächen eingesetzt.

Während die Grundlagen Vaselin, Schweineschmalz und Wollwachs bereits als Grundlage zur Verfügung stehen, sind die wasseraufnehmenden Grundlagen aus mehreren Bestandteilen zusammengestellt, die erst zu einer Grundlage verarbeitet werden.

Die wasseraufnehmenden Salben werden als Absorptionsgrundlagen W/O oder O/W bezeichnet, je nachdem, ob sie einen Emulgator vom Typ W/O oder O/W enthalten. Sie können Wasser unter Bildung einer Emulsionscreme aufnehmen. Daher ist eine Absorptionsgrundlage vom Typ O/W mit viel Wasser abwaschbar.

Falls in einer Herstellungsvorschrift wie z. B. in einer ärztlichen Verordnung nichts anderes angegeben ist, so ist als Salbengrundlage **Wollwachsalkoholsalbe** zu verwenden.

Arzneistoffhaltige Salben bestehen aus einer Salbengrundlage und einem oder mehreren wirksamen Bestandteilen, die darin gelöst, emulgiert oder suspendiert sind. Als Beispiel für eine arzneistoffhaltige Salbe ist Salicylsäure-Salbe 5 % aufgeführt.

Wollwachsalkoholsalbe
DAB 10

Herstellung

Cetylstearylalkohol	0,5 Teile
Wollwachsalkohole	6,0 Teile
Weißes Vaselin	93,5 Teile

Die Substanzen werden auf dem Wasserbad geschmolzen und anschließend bis zum Erkalten gerührt. Bis zu 12 Teile des Vaselins können durch dickflüssiges Paraffin ersetzt werden.

Hydrophile Salbe
DAB 10

Herstellung

Emulgierender Cetylstearylalkohol	30 Teile
Dickflüssiges Paraffin	35 Teile
Weißes Vaselin	35 Teile

Die Substanzen werden auf dem Wasserbad geschmolzen und bis zum Erkalten gerührt. Falls nach der angegebenen Vorschrift keine gut streichbare Salbe erhalten wird, dürfen dickflüssiges Paraffin und weißes Vaselin nach Bedarf bis zu 10 Prozent gegeneinander ausgetauscht werden.

Tabelle 5.8. Pharmazeutisch-technologisches Bezugsschema der offizinellen Salbengrundlagen und Salbenhilfsstoffe

	1	2	3	4	5	6
Eigenschaften	hydrophob wasserfrei	lipophil wasserfrei	wasseraufnehmend fett-, wachs- oder KW-haltig hydrophob/hydrophil wasserfrei	wasserhaltig hydrophob/hydrophil	wäßrig fett-, wachs- und KW-frei	wasserlöslich wasserfrei
Hilfsstoffe	Hydrophobe Hilfsstoffe: (Kohlen-wasser-stoffe, KW) Dickfl. Paraffin Dünnfl. Paraffin Hartparaffin	Lipophile Hilfsstoffe: Wachse: Gebl. Wachs Gelbes Wachs Oleyloleat Cetylpalmitat Fette Öle: Erdnußöl Olivenöl Rizinusöl Mittelkett. Triglyceride Oleogelbildner: Al-stearat Zn-stearat Hochdisperses Siliciumdioxid	Hydrophobe und/oder lipophile Hilfsstoffe (Spalten 1 und 2)		Hydrophile Hilfsstoffe: Wasser Ethanol Glycerol Isopropanol Hydrogelbildner: Methylcellulose Methylhydroxy-ethylcellulose Hydroxyethyl-cellulose Carboxymethyl-cellulose Polyacrylsäure Bentonit Hochdisperses Siliciumdioxid	Hilfsstoffe: flüssige, halbfeste und feste Macrogole
			W/O-Emulgatoren: Wollwachs, Wollwachsalkohole, Glycerolmonostearat, Cetylstearylalkohol, Sorbitanester			
			O/W-Emulgatoren: Na-dodecylsulfat, Polysorbat 20, 60, 80, Macrogolstearat, Macrogol-Glycerol-hydroxystearat, Emulgierender Cetylstearylalkohol			
				Wasser		

Salbengrundlagen						
	Weißes Vaselin	Schweineschmalz	Absorptionsgrundlagen W/O: Wollwachsalkoholsalbe Wollwachs	Hydrophobe Cremes (W/O): Lanolin Wasserhaltige Wollwachsalkoholsalbe Wasserhaltiges Wollwachs Dispersionstyp: Kühlsalbe	Hydrogele: Wasserhaltiges Polyacrylatgel Isopropanolhalt. Polyacrylatgel Carboxymethylcellulosegel Hydroxyethylcellulosegel	Macrogol-Gele
			Absorptionsgrundlagen O/W: Hydrophile Salbe Nichtionische hydrophile Salbe DAC	Hydrophile Cremes (O/W): Wasserhaltige hydrophile Salbe Nichtionische hydrophile Creme Basiscreme DAC		

Salicylsäure-Salbe 2 % NRF

Bestandteile

Salicylsäure Stammverreibung 50 % .... 4,0 g
Weißes Vaselin .... 96,0 g

Herstellung

Salicylsäure Stammverreibung 50 %:
Salicylsäure .... 10,0 g
Weißes Vaselin .... 10,0 g

Nach Herstellung der Stammverreibung wird diese mit dem weißen Vaselin in drei bis vier Anteilen in einer Salbenrührschale unter Rühren und häufigem Abstreifen der Salbe von Schalenwand und Pistill ohne Erwärmen zum Endprodukt verarbeitet.

Verpackung

Aluminiumtube mit Innenschutzlack.

5.4.2 Cremes

Cremes sind mehrphasige Arzneiformen, die aus einer lipophilen und einer hydrophilen wäßrigen Phase bestehen. Abhängig vom Emulsionstyp W/O oder O/W werden hydrophobe und hydrophile Cremes unterschieden, deren Eigenschaften, lipophile Grundlagen und mit Wasser daraus hergestellten offizinellen Cremegrundlagen in Spalte 4 der Tab. 5.8 zusammengestellt sind.

Hydrophile Cremes (O/W) sind mit Wasser abwaschbar, da ihre äußere Phase wäßrig ist. Hydrophobe Cremes (W/O) sind nicht mit Wasser abwaschbar, da ihre äußere Phase lipophil ist. Ambiphile Cremes sind überfettete O/W-Cremes. Sie verhalten sich auf der Haut eher wie eine W/O-Creme, können jedoch mit Wasser verdünnt und abgewaschen werden (Abb. 5.12).

Wie aus der Zusammensetzung der Kühlsalbe zu erkennen ist, handelt es sich bei dieser um den Sonderfall einer hydrophoben Creme, die keinen W/O-Emulgator enthält.

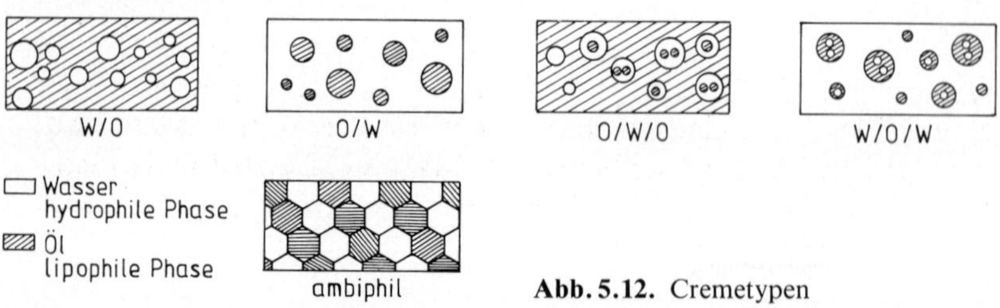

Abb. 5.12. Cremetypen

Wasserhaltige Wollwachsalkoholsalbe
DAB 10

Herstellung

Wollwachsalkoholsalbe	1 Teil
Wasser	1 Teil

In die auf etwa 60 °C erwärmte Wollwachsalkoholsalbe wird das auf gleiche Temperatur abgekühlte, frisch aufgekochte Wasser eingearbeitet. Die Salbe wird bis zum Erkalten gerührt.

Lanolin
DAB 10

Herstellung

Dickflüssiges Paraffin	15 Teile
Wasser	20 Teile
Wollwachs	65 Teile

In das auf etwa 60 °C erwärmte Gemisch von Wollwachs und dickflüssigem Paraffin wird das auf gleiche Temperatur abgekühlte, frisch aufgekochte Wasser eingearbeitet. Die Mischung wird bis zum Erkalten gerührt. Nach 24 h wird nochmals durchgerührt.

Kühlsalbe
DAB 10

Herstellung

Gelbes Wachs	7 Teile
Cetylpalmitat	8 Teile
Erdnußöl	60 Teile
Wasser	25 Teile

In das auf etwa 60 °C erwärmte Gemisch von Wachs, Cetylpalmitat und Erdnußöl, dem ein geeignetes Antioxidans zugesetzt werden kann, wird das auf gleiche Temperatur abgekühlte, frisch aufgekochte Wasser eingearbeitet. Die Salbe wird bis zum Erkalten gerührt.

Wasserhaltige hydrophile Salbe
DAB 10

Herstellung

Hydrophile Salbe	30 Teile
Wasser	70 Teile

Die hydrophile Salbe wird auf dem Wasserbad bei etwa 70 °C geschmolzen und in die Schmelze das auf gleiche Temperatur abgekühlte, frisch aufgekochte Wasser in kleinen Anteilen eingearbeitet. Die Salbe wird bis zum Erkalten gerührt und das verdampfte Wasser ersetzt.

Nichtionische hydrophile Creme
DAB 10

Herstellung

Polysorbat 60	5 Teile
Cetylstearylalkohol	10 Teile
Glycerol 85 %	10 Teile
Weißes Vaselin	25 Teile
Wasser	50 Teile

In das auf dem Wasserbad auf etwa 70 °C erwärmte Gemisch von Cetylstearylalkohol und Weißem Vaselin wird die auf gleiche Temperatur erwärmte Lösung der übrigen Bestandteile in Anteilen eingearbeitet. Das für die Herstellung verwendete Wasser soll vor Gebrauch frisch aufgekocht werden. Die Creme wird bis zum Erkalten gerührt und das verdampfte Wasser ersetzt.

Basiscreme
DAC

Zusammensetzung

Glycerolmonostearat	4,0 g
Cetylalkohol	6,0 g
Polyoxyethylenglycerolmonostearat	7,0 g
Mittelkettige Triglyceride	7,5 g
Propylenglykol	10,0 g
Weißes Vaselin	25,5 g
Wasser	40,0 g

Herstellung

In die im Wasserbad auf etwa 60 °C erwärmte Mischung von Clycerolmonostearat, Cetylalkohol, mittelkettigen Triglyceriden und weißem Vaselin wird die auf gleiche Temperatur erwärmte Lösung von Polyoxyethylenglycerolmonostearat, Propylenglykol und Wasser anteilsweise eingearbeitet. Die Creme wird bis zum Erkalten ständig gerührt und das verdunstete Wasser ergänzt.

Pantothenylalkohol-Salbe NRF

Bestandteile

Dexpanthenol	2,5 g
Wasser	15,0 g
Mittelkettige Triglyceride	3,5 g
Wollwachsalkoholsalbe	29,0 g
	50,0 g

Herstellung

In die im Wasserbad auf etwa 60 °C erwärmte Mischung von mittelkettigen Triglyceriden und Wollwachsalkoholsalbe werden etwa 12 g des auf gleiche Temperatur erwärmten Wassers anteilweise eingearbeitet. Die Salbe wird bis zum Erkalten gerührt und mit der Lösung des vorsichtig erwärmten Dexpanthenols im restlichen Wasser versetzt; verdunstetes Wasser ist ggf. zu ergänzen.

Verpackung

Aluminiumtube mit Innenschutzlack.

Triamcinolonacetonid-Creme 0,1 % NRF

Bestandteile

Triamcinolonacetonid (mikrofein)		0,020 g
Mittelkettige Triglyceride		0,1 g
Basiscreme DAC	zu	20,0 g

Herstellung

Mikrofeines Triamcinolonacetonid wird mit mittelkettigen Triglyceriden (0,1 g mittelkettige Triglyceride entsprechen etwa 5 Tropfen) angerieben und anteilweise mit Basiscreme zu einer gleichmäßigen Creme verarbeitet.

Verpackung

Aluminiumtube mit Innenschutzlack.

Ein Beispiel für eine arzneistoffhaltige hydrophobe Creme ist die als Salbe bezeichnete Pantothenylalkoholsalbe NRF, in welcher der wirksame Bestandteil Dexpanthenol in der wäßrigen Phase gelöst vorliegt.

Dagegen ist die Triamcinolon-Creme NRF eine hydrophile Creme mit suspendiertem wirksamen Bestandteil.

5.4.3 Gele

Gele bestehen aus gelierten Flüssigkeiten, die mit Hilfe geeigneter Quellmittel hergestellt werden. Ihre unterschiedliche Verarbeitung ist im vorausgehenden Abschnitt Herstellung bereits beschrieben. Es werden hydrophobe und hydrophile Gele – auch als Oleogele bzw. Hydrogele bezeichnet – unterschieden. Eigenschaften und Grundstoffe für Oleogele sind in Spalte 2 der Tab. 5.8 aufgeführt. Die Angaben für die Hydrogele sind in Spalte 5 gemacht.

Oleogele gehören nach DAB 10 auch in den Unterabschnitt Salben im engeren Sinn und haben die dort genannten Eigenschaften. Hydrogele sind fett-, wachs- und kohlenwasserstofffrei und sind aufgrund ihrer wäßrigen Trägerphase mit Wasser misch- und abwaschbar.

Ein Oleogel ist im DAB 10 nicht beschrieben, wohl aber mehrere Hydrogele als Gelgrundlagen.

Carboxymethylcellulosegel
DAB 10

Herstellung

Carboxymethylcellulose-Natrium 600	5 Teile
Glycerol 85 %	10 Teile
Wasser	85 Teile

Carboxymethylcellulose-Natrium wird mit dem Glycerol angerieben, das frisch aufgekochte und wieder abgekühlte Wasser zugegeben, vorsichtig umgerührt und das Gel 1 h lang quellen gelassen.

Hydroxyethylcellulosegel
DAB 10

Herstellung

Hydroxyethylcellulose 30 000	2,5 Teile
Glycerol 85 %	10,0 Teile
Wasser	87,5 Teile

Das frisch aufgekochte Wasser wird heiß mit der Anreibung der Hydroxyethylcellulose im Glycerol gemischt. Nach dem Abkühlen wird im Kühlschrank zwischen 4 und 8 °C quellengelassen, nach einer Stunde wird homogen gemischt. (Gegenüber DAB 10 modifiziert.)

Wasserhaltiges Polyacrylatgel
DAB 10

Herstellung

Polyacrylsäure	0,5 Teile
Natriumhydroxid-Lösung 5 %	3,0 Teile
Wasser	96,5 Teile

Die Polyacrylsäure wird mit einer kleinen Menge des frisch aufgekochten und wieder abgekühlten Wassers angerieben, das restliche Wasser in Anteilen zugegeben und so lange gerührt, bis eine klumpenfreie Dispersion entstanden ist. Nach Zusatz der Natriumhydroxid-Lösung wird unter gelegentlichem, vorsichtigem Umrühren kurz quellen gelassen.

Isopropylalkoholhaltiges Polyacrylatgel
DAB 10

Herstellung

Polyacrylsäure	0,5 Teile
Natriumhydroxid-Lösung 5 %	1,0 Teile
Isopropylalkohol	25,0 Teile
Wasser	73,5 Teile

Die Polyacrylsäure wird mit einer kleinen Menge des frisch aufgekochten und wieder abgekühlten Wassers angerieben, das restliche Wasser in Anteilen zugegeben und so lange gerührt, bis eine klumpenfreie Dispersion entstanden ist. Unter Rühren wird mit dem Isopropylalkohol verdünnt, dann wird die Natriumhydroxid-Lösung zugesetzt und der Ansatz unter gelegentlichem, vorsichtigem Umrühren kurz quellen gelassen.

Dequaliniumbromid-Gel 0,02 %

Bestandteile

Dequaliniumbromid	0,02 g
Hydroxyethylcellulose	2,5 g
Glycerol	10,0 g
Gereinigtes Wasser	87,48 g
	100,0 g

Herstellung

Gereinigtes Wasser wird aufgekocht. Nach Abkühlen auf etwa 60 °C wird das Dequaliniumbromid unter Vermeidung einer Schaumentstehung in dem Wasser gelöst. Die Hydroxyethylcellulose (Tylose H 300 P) wird mit dem Glycerol angerieben und in der Lösung dispergiert. Dieser Ansatz wird im Kühlschrank 1 Stunde quellengelassen; danach muß der Ansatz umgerührt werden. Anschließend für weitere 1 bis 2 Stunden quellen lassen. Schließlich wird von Hand durch vorsichtiges Durchrühren mit einem Pistill oder Stahlstab unter Vermeidung des Einarbeitens von Luft ein gleichmäßiges klares Gel hergestellt.

Verpackung

10-ml-Aluminiumtube mit Innenschutzlack

Diclofenac-Natrium Gelcreme 1 %

Bestandteile

Diclofenac-Natrium DAC	1,0 g
Isopropylalkoholhaltiges Polyacrylat-Gel DAB 10	79,0 g
Basiscreme DAC (wasserfrei)	20,0 g

Herstellung

Die Herstellung des Gels erfolgt separat. Alle Bestandteile der Basiscreme DAC mit Ausnahme des Wassers werden bei 60 °C geschmolzen und bis zum Erkalten gerührt.

Das Diclofenac-Natrium wird zunächst mit wenig wasserfreier Basiscreme angerieben, um eine homogene Stammverreibung zu erhalten. Danach erfolgt die weitere Verarbeitung mit Anteilen der restlichen wasserfreien Basiscreme.

Diese Suspensionscreme wird danach mit etwa der gleichen Menge Isopropylalkoholhaltigem Polyacrylat-Gel gemischt, dann wird dieses weiter in Anteilen von je etwa einem Drittel zugesetzt und in gleicher Weise wie oben beschrieben weiterverarbeitet. Hierbei tritt zu Beginn eine zeitweilige Verflüssigung infolge einer konzentrationsbedingten physikalischen Unverträglichkeit auf.

Verpackung

Aluminiumtube mit Innenschutzlack oder Spender.

Ein arzneistoffhaltiges Gel ist das Dequaliniumbromid-Gel. Es enthält den wirksamen Bestandteil gelöst in der wäßrigen Phase.

Eine Besonderheit stellen die Gelcremes dar, in der die wäßrige Phase einer O/W-Creme durch Hydrogelbildner gelifiziert ist. Ein typisches Beispiel ist Diclofenac-Natrium Gelcreme, die aus den Bestandteilen des Isopropylalkoholhaltigem Polyacrylatgel DAB 10 und der Basiscreme DAC zusammengesetzt ist.

5.4.4 Pasten

Pasten enthalten große Anteile (meist 30 bis 70 %) von in einer Salbengrundlage fein dispergierten Pulvern. Auch bei den Pasten wird aufgrund der Eigenschaften der Grundstoffe und Grundlagen zwischen hydrophoben und hydrophilen Pasten unterschieden. Zinkoxid als wirksamer Bestandteil enthaltende Darreichungsformen sind im DAB 10 aufgeführt.

Zinkpaste
DAB 10

Herstellung

Zinkoxid	25 Teile
Weizenstärke	25 Teile
Weißes Vaselin	50 Teile

Das Gemisch von Zinkoxid und Weizenstärke wird in dünner Schicht 3 bis 4 h lang bei 40 bis 45 °C getrocknet, sofort gesiebt (250) und mit dem geschmolzenen Vaselin verrieben.

Weiche Zinkpaste
DAB 10

Herstellung

Zinkoxid	30 Teile
Mittelkettige Triglyceride	20 Teile
Wollwachsalkoholsalbe	50 Teile

Das Zinkoxid (250) wird mit den mittelkettigen Triglyceriden zu einer gleichmäßigen Suspension verarbeitet. Die Suspension wird auf dem Wasserbad mit der Wollwachsalkoholsalbe bis zum vollständigen Schmelzen erwärmt, gemischt und bis zum Erkalten gerührt.

Zinksalbe
DAB 10

Herstellung

Zinkoxid	10 Teile
Wollwachsalkoholsalbe	90 Teile

Das pulverisierte Zinkoxid (250) wird mit etwa 10 Teilen geschmolzener Wollwachsalkoholsalbe gleichmäßig verrieben. Allmählich wird in die Verreibung der Rest der Salbengrundlage eingearbeitet und bis zum Erkalten gerührt.

Zinkleim
DAB 10

Herstellung

Zinkoxid	10 Teile
Glycerol 85 %	40 Teile
Gelatine	15 Teile
Wasser	35 Teile

Das Zinkoxid (250) wird mit dem Glycerol angerieben. Die Gelatine wird in dem frisch aufgekochten und wieder abgekühlten Wasser aufquellen gelassen; durch Erwärmen im Wasserbad wird eine Lösung hergestellt, die mit der Zinkoxid-Anreibung gleichmäßig gemischt wird.

5.5 Pharmazeutisch-technologische Qualität

Aussehen und Homogenität

Salben, Cremes, Gele und Pasten haben ein einheitliches Aussehen und sind homogen. Aussehen und Homogenität können durch verschiedene Ursachen beeinträchtigt sein (Tab. 5.9).

Neben der rein äußerlichen Betrachtung ist die Prüfung nach Spreitung zwischen zwei Glasplatten wie bei der extensometrischen Prüfung eine geeignete Methode zur Feststellung des Aussehens und der Homogenität.

Teilchengröße

Die verteilte Phase von Emulsions- und Suspensionssalben soll so fein dispergiert sein, daß die Oberfläche der Salbe ein einheitliches Aussehen besitzt. Bei Emulsionssalben sind Teilchengrößen im Bereich von 1 – 20 µm anzustreben, die mikroskopisch festgestellt werden. Es wird in gleicher Weise wie bei den flüssigen Emulsionen vorgegangen.

Bei Emulsionssalben und Pasten können die Anforderungen an die Teilchengröße je nach Anwendungsfall zwischen 1 und 100 µm liegen. Neben der exakteren mikroskopischen Prüfung kann die Teilchengröße auch mit einem Grindometer bestimmt werden, bei dem jedoch längliche Kristalle in ihrer Längsausrichtung nicht erfaßt werden.

Suspensionssalben zur Anwendung am Auge müssen nach DAB 10 folgender Prüfung entsprechen: Eine Salbenmenge, die mindestens 10 µg des festen Wirkstoffs enthält, wird auf einem Objektträger zu einer dünnen Schicht ausgestrichen. Unter dem Mikroskop wird die ganze Probenfläche geprüft. In

Tabelle 5.9. Organoleptisch erkennbare Qualitätsmängel bei halbfesten Arznei- und Darreichungsformen nach 23)

Kriterium	Beanstandung	mögliche Ursache
gleichmäßige Beschaffenheit	austretende Flüssigkeit	Brechen von Emulsionen Verflüssigung von Hydrogelen Bluten von Carbogelen
	körnige Struktur	mangelhafte Verarbeitung Rekristallisationen Inkompatibilitäten
	Fremdpartikel	Teile der Innenlackierung Aluminium-Späne in Tuben
	krümeliger Inhalt	Austrocknung von O/W-Emulsionen und Hydrogelen
Farbe	Verfärbungen	Licht, Temperatur, Verpackung Inkompatibilitäten von Arznei- und Hilfsstoffen
physikalische Stabilität	bei Suspensionen: Flotation Sedimentation Zonenbildung Zementation Eintrocknung	Licht, Temperatur ungenügende Stabilisierungsmaßnahmen Alterung
	bei Emulsionen: Aufrahmen Brechen	Feuchtigkeit, Temperatur ungenügende Stabilisierungsmaßnahmen Inkompatibilitäten
Geruch	unangenehmer Geruch	Ranzidität bei Lipogelen mikrobieller Befall

jeder Fläche, die 10 µg der festen Wirkstoffe entspricht, dürfen höchstens 20 Teilchen größer als 25 µm sein, wobei höchstens 2 Teilchen größer als 50 µm sein dürfen. Kein Teilchen darf größer als 90 µm sein.

Konsistenz

Halbfeste Arznei- und Darreichungsformen sind nach DAB 10 streichfähig. Die Prüfung der Streichfähigkeit wird mit Konventionsmethoden penetrometrisch oder extensometrisch sowie mit pharmazeutisch-technologisch präziseren rheologischen Methoden vorgenommen.

Die extensometrische Prüfung mehrerer Polyacrylat-Gele differenziert die Konsistenz über ihre Speitbarkeit. Sie steht in Beziehung zur rheologischen Prüfung der Viskosität bei mittlerem Schwergefälle (Abb. 5.13).

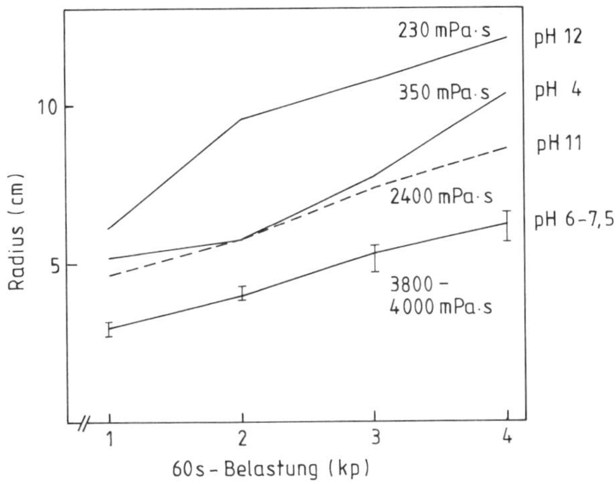

Abb. 5.13. Einfluß des pH-Werts auf Konsistenz und Viskosität von Polyacrylat-Gelen (extensometrische Konsistenz: 2 kp, 1 min; Rotationsviskosität bei 30/min)

Wasseraufnahmevermögen

Die Prüfung des Wasseraufnahmevermögens ist im DAB 10 für Lanolin, Wollwachsalkoholsalbe, u. a. vorgesehen. Dazu wird eine vorgeschriebene Menge der Salbe auf dem Wasserbad in einer Reibschale erhitzt und mit einer vorgeschriebenen Menge Wasser der gleichen Temperatur (ca. 60 °C) in mehreren Anteilen verrührt. Aus der fast weißen, salbenartigen Emulsion darf sich innerhalb von 12 h kein Wasser abscheiden.

Wassergehalt

Der Wassergehalt von Cremes des DAB 10 ist in engen Grenzen festgelegt (Tab. 5.10). Die Bestimmung des Wassergehalts erfolgt durch azeotrope Destillation oder einfacher mit Hilfe der Seesandmethode.

Tabelle 5.10. Wassergehalt von Cremes und Gelen (DAB 10 und DAC)

Grundlage	Wassergehalt (%)
Wasserhaltige Wollwachsalkoholsalbe DAB 10	48 – 52
Wasserhaltiges Wollwachs DAB 10	22,5 – 26,5
Lanolin DAB 10	18 – 21
Wasserhaltige Hydrophile Salbe DAB 10	68 – 72
Nichtionische Hydrophile Creme DAB 10	47 – 52
Basiscreme DAC	36 – 42
Carboxymethylcellulose-Gel DAB 10	82 – 88
Hydroxyethylcellulose-Gel DAB 10	86 – 92

Tabelle 5.11. Maximal zulässige Peroxidzahlen (POZ) von Salbengrundlagen und Salbengrundlagen des DAB 10

Grundstoff/Grundlage	POZ
Cetylpalmitat	max. 5
Erdnußöl	max. 5
Hartfett	max. 6
Kakaobutter	max. 3
Kühlsalbe	max. 6
Lanolin	max. 15
Mittelkettige Triglyceride	max. 1
Olivenöl	max. 15
Rizinusöl	max. 5
Schweineschmalz	max. 4
Sesamöl	max. 5
Wasserhaltiges Wollwachs	max. 15
Wollwachs	max. 20

Ranzidität

Salben dürfen nicht ranzig riechen (DAB 10). Diese organoleptische Prüfung wird durch die Bestimmung der Peroxidzahl quantifiziert. Das DAB 10 legt für einige Salbengrundlagen und -grundstoffe Grenzwerte ihrer Peroxidzahl fest (Tab. 5.11).

Mikrobieller Zustand

Salben fallen in die Kategorie 2 der DAB 10-Anforderungen und dürfen max. 100 aerob wachsende Mikroorganismen je g oder ml, jedoch keine Enterobakterien, kein Pseudomonas aeruginosa und kein Staphylococcus aureus enthalten.

Sterilität

Halbfeste Arznei- und Darreichungsformen, die zur Anwendung auf großflächigen, offenen Wunden oder auf schwerverletzter Haut bestimmt sind, sollten steril sein. Sie müssen der Prüfung auf Sterilität nach DAB 10 entsprechen (s. Kap. 2.16).

Literatur

1 Deutsches Arzneibuch 10. Ausgabe 1991
2 Standardzulassungen für Fertigarzneimittel, Text und Kommentar, Braun R (Hrsg.), 1991
3 Deutscher Arzneimittel-Codex 1986 einschl. Neues Rezeptur-Formularium (NRF)
4 Pharmakopoea Helvetiae, Editio Septa
5 Österreiches Arzneibuch
6 The United States Pharmacopeia Twentysecond Revision, 1990
7 Hager's Handbuch der Pharmazeutischen Praxis, Bd. 1, Wurm G (Hrsg.), 1990
8 Hager's Handbuch der Pharmazeutischen Praxis, Bd. 2, Nürnberg E, Surmann P (Hrsg.), 1991
9 Atkins PW, Physikalische Chemie, Weinheim 1987
10 List PH, Arzneiformenlehre, Stuttgart 1985
11 Voigt R, Lehrbuch der pharmazeutischen Technologie, Berlin 1984
12 Bauer KH, Frömming KH, Führer C, Pharmazeutische Technologie, 3. Aufl., Stuttgart – New York 1991
13 Friedland J, Arzneiformenlehre, Stuttgart 1987
14 Schöffling-Krause U, Arzneiformenlehre, Stuttgart 1987
15 Wurm G, Galenische Übungen, 12. Aufl., Frankfurt a. M. 1989
16 Graf E, Hamacher H, Beyer C, Propädeutische Arzneiformenlehre, Stuttgart 1982
17 Wiesmann E, Medizinische Mikrobiologie, Stuttgart 1978
18 Nemethy G, Scheraga HA, 1962 J Chem Phys 36, 3382
19 Herzfeldt CD, Defektur – Leitfaden für die apothekengerechte Arzneimittelproduktion, Frankfurt am Main 1992
20 Kreuter J, 1983 Pharm Acta Helv 58, 196 – 208
21 Gröning R, priv.
22 Fahrig W, Hofer U, Die Kapsel, Stuttgart 1983
23 Thoma K, Dermatika, München 1983
24 Stricker H (Hrsg.), Martin, Swarbrick, Cammarata, Physikalische Pharmazie, Stuttgart 1973
25 Ritschel WA, Angewandte Biopharmazie, Stuttgart 1973
26 Hess H, Arzneiformen und ihre Anwendung, Basel 1984
27 Mutschler E, Arzneimittelwirkungen, 6. Aufl., Stuttgart 1991
29 Fiedler HP, Lexikon der Hilfsstoffe, Aulendorf 1989
30 Herzfeldt CD, 18 (1989) pta i d apoth 468 – 471 und 528 – 531
31 Herzfeldt CD, 17 (1988) pta i d apoth 685 – 688, 18 (1989) pta i d apoth 42 – 45 und 97 – 102
32 Herzfeldt CD, Weigel P, et al., apv Pharmazie i d Praxis, 1987 (3) 1 – 3
33 Umbach W (Hrsg), Kosmetik, Stuttgart – New York 1988
34 Hellenbrecht D, Pharmakologie für Zahnmediziner, Stuttgart 1988
35 Zesch A, Schaefer H, 1975 Pharm Ztg 120, 1460 – 84
36 Thoma K, Arzneiformen zur rektalen und vaginalen Applikation, Frankfurt a. M. 1980
37 Steinigen M, 1988 Pharm Ztg 133, 30 – 35
38 Münzel K, Büchi J, Schultz OE, Galenisches Praktikum, Stuttgart 1959
39 Herzfeldt CD in: Elste U (Hrsg), Haltbarkeit von Grundstoffen und Zubereitungen in der Apotheke, Stuttgart 1990
40 Thoma K, priv.

Sachverzeichnis

Druck: Saladruck, Berlin
Verarbeitung: Buchbinderei Lüderitz & Bauer, Berlin